慢性病饮食 这样吃就对了

主编 于雅婷 陈飞松

U0332698

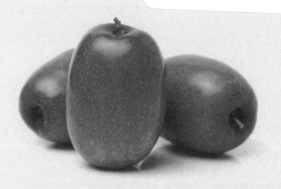

江苏凤凰科学技术出版社　凤凰含章

图书在版编目（CIP）数据

慢性病饮食这样吃就对了 / 于雅婷 , 陈飞松主编
. -- 南京 : 江苏凤凰科学技术出版社 , 2016.1（ 2016.5 重印 ）
（含章·食在好健康系列）
ISBN 978-7-5537-4528-2

Ⅰ . ①慢… Ⅱ . ①于… ②陈… Ⅲ . ①慢性病 - 食物
疗法 Ⅳ . ① R247.1

中国版本图书馆 CIP 数据核字 (2015) 第 101158 号

慢性病饮食这样吃就对了

主　　编	于雅婷　　陈飞松
责 任 编 辑	樊　明　　葛　昀
责 任 监 制	曹叶平　　周雅婷

出 版 发 行	凤凰出版传媒股份有限公司 江苏凤凰科学技术出版社
出版社地址	南京市湖南路 1 号 A 楼，邮编：210009
出版社网址	http://www.pspress.cn
经　　销	凤凰出版传媒股份有限公司
印　　刷	北京旭丰源印刷技术有限公司

开　　本	718mm × 1000mm　1/16
印　　张	16
字　　数	400 000
版　　次	2016年01月第1版
印　　次	2016年05月第2次印刷

标 准 书 号	ISBN 978-7-5537-4528-2
定　　价	39.80元

图书如有印装质量问题，可随时向我社出版科调换。

关注健康，从饮食开始

　　慢性病是指"慢性非传染性疾病"，是对一类起病隐匿、病程长且病情迁延不愈，病因复杂，且有些尚未完全被确认的疾病的概括性总称，以慢性胃炎、慢性肠炎、慢性支气管炎、慢性肺炎、慢性咽炎、哮喘、冠心病、高血压和糖尿病等为代表。统计数据显示，慢性病已成为危害我国人民健康的主要公共卫生问题，其中糖尿病、心脑血管疾病等已跃居我国居民死亡原因的最前列。据世界卫生组织预测，从2005年到2015年的10年间，我国仅由糖尿病、心脏病等慢性病导致的国民经济损失将达5580亿美元。由此可见，慢性病防治，刻不容缓。加强自我管理是防治慢性病的重要手段，而食疗是进行自我管理的一项重要内容。研究发现，慢性病的发生与消化系统有重大关联，如果患者饮食科学，将会对慢性病起到积极的防治作用。

　　本书编委会参考了《本草纲目》《黄帝内经》等大量的古代医学典籍资料，结合中医学、现代医学对一些常见慢性疾病的认识编著了本书，为广大慢性病朋友选择合适的食材进行科学有效的食疗提供重要的参考。本书根据中医学辨证论治的观点，把每一种慢性病都做了详细的中医分型，并分别从症状、治疗原则、对症药材和食材、饮食禁忌等方面进行了简明扼要的阐述。在宜食的食材中，针对每一种慢性病，我们分别从膳疗、汤疗、粥疗、饮疗四个方面向大家介绍防治慢性病的食材和制作方法，读者朋友不但可以一目了然地了解到该食材针对该疾病的主要食疗功效，还可以学习到如何运用该食材制作出具有对症食疗功效的美味佳肴。而在忌食的食材中，我们通过"忌食关键词""生活保健指南"和"忌食食物大解析"等版块给患者朋友们解惑答疑。

　　编者衷心希望本书能为慢性病患者及其家属提供一定的帮助，同时，本书在编撰的过程中，难免出现瑕疵，欢迎广大读者提出宝贵的意见，也祝愿所有的慢性病患者能够早日康复。

目录

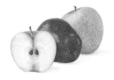

难以根治的慢性病

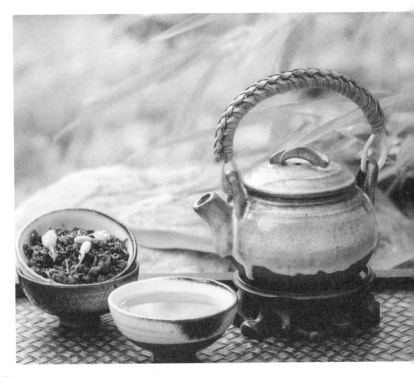

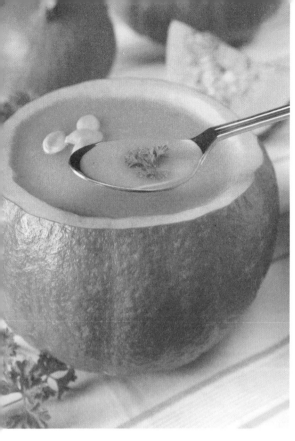

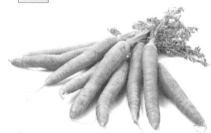

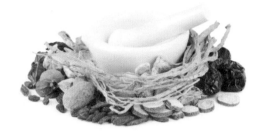

第四章

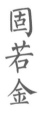

汤疗慢性病，固若金『汤』

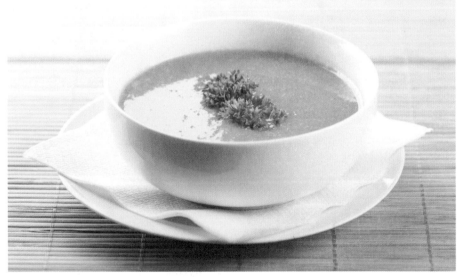

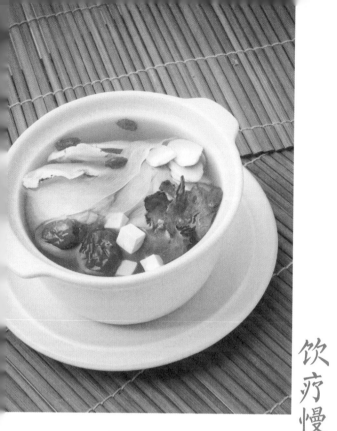

饮疗慢性病，『饮』而不发

粥疗慢性病，同『粥』共济

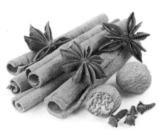

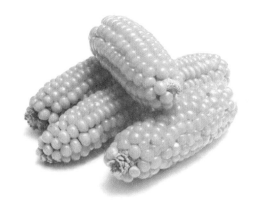

第七章

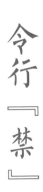

慢性病饮食禁忌，令行『禁』止

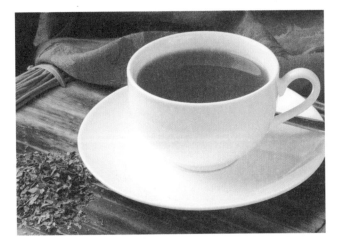

特色疗法，速治慢性病

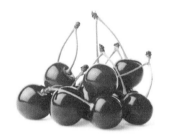
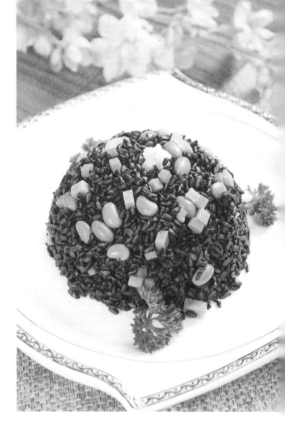

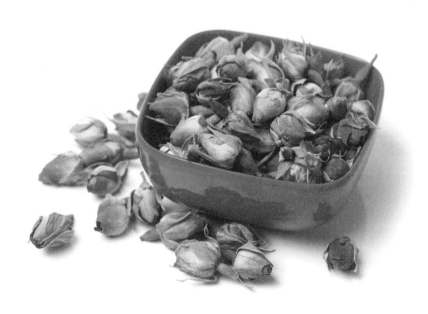

阅读导航

我们在此特别制作了阅读导航这一单元，对全书各章节的部分功能、特点等做一大概说明，目的是提高读者阅读本书的效率。

疾病解读

介绍疾病产生的原因以及症状表现，让读者对疾病有一个初步了解。

中医分型

从中医角度对每一种疾病进行分型，介绍不同类型的疾病所表现出来的症状，并推荐宜食的食物。

饮食宜忌

提供宜食和忌食的建议，从饮食方面为慢性病患者做出指导。

慢性咽炎的家疗说明

慢性咽炎为咽部黏膜、黏膜下及淋巴组织的弥漫性炎症。咽部有各种不适感，如灼热、干燥、微痛、发痒、异物感、痰黏感，迫使以咳嗽清除分泌物，常在晨起用力咳嗽时，引起作呕不适。上述症状因人而异，轻重不一，一般全身症状不明显。

中医分型

◎ 阴虚火炎型

症状剖析：素体阴虚火盛，加上烟酒或辛辣食物长期刺激咽喉，发为本病。表现为咽部不适、有异物感、黏液量少、烦热、腰膝酸软、舌质红、脉象细数。

治疗原则：清热泻火、滋阴利咽。

对症食材：干贝、梨、橄榄、无花果、银耳、柚子。

◎ 痰阻血淤型

症状剖析：急性咽炎日久不愈，加上嗜食肥甘厚味，稠痰内生，久而凝结，发为本病。表现为咽部干涩、有刺痛感，舌质红、舌苔黄腻，脉滑而数。

治疗原则：化痰利咽、化淤散结。

对症食材：无花果、橄榄、海带、牡蛎。

◎ 阴虚津枯型

症状剖析：长期过食辛辣刺激食物，灼伤咽部黏膜，反复发作，日久伤及阴液，遂成本病。表现为咽干瘙痒、灼热燥痛、异物感明显，检查见咽喉充血、红肿、干燥等，伴夜间梦多、耳鸣眼花、舌质红少津、脉细数。

治疗原则：滋阴润燥、清热利咽。

对症食材：银耳、干贝、鸭肉、梨、鲜肉、百合。

◎ 肺脾气虚型

症状剖析：咽喉不适，但不欲饮，咳嗽，有痰易咳、平时畏寒，易感冒，神疲乏力，语声低微，大便溏薄，舌苔白润、脉细弱。

治疗原则：补中益气、固表化痰。

对症食材：蜂蜜、红枣、山药、莲子、薏米。

饮食宜忌	
宜	饮食宜清淡，多吃具有酸甘滋阴作用的食物及新鲜蔬菜、水果
	宜多饮水，多饮果汁、豆浆，多喝汤等
忌	忌烟、酒、咖啡、可可
	忌葱、蒜、姜、花椒、辣椒、桂皮等辛辣刺激性食物，忌油腻食物，如肥肉、烤鸡等或油炸食品（炸猪排、煎花生米、油煎饼等）等热性食物

生活保健指南

提高免疫防过敏

进行适当体育锻炼、正常作息、保持良好的心理状态，以通过增强自身整体免疫功能来提高咽部黏膜局部功能。避免粉尘、有害气体、刺激性食物及空气质量差的环境等对咽黏膜不利的刺激因素。避免长期过度用声，避免接触导致慢性过敏性咽炎的致敏原。

生活保健指南

主要介绍慢性病患者在生活上需注意的事项，帮助患者更好地防治疾病。

优选民间秘方推荐

　　每一种疾病配有三个优选民间秘方，并配有高清的食材和药材图片，以供读者选用食疗方。

优选民间秘方推荐

薄荷水

麦冬、玉竹各20克，桔梗15克，川贝、薄荷各10克，甘草6克。

麦冬	玉竹	川贝	薄荷	甘草

  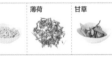

净，加适量水煎煮。
次分服用。

功效解读 本方可清热利咽、生津润燥、止咳化痰，适合阴虚津枯型慢性咽炎患者，有很好的疗效。

果汤

麦冬、玄参、三棱、丹参各10克，罗汉果半个，甘草6克。

冬	玄参	丹参	罗汉果	甘草

 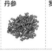

洗净，加适量水煎煮。
次分服用。

功效解读 本方可滋阴利咽、化痰散结，对痰阻血淤型慢性咽炎患者有很好的疗效。

红糖水

淡竹叶15克，红糖8克。

做法 选取个大、肉厚、色青绿的鲜橄榄，与淡竹叶、红糖一起加500毫升水，煮3分钟即可。

红糖

用法 徐徐饮用，每天1剂，分4次服用。

功效解读 此茶对咽干火燥、咽痒者有清利咽喉、生津止渴之效。

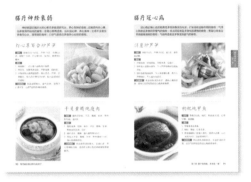

膳疗慢性病，多多益"膳"

　　在本章节中，针对每一种慢性病的症状及病情做出饮食上的指导，以图文并茂的形式提供两个食疗方，图片清楚，内容详细，针对性强，便于读者及时查阅。

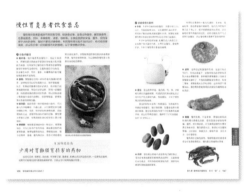

慢性病饮食禁忌，令行"禁"止

　　本章节中，对慢性病患者在饮食上应禁食的食物做出指导，着重提出几种食物，并详细介绍忌食的原因，为慢性病患者的饮食提供帮助，吃对不吃错。

慢性病，三分治七分养

民间有句老话："病来如山倒，病去如抽丝。"指病发作起来很突然，而康复却很慢，像从蚕茧里面抽丝，得病容易，治病难，所以治病要找对方法和对症下药才会像抽丝一样快捷准确，让疾病来得快去得快。

不治已病治未病

《黄帝内经·素问》云："是故圣人不治已病治未病，不治已乱治未乱，此之谓也。夫病已成而后药之，乱已成而后治之，譬犹渴而穿井，斗而铸锥，不亦晚乎。"这句话提出了"治未病"的思想，阐明了"治未病"的重要性。"治未病"包含两个方面，一是未病先防，一是已病防变。它对养生保健、防病治病有着重要的作用。"未病"是什么呢？依我们现代人的标准，所谓"未病"就是身体没病没痛或者还没出现什么病症。"未病"就是还没有发生或即将发生的疾病，就是亚健康状态，这个时候只休息是不能恢复的，必须及时调理，否则大病将至。"治未病"的思想就是把亚健康状态经过及时有效的调控，使之转为健康状态，总体来说就是要重视养生，在身体没有疾病的时候要"十分养"，防患于未然。

欲速则不达。防治慢性病要三分治七分养，况且是药三分毒，长时间吃药同样会给身体带来副作用，因此，防治慢性病要从生活的各个方面着手。随着生活质量的提高，人的寿命的延长，人口老龄化越来越严重，伴随而来的慢性病患者也越来越多，防治慢性病成了一件刻不容缓的事情。调查研究发现，广泛的兴趣爱好可以促使老年人保持良好心情、陶冶情操、丰富生活、平和情绪，满足老年人的社会交往需要，提高生活质量，减缓慢性病的发生和进展。因此，慢性病患者培养广泛的兴趣爱好，有益于减缓慢性病的发生、发展。

慢性病，不治则"不养"

慢性病的特点之一为"慢"，发病时间较长，过程缓慢。因此，慢性病不像急性病，急性病要去急治，而慢性病可能是由于小病或者一些不良的生活习惯慢慢发展而来，在不知不觉中慢慢形成的，这样，很多人在对待慢性病上有了"忍"的习惯。这里所说的"不养"是指，在患上慢性病后，如果没有去治疗，则不要去"养病"，因为"养病如养虎"。一个得了慢性肾炎的人，如果不去接受治疗，就有可能发展成为肾衰竭甚至尿毒症。慢性病应在"治"的基础上注重"调养"，如果"不治"而把病"养肥"，则后患无穷。

慢性病，三分治七分养

很多时候我们有"生病就去看医生"的思维定式，甚至认为疾病在碰到医生之后就会消失。也有人认为"有病只治病就行，保健无用""把健康全交给医生、药物就行了"。生病看医生固然没有错，但有些因生活方式所引起的慢性病，光靠医药对症治疗却很难治愈或取得理想疗效。如果在"三分治"的同时，认真进行"七分养"，会提高疗效，取得单纯治疗所不能达到的效果。

按照中医观念，人的一切疾病都源于体内阴阳失衡。用现代观点讲，可理解为体内各脏腑功能相互配合失调和体内外环境平衡失调所致。不良环境因素的影响，工作、生活压力的增加，不

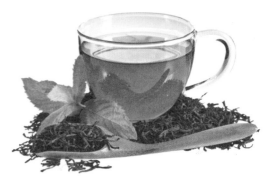

茶含抗氧化成分，喝茶有助于预防慢性病。

良的生活习惯和随年龄增长内脏功能不断衰退等因素，都是引发体内阴阳不平衡的原因。所以，中国人从古到今都有"进补养生"的观念。慢性病在"治"的同时，"养"很重要，"治"与"养"要相辅相成，不可偏废任何一个方面。

🔍 七分养，对症很关键

"养"即调养，是在"治"的基础上进行的，因此，对症调养很关键，否则，可能一不小心养出"大患"。有些人听说红薯是抗癌的食品，有很好的抗癌效果，于是就买了很多红薯回家吃，但红薯是甜的，含糖量很高，吃多了会烧心，会产生很多胃酸，胃由于受到酸液的刺激而加强收缩，这时胃与食管相连接的贲门肌肉放松，胃里的酸液随即倒流进食管，人就吐酸水了。糖分多了，身体一时吸收不完，剩余的在肠道里发酵，也会使肚子不舒服。如果血糖高的人，多吃红薯，血糖就会波动。所以，红薯吃得太多是易得胃病的，还会加重糖尿病的症状。

我们都知道吃粥可以长寿，所以很多人天天吃粥。老年人消化能力有限，适合吃粥，健康人饭前吃点粥，能够保护胃黏膜。但有胃病的人，

稀饭在胃里面停留时间太长，胃酸就会过度刺激胃黏膜，可能导致已经很脆弱的胃黏膜出血。所以依靠吃粥去养胃反而可能养出"大患"。

🔍 慢性病认识误区

➡ **慢性病无法预防** 由于慢性病发病是一个相对慢的过程，而且开始症状并不明显，等到有明显症状，查出来已较重，如各种癌症。事实证明，只要预防有力，80%的心脏病、脑卒中、2型糖尿病和40%以上的癌症都是可以避免的。

➡ **慢性病主要危害老年人** 这很明显是不正确的。世界卫生组织对各国的调查表明，几乎半数慢性病死亡过早地发生在70岁以下人群，慢性病死亡总数的1/4发生在60岁以下人群。另外，全球现在大约有2200万5岁以下儿童超重和肥胖。超重和肥胖就是主要的慢性病症，这说明慢性病危害着所有人。

➡ **慢性病都是不健康的生活方式所致** 慢性病固然可以由不健康的生活方式引起，但即便人们生活方式健康，也不可避免地会受到致病因素的影响。例如，由于环境污染，每个人的健康都会受到影响，从而诱发肺癌、心脑血管病等慢性病。

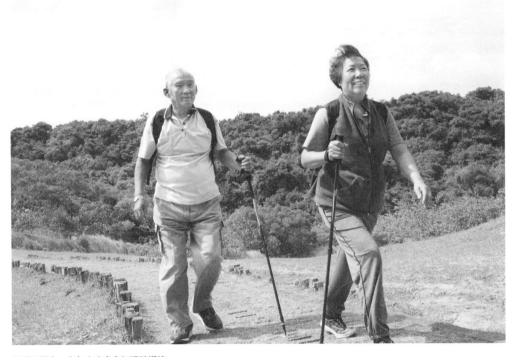

运动可强身，老年人应多参加运动锻炼。

吃吃喝喝预防慢性病

吃是人生头等大事，食物也是最好的药，寓医于食，只要会吃就不怕患慢性病。每天看似简单的一日三餐蕴含了许多的养生健康知识，吃对就可以防治多种疾病。

🔍 每天一碗养生粥

古人称粥为"神仙粥"，为世间第一补人之物。而将药入粥，制成药粥食用，养生效果更佳，且有辅助治疗疾病之功，被称为食疗。这是以药疗疾、以粥扶正的一种预防和治疗疾病的食疗方式，亦是药物疗法与食物疗法的有机结合。

人参枸杞粥

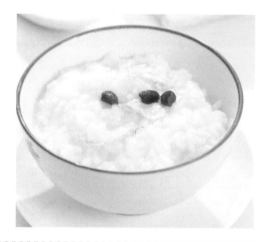

材料 人参5克，枸杞15克，大米100克，冰糖10克。

做法

1. 人参切小块；枸杞、大米洗净泡发。
2. 大米放入锅中，用大火煮沸转小火至米粒完全绽开后放入人参、枸杞熬成粥，放入冰糖调味，即可食用。

功效解读 本粥具有补元气、抗氧化的功效，长期食用此粥还可以延年益寿。

🔍 每天一碗养生菜

所谓养生菜仅仅是一个代名词，主要是指绿色食品，无公害的菜等，有助于身体健康的食物都可以称为养生菜。养生的方法很多，也很杂，用野菜来进补自古已然，随着现代生活节奏的加快，各种"富贵病"层出不穷，其实和现代人逐渐脱离大自然有着很大的关联，而养生菜的出现很大程度上顺应了时代的变迁和发展。

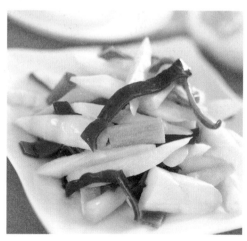

鲜竹笋炒木耳

材料 竹笋200克，黑木耳30克，葱段少许，盐、味精各3克，油适量。

做法

1. 竹笋洗净切块；黑木耳泡发洗净，切丝。
2. 竹笋入沸水中焯水，取出控干水分。
3. 锅中放油，爆香葱段，下入竹笋、黑木耳炒熟，调入盐、味精，炒至入味。

功效解读 本品有补气健脾、利水化湿的功效，对"三高"、冠心病和动脉硬化等患者有食疗作用。

每天一盅养生汤

养生汤属于中医食疗中最常用到的方法，简单而且非常有效。养生汤就是根据传统中医"药食同源"的原理，使用食材、药材搭配加工制作出来的一类有营养的汤。从功效上说，养生汤适合调养体质，养生保健。

三七木耳乌鸡汤

材料 乌鸡 150 克，三七 5 克，黑木耳 10 克，生姜 3 片，盐 2 克。

做法

1. 乌鸡收拾干净斩件；三七洗净，切成薄片；黑木耳泡发洗净，撕成小朵。
2. 锅中注入清水烧沸，放入乌鸡块汆去血沫。
3. 用瓦煲装适量清水，煮沸后加入乌鸡、三七、黑木耳、生姜片，大火煲沸后改用小火煲 3 小时，加盐调味即可。

功效解读 本品有活血通络、降压护心的功效，适合高血压、高脂血症、动脉硬化等心脑血管疾病患者食用。

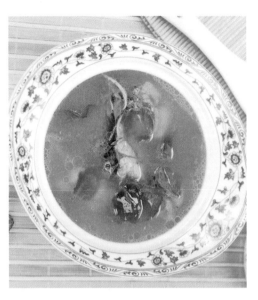

每天一杯养生茶

饮茶不但是中国的传统饮食文化，同时，茶叶含有蛋白质、脂肪、10 多种维生素，还有茶多酚、咖啡因和脂多糖等近 300 种成分，具有调节生理功能和保健等多种药理作用。茶具有防止人体内胆固醇升高，防治心肌梗死的作用，茶多酚还能清除体内过量的自由基，抑制和杀死病原菌，茶还具有促进胃肠蠕动、提神醒脑、促进胃液分泌、增加食欲等功效。因此，喝茶也有助于预防衰老，每天喝三两杯茶可起到很好的养生保健功能。

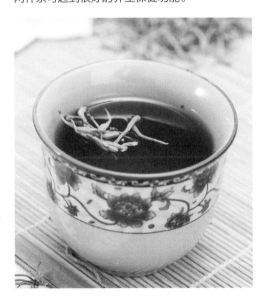

金银花饮

材料 金银花 20 克，山楂 10 克，蜂蜜 50 克。

做法

1. 将金银花、山楂放入锅内，加适量水。
2. 置大火上烧沸，5 分钟后取药液一次，再加水煎熬一次，取汁。
3. 将两次药液合并，稍冷却，然后放入蜂蜜，搅拌均匀即可。

功效解读 此饮具有清热祛湿、驱散风热的功效，对头昏头晕、口干作渴、多汗烦闷、肠炎等症有较好的疗效。

八种体质易患的慢性病调理方案

体质是先天遗传和后天获得形成的，在一定程度上决定了人一生中易患疾病的种类。如阴虚体质易上火，容易出现口腔溃疡、便秘等症；再如阳虚体质怕冷，冬天容易生冻疮等。

阳虚体质　　散寒温热

【表现】

平素怕寒喜暖，手足不温，口淡不渴，喜热饮食，饮食生冷则易腹痛腹泻。

【调养指导】

温阳祛寒，温补脾肾。肾为一身阳气之根，脾为阳气生化之源，故当着重补之。

鹿茸枸杞蒸虾

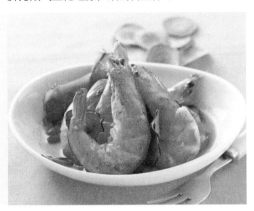

材料　大白虾500克，鹿茸2克，枸杞10克，米酒50毫升。

做法

1. 虾洗净去虾线；鹿茸、枸杞放入米酒浸泡20分钟；虾、鹿茸、枸杞及酒汁入盘。
2. 将盘子移入锅内隔水蒸8分钟即成。

功效解读　壮元阳、补气血、益精髓。

阴虚体质　　滋阴补虚

【表现】

主要表现为上火、面部燥红、睡眠多汗、月经不调、耳鸣等。

【调养指导】

补阴清热，滋养肝肾。阴虚体质者关键在于补阴。要少吃辛辣和热性食物。

梨炖猪腱汤

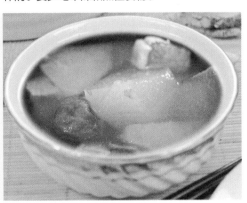

材料　猪腱500克，梨1个，无花果8个，盐适量。

做法

1. 猪腱洗净切块；梨去皮，洗净切块；无花果用清水浸泡，洗净。
2. 全部用料放入砂锅内煲熟，加盐调味。

功效解读　润肺清燥、降火解毒。

血虚体质　　活血散结

【表现】

表现为心血不足、心悸、心律不齐、神志不安等。还可能伴随有脱发、月经不调、不孕等症状。

【调养指导】

改善健康状况要以补血为主。一定要改掉挑食的坏习惯，合理摄入营养，均衡膳食。

桂圆当归猪腰汤

材料 鲜猪腰300克，当归8克，桂圆肉20克，红枣5颗，清汤适量，盐5克，姜片3克。

做法

1. 将当归、桂圆肉、红枣略冲洗净；鲜猪腰片去腰臊，洗净、切条备用。
2. 净锅上火倒入清汤，下入姜片、当归烧开，下入桂圆、鲜猪腰、红枣烧沸，捞去浮沫，小火煲2小时，再调入盐即可。

功效解读 补血养血、补肾安神。

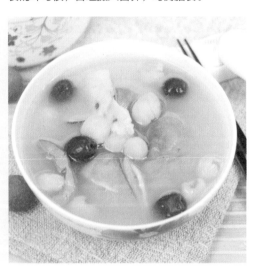

气虚体质　　益气健脾

【表现】

表现为动则气短、气急无力。因此易出现胃肠变弱、疲劳、发冷、感冒、食量减少、痢疾等。

【调养指导】

气虚体质的人不宜多食油腻、甜腻、刺激性强的食物，且进食时要细嚼慢咽。

归芪猪蹄汤

材料 猪蹄1只，当归10克，黄芪15克，黑枣5颗，盐、味精各3克

做法

1. 猪蹄洗净斩件，入滚水汆去血水。
2. 当归、黄芪、黑枣洗净。
3. 把全部用料放入清水锅内，大火煮滚后，改小火煲3小时，加调味料即可。

功效解读 补气养血、强壮筋骨。

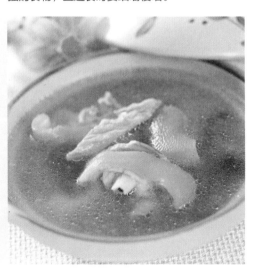

血淤体质　活血化淤

【表现】

　　表现为脸色或唇色发暗，易生雀斑色斑，大便发黑，还易出现关节痛、头痛、手脚发冷等症状。

【调养指导】

　　血淤体质者养生重在活血祛淤，补气行气。日常饮食中要多湿热，少吃酸涩、寒凉食物。

二草红豆汤

材料　红豆 200 克，益母草 8 克，白花蛇舌草 15 克，红糖适量。

做法

1. 红豆洗净，以水浸泡备用；益母草、白花蛇舌草洗净煎汁备用。
2. 再将药汁加红豆以小火续煮 1 小时，至红豆熟烂，即可加红糖调味食用。

功效解读　清热解毒、活血化淤。

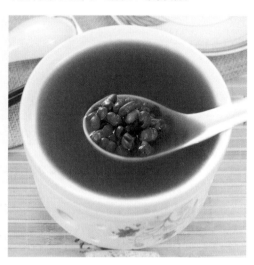

气郁体质　行气解郁

【表现】

　　主要表现为形体消瘦或偏胖，面色晦暗或萎黄，平素性情急躁易怒，易于激动，或忧郁寡欢。

【调养指导】

　　气郁体质者养生重在疏肝理气。同时，肺掌握着气的运行，因此提高肺的功能也很重要。

山楂陈皮菊花茶

材料　山楂 30 克，陈皮 6 克，菊花、冰糖各适量。

做法

1. 山楂、陈皮放入锅中，加 400 毫升水以大火煮开。
2. 转小火续煮 15 分钟，加入冰糖、菊花熄火，闷一会儿即可。

功效解读　消食化积、行气解郁。

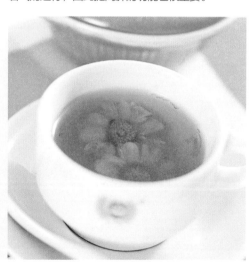

痰湿体质　　除湿化痰

【表现】

　　形体肥胖、嗜食肥甘、神倦、懒动、嗜睡、身重如裹、口中黏腻或便溏、舌体胖、苔滑腻。

【调养指导】

　　痰湿之生，与肺、脾、肾三脏关系最为密切，故重点在于调补肺、脾、肾三脏。

白术茯苓田鸡汤

材料　白术、茯苓、芡实各15克，田鸡200克，白扁豆30克，盐5克。

做法

1. 田鸡宰洗干净，去皮斩块，备用。
2. 芡实、白扁豆、白术、茯苓均洗净，投入锅内转小火炖煮20分钟，再将田鸡放入锅中炖煮至熟。
3. 加盐调味即可。

功效解读　健脾益气、利水消肿。

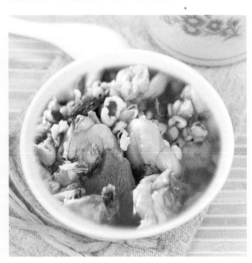

特禀体质　　防治过敏

【表现】

　　适应能力差，遗传性疾病有垂直遗传、先天性、家族性特征，容易过敏。

【调养指导】

　　特禀体质者在饮食上宜清淡、营养均衡，粗细搭配适当，荤素配伍合理。

鲜人参炖乌鸡

材料　鲜人参1根，乌鸡650克，猪瘦肉200克，生姜2片，味精、盐、鸡汁各适量。

做法

1. 将乌鸡去内脏，洗净；猪瘦肉斩件。
2. 把所有的肉料焯去血污后，加入人参、姜片、鸡汁，然后装入盅内，移到锅中隔水炖4小时。
3. 加入味精、盐调味即可。

功效解读　益气固表、强壮身体。

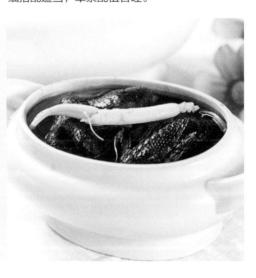

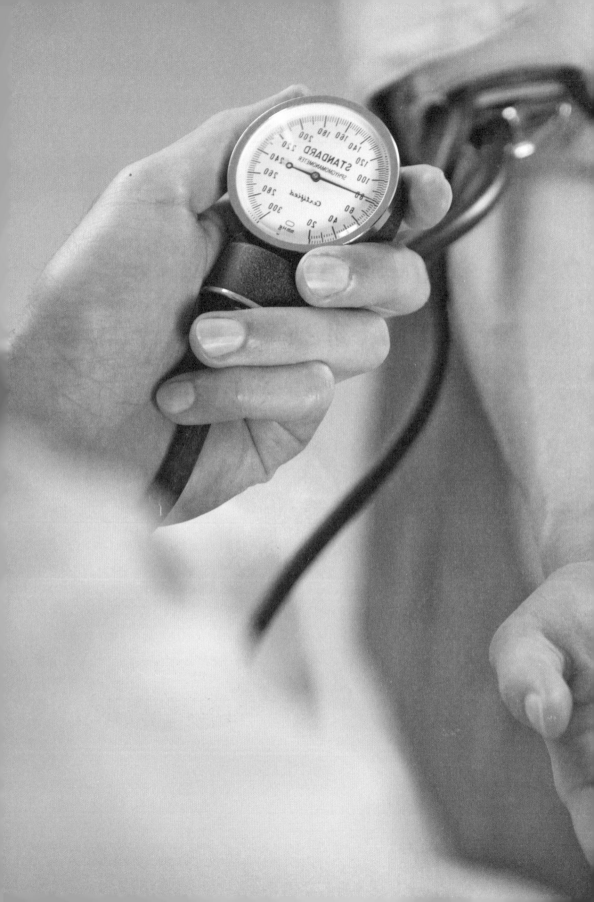

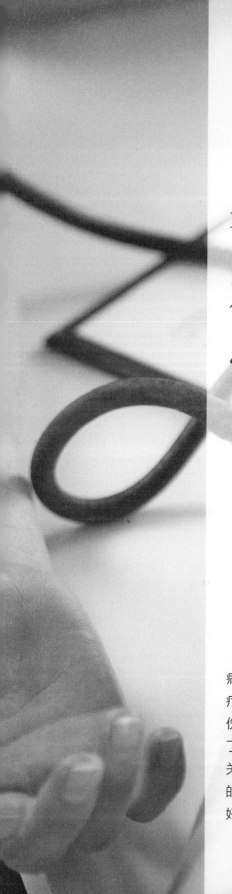

第一章

难以根治的
慢性病

慢性病是一类起病隐匿，病程较长的非传染性疾病，由于病程迁延较长，不容易治愈，再加上缺乏治疗的信心，这类疾病往往给患者的身体和心灵带来创伤，严重影响患者的生活质量。慢性病的发病原因除了一些遗传因素外，还与人们的生活方式有着密切的关系，由不良生活习惯而引发的慢性病占慢性病人群的很大比重，因此，进一步了解慢性病，能让我们更好地进行防治工作。

现代人与现代文明病

现如今，人们的生活水平提高了，衣、食、住、行等各方面都较以前有了明显的改善，可与之而来的"文明病"却时刻困扰着人们的生活。一些疾病并非是由病毒或者细菌引起，而是由于生活上的压力与紧张以及营养的失调，缺乏运动，长期积累而来的代谢病，我们称这类疾病为"文明病"。

🔎 现代文明病可以分为三种

	结构病	能量过剩病	神经和精神疾病
定义	人的身体结构(骨骼、肌肉、韧带、关节)由于长期缺乏外力的刺激或者受到的外力的刺激不合理所引发的一类疾病	人体长期能量摄入相对过剩所引发的一类疾病	精神压力过大，缺乏身体运动的调节而引发的精神或神经疾病
病症及表现	脊柱疾病：颈椎病、腰椎间盘突出症 关节疾病：髌骨软化症、股骨头病、肩周炎	心脑血管疾病 肥胖及脂肪肝 糖尿病	头痛 神经衰弱

🔎 现代人最常见的 6 大"文明病"

➡ **腰酸背痛** 现代人普遍运动量不足，使得肌力退化，肩颈酸痛。事实上，经常使用手臂和手指、习惯歪着肩膀夹住电话、总坐着只动上半身，及肥胖的人，肩颈酸痛的患病概率特别高。

但除了上述原因，其实"精致饮食"也是造成肩颈酸痛的因素，因为这类食物含有过多油脂、蛋白质和糖类，一旦摄取过多，就会致使体质呈现酸性，并出现"血浊"情形，进而导致精神疲惫、肌肉僵硬、循环不良，引起酸麻、抵抗力衰退、特别容易衰老等症状，腰酸背痛的机会自然也相对较高。

➡ **压力症候群** 长期外食、吃得精致但营养不均衡，是导致压力症候群的因素之一。医学界早就发现，压力会导致心悸、胸闷、晕眩、失眠、头痛、恶心、暴躁、忧郁、口干舌燥等情况，如果对这些症状刻意忽视、放任不管，那么心理将影响生理，致使免疫力下降，进而提高感染疾病、罹患癌症的风险。

如果能将饮食调整为高纤维、高维生素、低油脂、低盐、低糖，即可收到实质性改善之效。粗粮中的维生素 B_1、维生素 B_{12}、叶酸、烟酸、钙、锰、镁、锌等，对于缓解压力、抗忧郁都有很好的功效。

➡ **恶性肿瘤** 精致化饮食的另一个代名词是"丰盛"，可惜这类食物营养易失之均衡。的确，蔬果五谷远不及肉类海鲜所含蛋白质及脂肪来得丰富，但我们的身体若摄取过多的蛋白质、脂肪、胆固醇和热量，不但没有什么好处，反而会引发致癌风险，大大增加胰脏、胆囊、大肠、前列腺、乳房、卵巢、子宫等处发生恶性肿瘤的概率。反之，如果能将精食改为粗粮，多摄取含膳食纤维和维生素丰富的食品，不但对于毒素的排出有所助益，还能预防肺、食道、胃、大肠、直肠、前列腺等处发生恶性肿瘤，所以，想抗癌、防癌，多食粗粮才是王道。

➡ **"三高症"** "三高症"即"高血糖""高血压""高脂血症"。但大多数人对自身状况其实都不甚清楚。有研究统计并发现代谢症候群患者后来演变为糖尿病、高血压、高脂血症患者的概率，是一般正常人的6倍、4倍和3倍！

而现代人的"三高"问题几乎与饮食失调脱离不了关系，因为吃下太多高度精致的甜点与面食，摄取过量的肉类、海鲜与蛋奶，大量食用油炸食物，加上运动不足，如此长久以往，便造成无法挽回的健康危机。

● **代谢症候群**　"代谢症候群"曾被称为"胰岛素阻抗症候群"。"过度肥胖""内脏脂肪堆积""胰岛素阻抗"是导致代谢症候群的三大主因，其并发症囊括了糖尿病、动脉硬化、脑卒中、肝硬化、心肌梗死、肾炎、癌症等。除了遗传和年龄因素，饮食是代谢症候群的后天关键。目前已知"精致化"和"高糖类"饮食是导致代谢症候群的重要因素。

"地中海式饮食"在近几年蔚为风潮，其主要特色是食用大量的新鲜蔬菜、水果、五谷杂粮，尽量以深海鱼取代红肉作为蛋白质来源，在油脂方面则选择橄榄油，调味力求清淡，以呈现食物的天然风味。橄榄油所含的不饱和脂肪酸，可增加高密度脂蛋白胆固醇，并减少低密度脂蛋白胆固醇，而所选择的蔬果多属于抗氧化、抗癌的好食材。研究指出，这样的饮食习惯能使罹患代谢症候群的风险降低20%。

● **肥胖**　肥胖的判断指标，目前最广被接受的是"身体质量指数"，以及"腰围标准"。身体质量指数值 = 体重（kg）÷ 身高（m）的平方。一般成年人的身体质量指数，介于18.5～24之间属于正常，在24～27之间属于体重过重，在27～30之间属于轻度肥胖，在30～35之间属于中度肥胖，超过35则属于重度肥胖。至于腰围，男性超过90厘米（35.5英寸）、女性超过80厘米（31.5英寸）就算肥胖。

精致化饮食可以说是导致肥胖的元凶，因为一旦摄取过多糖类使得血糖飙高，身体就会自动促使胰岛素分泌；而胰岛素又有"肥胖激素"之称，它会把多余的葡萄糖和热量转化为肝糖或脂肪储存起来。而这一连串化学反应导引出的最后结果，就是肥胖。

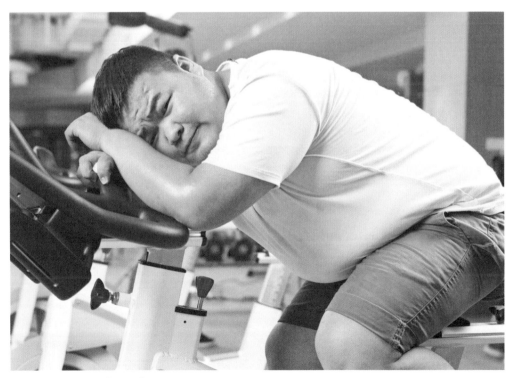

肥胖是现代人最常见的"文明病"。

慢性病不怕治，就怕不当事

物质生活日益富足的今天，慢性病已经十分普遍，患上慢性病并不可怕，可怕的是对待慢性病的那种漠然置之的态度。大部分慢性病是由生活方式所引起，通过坚持用药、合理膳食、适量运动、戒除烟酒、调节心理可以减缓它们的发展和恶化，如果继续大吃大喝、抽烟酗酒，则病变还会继续恶化。所以，对慢性病我们必须高度重视。

🔍 年轻人也会患慢性病

在人们的印象中，糖尿病、心脑血管疾病等，一般是中老年人的"专利"。可现如今，有些人20岁就患上了高血压，40岁左右就因心脑血管疾病成了中风患者，10多岁的初中、高中生就被检查出患了2型糖尿病。其中的原因一是随着生活质量提高，人体在每天的饮食当中会摄入大量脂肪，尤其是上班族长时间坐在办公室里，缺少运动，这种多吃少动的不良生活方式导致肥胖的人群越来越多，这也成为以前多发于老年人的慢性病出现了年轻化的趋势的原因之一。

🔍 人们容易忽视慢性病

慢性病主要包括心脑血管疾病、糖尿病等，人们总觉得这些疾病不妨碍正常生活，所以平时并不十分在意。其实，这些疾病如果不尽早发现及时治疗，慢性病演变成急性症状，就会严重影响人们的生活质量，甚至导致残疾、劳动能力丧失乃至死亡。这些疾病在我国的知晓率、治疗率和控制率都处于较低水平，提高人们对这些疾病危险因素的重视，是健康管理的一项重要职能。

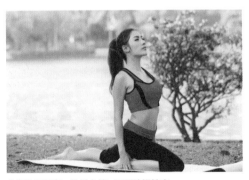

放慢生活节奏，放松心情，可预防慢性病。

高血压如果控制不好，会造成脑溢血；冠心病发展严重的后果，会导致心肌梗死、猝死；糖尿病控制不当，会引发各种并发症。

🔍 慢性病患者的错误心理

➡ **恐惧** 对疾病的恐惧感是慢性病患者普遍具有的心理，认为慢性病是一种治不好的疾病，甚至怀疑会不会因此患上癌症，所以整日处在惶恐之中，这样不但不利于疾病的康复，还会影响治疗的效果。

➡ **自卑** 尤其是处于青年和壮年期的慢性病患者，他们并没有完全丧失劳动能力，但毕竟有异于健康人，面对工作和一些社交活动，他们往往是心有余而力不足，久而久之，他们就容易在人前产生自卑感，严重的甚至会造成性格淡漠，悲观厌世。

➡ **自暴自弃** 肉体的病痛往往会浸化人的情感中较弱的一面。慢性病患者总是希望得到亲友更多的理解、关心、爱护，产生一种强烈的"要求庇护感"。如果事与愿违，则会造成孤独无助，怨天尤人，进而自暴自弃。

🔍 学会预防慢性病

"慢生活"作为一种健康的生活方式，被越来越多的人崇尚。特别是在生活节奏越来越快的今天，人们在追求物质财富的同时，也开始越来越多地关注精神上的享受。慢生活倡导自然、环保、健康的生活方式，放慢脚步，放慢时间，用心灵去体会这个世界的美好。

➡ **减速** 慢生活是一种生活态度，是一种健康的生活方式。放慢速度并不是拖延时间、落伍、不讲效率等，而是在生活中找到一种平衡，以一种

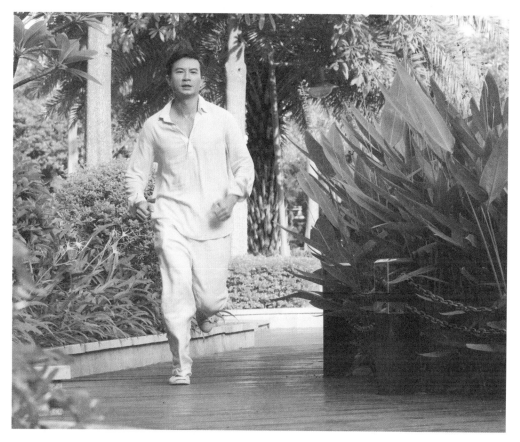

悠闲的心态去享受生活，感受一点一滴的美好。就让我们放慢生活的脚步，用优雅的心灵去享受生活的美好吧。

⊙ **健体** 生命在于运动，生命不息，运动不止。身体是革命的本钱，强身健体不单单是为了控制体重和保持身材，还关系到身体的各项指标。每天为运动留出一点时间，或者找到适合自己的一项运动爱好，长久坚持下去，将会对你的身体大有裨益。

⊙ **息怒** 生活中难免有冲突，如不自控，冲突愈演愈烈，就会影响到生活甚至伤害到身体。管理好自己的情绪，最重要的是学会放下和忽略。可以分析一下自己总是在什么情况下容易发怒，学会适度地控制感情，并寻求可能的帮助。以往的经验告诉我们，糟糕的脾气只会令事情更加难以解决。

⊙ **膳食** 饮食与健康有着密切的联系，人们通过饮食获得所需要的各种营养素和能量来维护自身健康。合理膳食是指一日三餐所提供的营养必须满足人体的生长、发育和各种生理、体力活动的需要。通过合理的饮食获取充足的营养，能提高我们的健康水平，预防疾病的发生发展。

🔍 **慢性病患者用药误区**

⊙ **用药时间长，服药量大** 慢性病患者容易用药成瘾，许多人有数年甚至数十年的用药历史，在疾病发展严重时，他们常常随意增大服药剂量，而不遵医嘱，并在短时间内反复用药。

⊙ **不经就医，自主用药者多** 由于慢性病不是急性发作，所以很多慢性病患者为了避免去医院就医的繁琐程序，患病后就去药店随意拿些药，这样往往会延误治疗的最佳时机。

⊙ **混合用药者多** 一般混合用药是为了提高疗效，降低药物的副作用，可许多人简单地将其理解为多种药物叠加，随后，常出现几种、十几种药物同时服用的现象。

慢性病＝生活习惯病

我国慢性病患者逐年增多，除了人口老龄化因素外，最重要的一个因素就是生活水平的提高，人们对健康知识的缺乏而导致的不合理膳食、缺乏运动、吸烟酗酒等不健康的生活习惯。因此，远离慢性病要从建立良好的生活方式和习惯做起。

🔍 不良习惯之：饮食不正常

随着生活水平的提高，现代人进食肉类的数量大大增加，而进食水果蔬菜的比例则相对减少，导致膳食结构不合理，脂肪摄入过多。另外，由于生活节奏加快，很多人为了节省时间不吃早饭，还有些人是随便吃点东西就匆匆上班；午餐更是由于时间有限，常以盒饭便当或者洋快餐充饥；晚餐则应酬多，晚宴、酒席经常有，肥甘厚腻吃一顿。这种高脂、高盐、高糖的饮食加上不合理的饮食习惯，最容易导致人体代谢出现问题。高油脂会导致血脂升高，引发肥胖；高盐分易诱发高血压；高糖饮食会改变血液酸碱度，降低机体免疫力，影响体内脂肪消耗，造成脂肪堆积，最终致使慢性病上身。

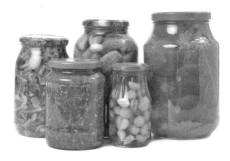

罐头属于高盐、高糖类食物。

🔍 不良习惯之：熬夜

熬夜加班已成为上班族的家常便饭，殊不知这也是慢性病形成的一大原因。从古至今，人们都习惯于"日出而作，日落而息"，熬夜则是对身体的一种慢性伤害，会严重危害人体细胞的正常代谢，造成内分泌功能紊乱。而且，熬夜前，大家会有一个习惯，那就是要饱餐一顿。晚餐过饱会引起胆固醇升高，而长期晚餐过饱，热量摄入过多，则会刺激胰岛素大量分泌，造成胰岛 B 细胞提前衰竭，诱发糖尿病。

防治慢性病，要注意作息规律，保持充足的睡眠。尽量不要晚上熬夜加班或者应酬，然后白天补觉，这样会造成生物钟紊乱。应该提高工作效率，尽量减少加班，把不必要的应酬推掉，最好保证每晚睡眠时间达到 7 ~ 8 小时。

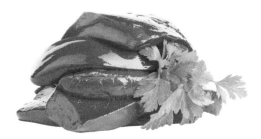

动物内脏属于高胆固醇类食物。

防治慢性病，在饮食方面，要注意膳食结构平衡，采取低盐、低脂、低糖的饮食。食物应多样化，主食以谷类为主，讲求粗细搭配，要注意增加鱼肉、蔬菜、水果的摄入量，增加深色与绿色蔬菜的比例，减少肥肉和食用油的摄入，多喝绿茶，控制酒的摄入量。另外三餐安排上要注意，早餐准备高营养的食物，食物应该富含多种维生素以及高质量的蛋白质；午餐可以在吃好的基础上多吃一些；晚餐则不能吃太饱，食物应尽量清淡一些。

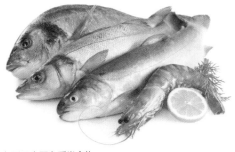

鱼属于高蛋白质类食物。

🔍 不良习惯之：吸烟

吸烟有害健康，可引起血压、血脂、血糖的升高。烟草中所含的尼古丁能刺激心脏和肾上腺释放大量的儿茶酚胺，该物质会使心跳加快，血管收缩，致使血压升高；吸烟会导致血脂代谢障碍，可使甘油三酯水平增高，与不吸烟者相比，吸烟者血清甘油三酯的含量会增高10%～15%，而且吸烟还会降低对人体健康有益的高密度脂蛋白胆固醇的含量；吸烟对血糖也有很大影响。研究发现，长期吸烟可损害胰岛 B 细胞，显著增加糖耐量降低的风险，还会造成胰岛素抵抗的发生，致使血糖升高，糖尿病患者如果长期吸烟会使血糖水平明显增高，而且难以控制。

防治慢性病，就要彻底戒烟，而且越早越好。国外一项研究发现，年龄越小，机体越能有效修复因吸烟引起的损害，戒烟越早，损害就越小，机体需要修复的时间也越短，所以说戒烟越早，获益越大。值得注意的是，戒烟一定要彻底，最好是全家人都戒烟，保持一个无烟环境，因为二手烟对身体同样危害巨大。

🔍 不良习惯之：情志失调

由于人们生活节奏的日益加快，生活压力越来越大，造成人们精神压力过大，致使很多人情绪易激动，心烦失眠，或者精神抑郁，闷闷不乐，日久则会导致躯体发生疾病（很多现代文明病都属于"心身疾病"，如冠心病、高血压、糖尿病、高脂血症、溃疡病、过敏性疾病、癌症、皮肤病等）。

🔍 不良习惯之：过度安逸

很多人借口工作辛苦，以车代步，平时疏于锻炼身体，以致气血运行不畅，筋骨柔脆，脏腑功能呆滞，致使机体抗病能力降低，容易感受外界邪气的侵扰。此外，还有房劳过度，房事不节，损伤肾精，导致多种男性病及妇科病的产生。

🔍 7 种常见不良生活习惯

➡ **跷二郎腿** 造成腿部静脉曲张，可能形成慢性腰背疼痛，影响心脏及生殖健康。

➡ **上厕所看书** 加重便秘。

➡ **经常熬夜，过度劳累** 伤肝，降低免疫力。

➡ **不经常清洁空调和冰箱** 引起胸闷、头晕，并引起呼吸系统疾病。

➡ **吃饭速度过快，边看电视边吃东西** 影响消化，易长胖。

➡ **依赖各种清洁剂** 清洁剂使人更易受到各种化学制剂的侵袭，最好能不用就不用。

➡ **喜欢吃过咸、过辣、过烫的食物** 增加食管癌、口腔癌的患病风险。

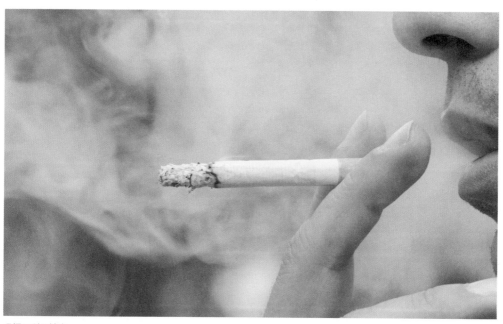

吸烟不利于健康。

哪些人容易患上慢性病

慢性病，又被称为生活方式疾病。城市居民饮食结构不合理、精神压力大、缺乏体育锻炼等原因，导致慢性病发病率居高不下。慢性病只是病程慢，一旦造成危害却是立竿见影的，绝对不能掉以轻心。除了某些慢性病有遗传因素影响外，改善不良的生活方式和生活习惯是控制、减少慢性病高发的最好办法。

中国目前每 4 人就有 1 人患慢性病，每 5 个成人中就有一个有心血管病，每 3 个成人就有一个肥胖者或准肥胖者，健康形势非常严峻。现在全国有 3 亿慢性病患者，15 年后将有 5 亿慢性病患者，如果没有有效的干预措施，未来 30 年将是中国慢性病井喷的年代。

根据全国疾病监测资料，过去十年间我国因慢性病死亡的人数占总死亡人数的比例持续增高，已占到总死亡人数的 80%，在城市中更达到 85%。慢性病已成为中国人生命健康的头号杀手。

"久坐待毙"一族

生活水平的提高和工作条件的改善，给人们带来了越来越多坐着工作的机会。坐着比站着要舒适，于是百坐不厌，其实长时间坐着不动，那简直等于"坐以待毙"，久而久之，会带来循环系统和神经系统不适和不可估量的潜在危害。

经常熬夜的人

熬夜是身体健康的一大"杀手"，常熬夜的人长期生物钟混乱，"颠倒黑白"，不仅脾气会变坏，得心脏病的概率也较高，并且在熬夜过程中常常有进食的习惯，而晚上 22:00 点之后是胃肠道休息的时间，假使常常在夜间进餐，吃夜宵，胃肠道就得不到必要的休息，胃黏膜的修复就不可能顺利进行。而且夜间睡眠时，吃的夜宵长时间停滞在胃中，可促使胃液的大量分泌，对胃黏膜造

"久坐待毙"易患疾病	
心血管疾病	人体活动量减少是导致动脉硬化、高脂血症、高血压病症发病的原因之一。久坐由于胸部得不到充分的扩张，会使胸廓狭窄，心肺的正常功能日益减弱，造成心血管疾病的隐患，严重的还可导致动脉栓塞、心律不齐、心绞痛
消化系统疾病	由于坐着时重量下压于脊椎骨骶部，使腹部肌肉松弛，腹腔血液供应减少，胃肠蠕动减慢，平滑肌变得无力，各种消化液的分泌也少，可导致消化系统的功能减退，发生食欲不振、腹胀便秘、胃下垂等
运动系统疾病	由于骨与骨之间的黏液是依靠运动产生的，坐着时活动减少，黏液减量使骨骼易于磨损而导致病变；其次，坐着时由于血液循环减慢，又兼全身压力承受面分布不均匀，对肌肉供氧不足，这样可引起肌肉僵硬、酸痛、甚至萎缩。因此，腰酸背痛便成为家常便饭
精神疾病	经常久坐工作的人，由于头处于前屈位，颈部血管轻度屈曲或受压，会使流向脑部的血流受到限制。脑血流量的减少，会造成大脑的氧和营养物质供应不足，时间长了就会引起人的精神压抑，终日无精打采，倦怠无力，出现头痛、头晕、失眠、记忆力减退等神经症状
癌症	人体的免疫细胞是随着活动量的增加而增加的，久坐不动无疑可导致体内免疫功能下降，免疫细胞数量减少，易受形形色色的肿瘤细胞侵袭，而成为致癌原因之一，久坐还可导致肠蠕动减退，粪便在肠道潴留，致癌因子过多过久接触肠黏膜，容易发生结肠癌

成刺激，长此以往，易引起胃黏膜糜烂、溃疡。严重者可引起胃癌的发生。同时熬夜还能导致体内激素代谢混乱、记忆力下降、皮肤生暗疮等问题。

🔍 不吃早餐的人

现代人生活节奏快，很多人不吃早餐就匆匆忙忙开始了一天的工作和学习，殊不知这是健康的大忌，久而久之会导致头晕乏力、疲惫、营养不良、贫血等症状，身体免疫力也会下降，疾病便会慢慢找上门。

🔍 女性比男性更容易患慢性病

调查研究发现，女性比男性更关注自身的健康状况，而有 27% 的女性认为自己有慢性病，并且已影响到自己的生活。研究发现，女性发生率最高的 5 个慢性病症为关节炎、精神失常、颈部疼痛、头痛和背痛，具体由何种原因导致女性比男性更容易患慢性病还需进一步研究。

🔍 世界卫生组织提出的 10 种不良生活方式

➡ **吸烟**　尤其是每天吸20支以上者，患慢性病的危险迅速增长。

➡ **饮食习惯不科学**　吸收过多的热量、饱和脂肪酸、胆固醇，导致肥胖、高脂血症等症。

➡ **缺乏运动**　导致心肺耐力下降，肌肉强度减弱和肌肉平均脂肪量增加。

➡ **超负荷运转**　工作过度劳累，长期熬夜而又缺乏休息。

➡ **不良情绪**　焦虑、忧郁，神经紧张，人际关系不和，造成慢性疲劳，精力衰竭。

➡ **对某些药物有依赖或药物成瘾。**

➡ **失眠**　或睡眠少于7个小时。据统计，大多数失眠者易出现心绞痛症状。

➡ **膳食结构不合理**　多盐、多糖或经常食用加工类食品。

➡ **家庭或婚姻生活不和谐。**

➡ **社会适应不良**　例如易暴怒等冲动行为。

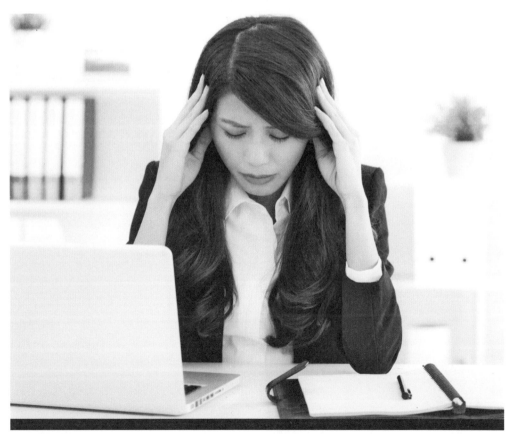

不吃早餐容易头晕乏力。

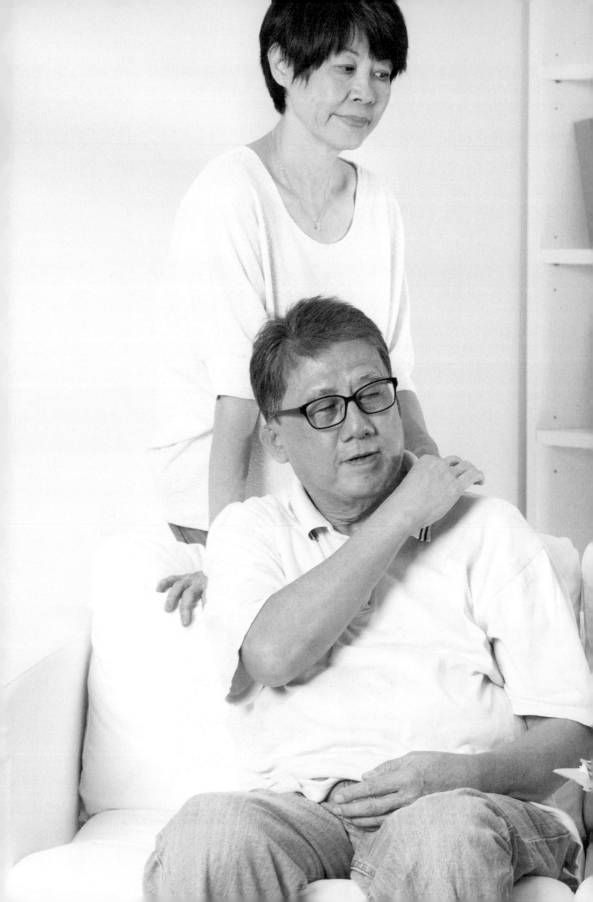

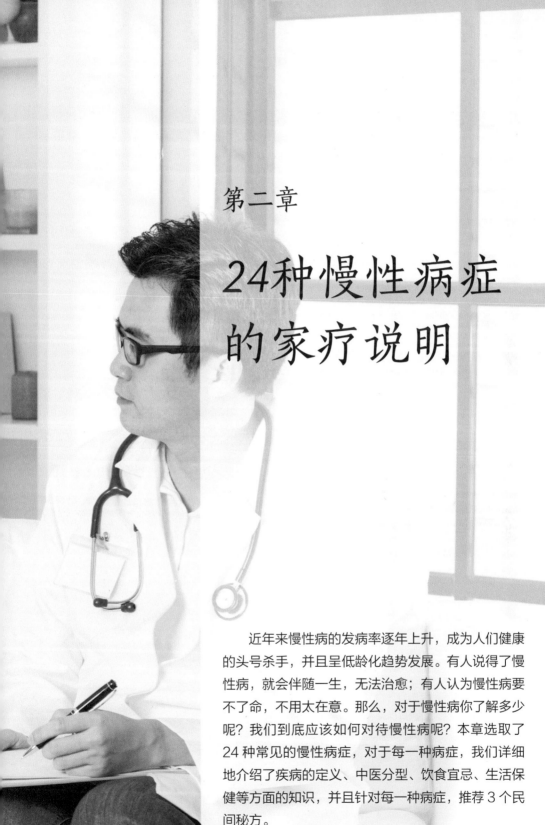

第二章

24种慢性病症
的家疗说明

近年来慢性病的发病率逐年上升，成为人们健康的头号杀手，并且呈低龄化趋势发展。有人说得了慢性病，就会伴随一生，无法治愈；有人认为慢性病要不了命，不用太在意。那么，对于慢性病你了解多少呢？我们到底应该如何对待慢性病呢？本章选取了24种常见的慢性病症，对于每一种病症，我们详细地介绍了疾病的定义、中医分型、饮食宜忌、生活保健等方面的知识，并且针对每一种病症，推荐3个民间秘方。

慢性胃炎的家疗说明

慢性胃炎多由感染幽门螺杆菌、胃酸分泌不足、长期饮烈酒、过多食用刺激性食物导致胃黏膜损伤以及胆汁反流等因素所致。多数患者常无特殊症状，部分患者会出现上腹饱胀不适、隐痛、烧心、嗳气、反酸、食欲不振等消化不良症状。

🔍 中医分型

➡ 脾胃气虚型

症状剖析：胃部隐隐作痛，时轻时重，食欲差、神疲乏力、少气懒言、大便溏稀，伴有腹胀、恶心、呕吐，舌质淡，苔薄白。

治疗原则：益气健脾、补虚养胃。

对症食材：猪肚、牛肚、粳米、小米、红枣、山药、银耳。

➡ 肝胃不和型

症状剖析：胃脘部闷痛伴胸胁疼痛、时轻时重、长期心烦易怒、腹胀、嗳气吞酸、食欲不振、大便不畅、舌苔薄白。

治疗原则：疏肝解郁、理气宽中。

对症食材：鸽子肉、米醋、甲鱼、小米、黑米、香菇、金针菇。

➡ 胃阴亏虚型

症状剖析：胃部隐隐作痛，偶有烧灼感，有饥饿感但不欲饮食、口干咽燥、饮水多，大便干结，舌质红、苔少或无苔。

治疗原则：滋阴润燥、养胃生津。

对症食材：蛤蜊、甲鱼、牛奶、冬瓜、银耳、杨梅、米醋。

➡ 脾胃虚寒型

症状剖析：胃部隐隐作痛，喜温喜按，空腹时疼痛加重，饮食后疼痛减轻，泛吐清水，神疲乏力，食欲不振，手足冰凉怕冷，大便稀、小便清长，舌淡苔白。

治疗原则：温胃散寒、理气止痛。

对症食材：羊肉、狗肉、胡椒、荔枝、板栗。

饮食宜忌	
宜	饮食宜清淡，就餐时要细嚼慢咽，使食物充分与唾液混合，有利于消化和减少对胃部的刺激
	饮食宜按时定量、营养丰富，多食维生素含量丰富的食物
忌	忌晚餐吃得过饱，忌食物不消化就睡觉
	忌服浓茶、浓咖啡，忌吃刺激性食物，忌烟酒

生活保健指南

保持心情愉悦，加强体育锻炼

患者要保持精神愉快，因为精神抑郁或过度紧张，容易造成幽门括约肌功能紊乱，胆汁反流而导致慢性胃炎。慢性胃炎患者要每天坚持体育锻炼，增强身体素质，这样可以增强胃肠道的蠕动功能，有利于慢性胃炎的康复。

干姜炖羊肉

材料 干姜10克，羊肉100克，葱15克，料酒、盐、味精、胡椒粉各适量。

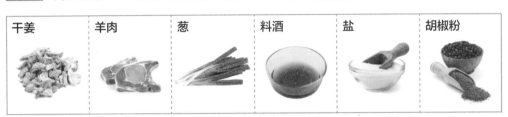

干姜	羊肉	葱	料酒	盐	胡椒粉

做法 将干姜、羊肉洗净，切成薄片，葱切段，一同放入锅中，加适量料酒、水，小火炖30分钟，加入盐、味精、胡椒粉即可。

用法 佐餐食用，每日2次。

功效解读 可补虚、散寒，适合脾胃虚寒型慢性胃炎患者食用。

白术陈皮山楂饮

材料 白术6克，山楂15克，陈皮3克。

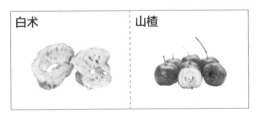

白术	山楂

做法 将山楂、白术、陈皮洗净，放入锅中，加600毫升水煮沸后再小火煮30分钟关火即可。

用法 饭后代茶饮。

功效解读 可行气消食、宽中健脾，适合经常食后腹胀疼痛的胃炎患者饮用。

生姜肉桂炖猪肚

材料 猪肚150克，生姜15克，肉桂3克，盐适量。

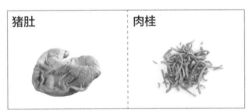

猪肚	肉桂

做法 将猪肚洗净，放于碗内或陶瓷器皿中，加入生姜、肉桂、盐和适量水，隔水炖熟。

用法 佐餐食用，饮汤吃猪肚，分2次吃完。

功效解读 可补脾益胃，对于脾胃虚弱、消化不良等慢性胃病有较好的疗效。

胃及十二指肠溃疡的家疗说明

十二指肠溃疡是消化性溃疡的一种，多由于胃酸分泌过多、感染幽门螺杆菌、胃黏膜受损、精神情志影响，或长期服用非固醇类药物所造成，症状为中上腹部疼痛。胃溃疡常在餐后饱胀时痛，而十二指肠溃疡多在饥饿时痛，并伴反酸、恶心、胃灼热及黑便等症状。

🔍 中医分型

➔ 脾胃气虚型

症状剖析：胃脘灼热疼痛，伴胁肋满闷隐痛，口干口苦，心烦易怒，嗳气频繁、吐酸，反胃烧心，受情绪刺激时疼痛发作或加重，舌苔薄白。

治疗原则：疏肝解郁、理气止痛。

对症食材：猪肚、茼蒿、猕猴桃、黄花菜、香菇、白芍、香附、佛手、木香、枳实。

➔ 脾胃虚寒型

症状剖析：胃脘部隐隐作痛，喜温喜按，空腹时疼痛加重，进食后会缓解，泛吐清水，神疲乏力，不思饮食，摄食量少，手脚冰凉，大便溏稀，舌淡苔白。

治疗原则：温胃散寒、健脾止痛。

对症食材：羊肉、狗肉、茼蒿、荔枝、桂枝、吴茱萸、艾叶、生姜。

➔ 阴虚胃热型

症状剖析：胃脘部隐隐作痛，有饥饿感但不欲饮食，恶心反胃、干呕、咽干口燥，小便黄、大便干结，舌色红苔黄。

治疗原则：清热泻火、滋阴益胃。

对症食材：墨鱼、田螺、干贝、兔肉、胡萝卜、猕猴桃、海带、沙参、麦冬、百合、玉竹、知母、芦根。

➔ 淤血阻滞型

症状剖析：胃脘部疼痛有针刺感，且疼痛固定拒按，进食后疼痛加重，夜间较明显，或伴有呕血、黑便，舌质暗或有淤斑。

治疗原则：活血化淤、止血止痛。

对症食材：墨鱼、茄子、黑木耳、油菜、鳕鱼、延胡索、三七、白及。

饮食宜忌	
宜	消化性溃疡患者宜吃软米饭、燕麦粥、面条以及含碱的面包或馒头
	饮食宜清淡、少吃刺激性食物，晚餐不宜过饱，待食物消化后再睡觉
忌	忌饮浓茶、浓咖啡，忌食用辛辣、油腻等有刺激性的食物，忌烟酒
	忌食过硬、粗糙的食物，因为这些食物易反复摩擦胃黏膜，加重溃疡面的损伤，而且不利于消化

生活保健指南

少吃多餐，细嚼慢咽

急性溃疡活动期以少吃多餐为宜，每天进食 4 ～ 5 次即可，一旦症状得到控制，应较快恢复到平时的一日三餐。饮食上要注意细嚼慢咽，避免急食。由于消化性溃疡的形成与胃液中的胃酸和胃蛋白酶的消化作用有关，故切忌空腹工作和空腹就寝。

罗汉果炖鸭

材料 老鸭200克，汤水1000毫升，料酒2毫升，盐3克，味精2克，罗汉果半个，姜块25克，葱段50克，胡椒粉、麻油各适量。

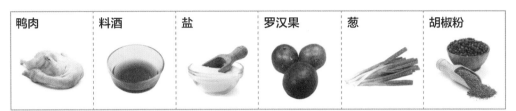

鸭肉	料酒	盐	罗汉果	葱	胡椒粉

做法 将老鸭洗净斩成小块放入炖盅内，加入汤水、料酒、盐、味精、罗汉果、姜块、葱段，盖炖盅盖，上蒸笼大火炖1.5小时，出笼后，弃去姜、葱撒入胡椒粉、淋麻油即可。

用法 趁热食用。

功效解读 可滋补五脏、暖胃健脾、润肠通便，适用于胃肠病。

核桃仁三七饮

材料 三七、核桃仁、蜂蜜各适量，滚水250毫升。

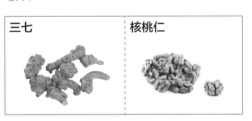

三七	核桃仁

做法 将三七、核桃仁一起研成粉末，放入杯中，加入滚水250毫升，加盖闷5分钟，稍凉后再加入适量蜂蜜搅拌均匀即可。

用法 可代茶饮用。

功效解读 可健脾润肠、止血化淤，适合消化性溃疡出血者饮用。

高良姜粥

材料 高良姜、粳米各适量。

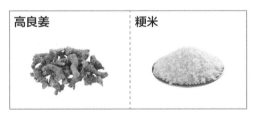

高良姜	粳米

做法 将高良姜打成细粉，再将粳米淘洗干净，放入锅中，加水适量，煮至粥成后，加入高良姜粉，再煮3分钟即可。

用法 当正餐食用，每日1次。

功效解读 可暖脾胃、止疼痛，适合脾胃虚寒的溃疡患者食用。

慢性肠炎的家疗说明

慢性肠炎多由细菌、霉菌、病毒、原虫等微生物感染以及过敏、变态反应等原因所致。临床表现为长期或反复发作的腹痛、腹泻及消化不良等症，重者可有黏液便或水样便。中医认为，慢性肠炎多因脾肾虚弱、饮食不洁、水湿下注所致。

🔍 中医分型

◉ 湿热型

症状剖析：腹痛，便稀恶臭，排便次数增多，肛门灼热，舌质红，苔黄腻。

治疗原则：清热利湿、健脾止泻。

对症食材：马齿苋、薏米、莲子、大蒜、蕨菜、石榴、鳜鱼。

◉ 肝郁型

症状剖析：肝气郁结不舒，疏泄失常，导致脾失运化，故腹痛则泻。平素胸胁胀闷，嗳气食少，每次都因情绪紧张发生腹痛腹泻，口苦，舌色淡红。

治疗原则：疏肝解郁、涩肠止泻。

对症食材：鹌鹑、南瓜、荔枝、柿子、柴胡、郁金、合欢皮。

◉ 脾胃气虚型

症状剖析：大便时稀时干，水谷不化，稍食油腻食物大便次数就会增多，饮食减少，脘腹胀满不舒，面色萎黄，神疲乏力、倦怠懒言。

治疗原则：健脾化湿、涩肠止泻。

对症食材：猪肚、白扁豆、粳米、糯米、乌鸡、鲈鱼、蚕豆。

◉ 脾肾阳虚型

症状剖析：黎明前肚脐周围疼痛，肠鸣泄泻，泻后则舒，平素畏寒怕冷，手足冰凉，腰膝酸软，舌淡苔白。

治疗原则：温补脾阳、固肾止泻。

对症食材：鹌鹑、南瓜、荔枝、柿子。

饮食宜忌	
宜	宜选择容易消化的鱼、虾、蛋、豆类制品等，以减轻胃肠负担
	宜多食含有鞣酸果胶的食物，如苹果、石榴等均有涩肠止泻的作用
忌	忌食多纤维的食物，因为纤维素可促进胃肠蠕动从而导致腹泻症状加重
	忌吃蔗糖、土豆、红薯、白萝卜等会产气发酵的食物，以免加重腹胀症状

生活保健指南

谨防"病从口入"

预防慢性肠炎要预防"病从口入"，注意个人卫生和环境卫生，注意扑灭蟑螂、苍蝇等。长期的悲伤、紧张、恐惧等情绪可使神经功能紊乱，从而导致胃壁的血管痉挛性收缩，诱发胃炎、胃溃疡等病症，所以，慢性肠炎患者保持良好的心情对于病情的好转非常有利。

人参粟米粥

材料 川芎、白茯苓、人参、白术、白芍、当归、桂枝各5克，粟米50克。

川芎	白茯苓	人参	白术	白芍	当归

做法 将所有材料用清水洗净，一起放入砂锅内，加入适量的清水，先以大火煮沸，然后转小火煮30分钟，滤渣取汁，与洗净的粟米一起煮粥即可。

用法 趁热食用，每日1次。

功效解读 本粥可以消炎止泻，适用于慢性肠炎患者。

车前子糖水饮

材料 车前子30克，白糖25克。

车前子	白糖

做法 将车前子洗净后放入炖锅内，加入300毫升清水以大火煮，待烧沸后转小火继续煎煮25分钟，关火，滤渣取汁，加入25克白糖搅拌均匀即可。

用法 代茶饮用。

功效解读 具有清热解毒、止痛止泻的作用，适用于慢性肠炎患者。

糖醋山药块

材料 山药500克，白糖50克，醋50毫升，油适量。

山药	醋

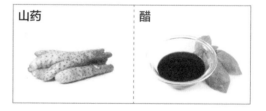

做法 将洗净去皮的山药切成滚刀块，把炒锅中的油烧至6成热后，将山药块放入锅中，煎炸成焦黄色后捞出，在煮锅中放入糖、醋、水煮沸后放入山药块，熬至汁浓即可。

用法 佐餐食用，适量服用。

功效解读 具有健脾益气的作用，适合慢性肠炎和腹泻患者食用。

痔疮的家疗说明

痔疮分为内痔、外痔、混合痔。内痔早期的症状不明显，以排便间断出鲜血为主，不痛，无其他不适；中、晚期则有排便痔脱出、流黏液、发痒和发作期疼痛等症状。外痔为肛缘的痔隆起或皮赘，且坠胀疼痛。混合痔是指内痔和外痔均有。

🔍 中医分型

➲ 湿热下注型

症状剖析：肛门外有肿物，或排便时肛门内有挤压痛，还伴有便血、色红、便质稀、有秽臭，肛门灼痛，小便黄，舌红，苔黄腻。

治疗原则：清热利湿、凉血消肿。

对症食材：马齿苋、薏米、苋菜、绿豆、红豆、西瓜。

➲ 淤毒内阻型

症状剖析：肛门刺痛拒按，甚至不能行走，便时更甚，或伴里急后重、出血、痔核紫暗，患者伴有烦热口渴、面色晦暗、舌质紫暗或有淤点、淤斑。

治疗原则：活血化淤、凉血解毒。

对症食材：莲藕、泥鳅、银耳、芹菜、菠菜、黑木耳、桑葚、猪肠。

➲ 气血两虚型

症状剖析：肛门外有异物，皮色淡，无肿痛。大便质软，排便时感觉乏力，难以排出，伴有神疲气短、乏力、头晕目眩，口唇色淡，舌淡嫩，苔薄白。

治疗原则：益气养血、通便消痔。

对症食材：猪肠、菠菜、苋菜、乌鸡、薏米、苹果、葡萄。

➲ 肝肾阴虚型

症状剖析：肛门外脱出肿物，干涩疼痛，伴有口苦咽干、胸肋胀痛不舒或口干舌燥，大便干燥秘结，小便黄，舌质红，少苔。

治疗原则：养阴润燥、滋补肝肾。

对症食材：香蕉、桑葚、莲藕、黑木耳、竹笋、葡萄。

饮食宜忌	
宜	多选择含膳食纤维和维生素多并有助于促进肠道蠕动的蔬菜或水果，有助于减轻痔疮的淤血和扩张
	饮食宜多汤，保持大便通畅，防止便秘引起痔疮病情的加重
忌	忌辣椒、胡椒等辛辣刺激性的食物
	忌燥热、肥腻、爆炒等可助热上火的食物，忌食虾蟹等发物，忌烟酒

生活保健指南

药物辅助坐浴，注意定时排便

痔疮患者可采取坐浴的方法来辅助治疗，可以用清热解毒、凉血化淤类药物坐浴，如金银花、黄柏、黄连、秦皮、苦参、地肤子、丹参、牡丹皮等。养成定时排便的习惯，一日至少一次，并且要保持肛门周围清洁，每日用温水清洗，勤换内裤。

人参莲肉汤

`材料` 白人参10克，莲子15枚，冰糖30克。

人参	莲子
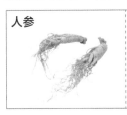	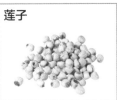

`做法` 莲子去心取肉，与白人参一起放碗内，加适量水浸泡至透，再加入冰糖，置蒸锅内隔水炖1小时左右即可。

`用法` 饮汤食莲子。

`功效解读` 适用于脾气虚弱、痔疮脱出者。

苦参红糖饮

`材料` 苦参、红糖各60克，鸡蛋2个。

苦参	红糖
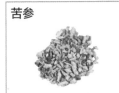	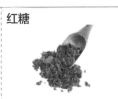

`做法` 将苦参洗净，加水煎浓汁，滤渣取汁，然后放入洗净的鸡蛋和红糖，煮至鸡蛋熟后取出即可。

`用法` 鸡蛋剥壳食用，饮汤，每日1剂，4日为1个疗程。

`功效解读` 对于混合痔患者有较好的疗效，病症轻者需1个疗程，病症较重者需2~3个疗程。

无花果炖猪瘦肉

`材料` 无花果60克，猪瘦肉100克，盐适量。

无花果	猪瘦肉
	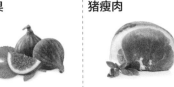

`做法` 猪瘦肉洗净切块，与无花果一起放入砂锅中，加水以小火炖煮，至瘦肉烂熟，去无花果，加盐调味即可。

`用法` 饮汤吃肉。

`功效解读` 可健胃理肠、清热解毒，适用于痔疮、慢性肠炎。

慢性支气管炎的家疗说明

慢性支气管炎是气管、支气管黏膜及其周围组织的慢性非特异性炎症。临床出现有连续两年以上，每次发病可持续三个月以上。主要症状有：咳嗽气喘，清晨、夜间较多痰，且呈白色黏液或浆液泡沫性，偶有血丝等。

🔍 中医分型

➲ 肝火犯肺型

症状剖析：咳嗽阵作、咳时面赤，常自感痰滞咽喉，难咳出，量少质黏如絮，咳时痛引胁肋，口干口苦，情绪波动症状加重，舌红，苔黄而干，脉弦数。

治疗原则：清肺泻肝、顺气降火。

对症食材：梨、冬瓜、绿豆、柚子。

➲ 肺阴亏虚型

症状剖析：干咳、咳声短促，痰少，质黏或痰中夹血，或声音逐渐嘶哑，口干咽燥，午后潮热，盗汗，身体日渐消瘦，神疲乏力，舌红少苔，脉细数等。

治疗原则：滋阴润肺、止咳化痰。

对症食材：猪肺、银耳、百合、山药、萝卜、梨、海蜇。

➲ 痰湿蕴肺型

症状剖析：咳嗽反复发作，早晨咳嗽尤甚，咳声重浊，痰多黏腻或稠厚成块，色白或带灰色，胸闷气憋，脘腹痞满，食少体倦，便稀，舌苔厚腻，脉滑。

治疗原则：燥湿化痰、理气止咳。

对症食材：黑木耳、香菇、杏仁、白果。

➲ 痰热郁肺型

症状剖析：咳嗽，气粗急促，喉间有痰鸣声，痰多稠黄，咳吐不利，有腥味，胸胁胀满，咳时胸胁疼痛，面赤，口干而黏，舌质红，苔黄腻，脉滑数。

治疗原则：清热素肺、豁痰止咳。

对症食材：杏仁、白果、枇杷、柚子、萝卜。

饮食宜忌	
宜	宜食新鲜蔬菜瓜果，以满足人体对维生素C的需要，可增强机体的免疫力
	宜少量多次饮水，每日饮水量不少于1500毫升，以稀释痰液，有利于痰液排出
忌	忌饮浓茶、浓咖啡，忌食用辛辣、油腻等有刺激性的食物，忌烟酒
	忌食物太咸，忌油炸、肥肉等易生痰食物，忌食难消化食物

生活保健指南

改善居室环境，定期杀螨

患者居住的室内要经常开窗，保持空气流通、干燥。因室内尘土中有很多用肉眼看不见的螨。它是引发某些哮喘的元凶。这种小虫在潮湿天气里可大量滋生。当把室内湿度降到50%以下时，它就不能大量滋生了。平时应把家中不便洗涤的物件经常拿到阳光下或院子里去晾晒，这样就可以将螨晒死。

葛根川贝汤

材料 葛根30克，鱼腥草20克，杏仁、川贝、百部、款冬花各10克，红花6克。

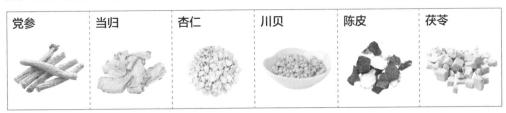

葛根	鱼腥草	杏仁	川贝	百部	红花

做法 将所有药材洗净，加适量水煎成汁。

用法 去渣取汁服用，每日1剂，分2次服用。

功效解读 可化痰止咳、解痉活血，对肺热咳嗽、咳吐黄痰或痰中带血的患者有很好的疗效。

党参陈皮汤

材料 党参15克，炙麻黄、炒葶苈子各6克，当归、杏仁、川贝、桑白皮、陈皮、黄芩、茯苓各10克，山药、熟地各30克。

党参	当归	杏仁	川贝	陈皮	茯苓

做法 将所有药材洗净，加适量水，分两次煎煮取汁。

用法 取两次的汁兑匀，分两次服用，每日服用1剂。

功效解读 此方可补益元气、化痰止咳，用于久咳体虚，气短，或咳时自觉有气从脐下奔逆而上，咳吐清稀泡沫痰，见肢体浮肿、舌淡苔白、脉沉细等症者食用。

沙参玉竹鸭汤

材料 沙参30克，玉竹20克，鸭子1只。

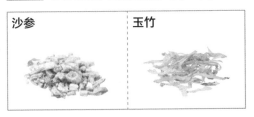

沙参	玉竹

做法 鸭子洗净去毛、内脏，与沙参、玉竹同入锅内，小火煎煮1～2小时即可。

用法 食肉饮汤。

功效解读 能有效补益元气，化痰止咳。

哮喘的家疗说明

哮喘分为内源性哮喘和外源性哮喘。外源性哮喘因外界刺激引起，发作前有鼻痒、咽痒、流泪、打喷嚏、干咳等先兆症状。内源性哮喘一般先有呼吸道感染、咳嗽、吐痰、发热等症。两者发病时均出现喘息、胸闷、气短等症。

🔍 中医分型

➲ 冷哮证

症状剖析：呼吸急促，喉间有哮鸣音如鸡鸣声，胸膈满闷如窒，不得平卧，咳嗽较轻，痰少咳吐不爽，面色晦暗带青，口不渴，或渴喜热饮，天冷或受寒易发，畏寒怕冷，四肢冰凉，舌苔白滑，脉弦紧。

治疗原则：宣肺散寒、化痰平喘。

对症食材：猪肺、核桃、杏仁、羊肉。

➲ 热哮证

症状剖析：呼吸气促，喉间痰鸣如吼，胸胁胀满，咳呛阵作，不能平卧，咳痰色黄或白，痰浊稠厚，咳吐不利，烦闷不安，有汗，面赤，口苦，口渴喜冷饮，舌红，苔黄腻，脉滑数或弦滑。

治疗原则：清热宣肺、化痰定喘。

对症食材：雪梨、白果、冬瓜、香菇。

➲ 风痰哮证

症状剖析：喘咳胸满，坐不得卧，痰涎壅盛，咳痰黏腻难出，发病前患者自觉鼻、咽、耳发痒，打喷嚏，鼻塞，胸部憋闷，随即迅速发作，舌苔厚腻，脉滑实。

治疗原则：祛风涤痰、降气平喘。

对症食材：杏仁、白果、白萝卜、海蜇。

➲ 虚哮证

症状剖析：平素倦怠无力，喉中轻度哮鸣音，痰多色白质稀，自汗，怕风，易感冒，心慌气短，食少便稀，常在劳累后诱发哮喘，舌质淡，苔白，脉细弱等。

治疗原则：健脾益气、补肺平喘。

对症食材：鹌鹑、香菇、黑木耳、猪肺、粳米、鸽子。

饮食宜忌	
宜	饮食调味宜清淡，宜少吃多餐，不可过饱，因为很多哮喘发作是因过饱引起的
	宜补充水分，每日饮水应达2000毫升，有条件时，参考血电解质变化，给予补液
忌	忌食鱼腥海味，特别对已知易诱发哮喘的食物更应禁止食用
	忌食过甜和过咸食物，中医所说的"甜哮""咸哮"，就是由食过甜、过咸的食物引起的
	忌食辛辣刺激性食物，因哮喘病人的气道较为敏感，刺激性食物易导致哮喘发作

生活保健指南

避免接触过敏原

哮喘病人要做到心平气和，勿过度紧张、生气、忧虑、兴奋，尽量避免接触过敏原，如花粉、粉尘。家人应避免刺激患者情绪，禁止吸烟，避免患者被动吸烟而刺激支气管。

僵蚕桂枝汤

材料 五味子、僵蚕、蝉蜕各10克，桂枝、细辛、干姜、全蝎各5克，茯苓、白芍、丹参各15克。

五味子	桂枝	细辛	茯苓	白芍	丹参

做法 将所有药材洗净，加水煎煮。

用法 取汁服用，每日1剂，分3次服用，每次150毫升。

功效解读 本方可有效治疗冷哮证。

芦根川贝汤

材料 生石膏、芦根、鱼腥草各30克，桑白皮、地龙、陈皮各12克，麻黄、杏仁、川贝、黄芩、僵蚕各10克，甘草5克。

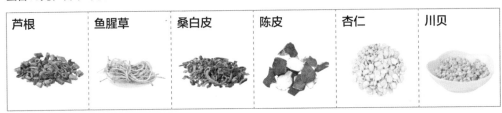

芦根	鱼腥草	桑白皮	陈皮	杏仁	川贝

做法 将所有药材洗净，加水煎煮。

用法 取汁服用，每日1剂，分3次服用，每次150毫升。

功效解读 本方主治热哮证。

半夏萝卜膏

材料 萝卜1000克，半夏、茯苓、陈皮、白术各10克，白糖适量。

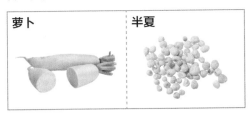

萝卜	半夏

做法 萝卜洗净，刮成细丝，与半夏、茯苓、陈皮、白术加水煎煮半小时，滤出汤汁，再用小火煎熬成稠状，加入白糖，待成膏状停火。

用法 凉后食用，每次1～2匙，一日3次以沸水冲服。

功效解读 能有效缓解哮喘症状。

慢性肺炎的家疗说明

慢性肺炎的特点是周期性的复发和恶化，呈波浪形变化。在肺炎静止期体温正常，几乎不咳嗽，但在活动时容易气喘，在恶化期会咳嗽、咳痰，出现发绀和呼吸困难，甚至出现面部浮肿、发绀、胸廓变形等症，还可并发肺源性心脏病。

🔎 中医分型

◐ 肺气阴两虚型

症状剖析：咳嗽喘促气短，气怯声低，喉有鼾声，咳声低弱，痰液稀薄，自汗、恶风，或咳呛痰少、质黏，烦热口干，咽喉不利，面潮红，舌质淡红或舌红少苔，脉象软弱或细数。

治疗原则：补肺、益气、养阴。

对症食材：甲鱼、猪肺、百合、银耳、黑木耳、草菇。

◐ 肾虚不纳型

症状剖析：咳嗽喘促日久，动则喘甚，呼吸困难，神疲乏力、精神萎靡，汗出肢冷，面青唇紫，舌苔淡白或黑润，脉微细。或喘咳，面红烦躁，足冷，汗出如油，舌红少苔，脉细数。

治疗原则：补肾纳气、定喘止咳。

对症食材：甲鱼、鹌鹑、板栗、白果、莲子、核桃、黑木耳。

◐ 痰热郁肺型

症状剖析：咳嗽咯痰，痰性状为黏脓或黏浊痰，不易咳出，严重者胸部膨满，伴胸中烦热，身热，有汗，渴喜冷饮，小便黄赤，大便干燥，舌质红苔黄，脉滑数。

治疗原则：清热化痰、敛肺止咳。

对症食材：无花果、薏米、梨、白萝卜、白果、杏仁、柚子。

◐ 痰浊阻肺型

症状剖析：咳嗽气喘，胸部满闷，甚则有窒息感，痰多黏稠色白，咳吐不利，兼有呕恶、纳呆，口黏不渴，苔白厚腻，脉濡滑。

治疗原则：祛痰降逆、宣肺平喘。

对症食材：无花果、白果、萝卜、草菇、杏仁、薏米。

饮食宜忌		
宜	宜少食多餐，每餐不宜吃太饱，餐前可休息，餐后不要躺下	
	宜摄取足够的水果和蔬菜，补充维生素，以增加机体的抵抗力	
忌	忌食辛辣刺激性食物，以免刺激身体，加重病情	
	忌食寒凉性质的水果，以免损伤脾胃阳气，不利于疾病的康复	
	忌食肥腻食物，以免加重咳嗽、咳痰	

生活保健指南

保持呼吸顺畅，注意个人卫生

缺氧、呼吸困难、口唇发紫的患者，可用枕头等物将背部垫高呈半躺半坐位。痰液较多者，可以帮助病人叩捶胸背。打喷嚏、咳嗽时用卫生纸掩住口鼻，注意个人卫生，勤洗手。

半夏黄连水

材料 桑白皮、半夏、苏子、杏仁、川贝、沙参各15克，山栀子、黄芩、黄连各10克。

桑白皮	半夏	杏仁	川贝	沙参	黄连

做法 将所有药材洗净，加500毫升水，分两次煎煮。

用法 取两次的汁兑匀，分2次服用，每次150毫升。一日1剂。

功效解读 本方可以用来治疗痰热郁肺型的慢性肺炎。

紫菀人参汤

材料 紫菀、半夏、款冬花各20克，麦冬、人参（包煎）各15克，五味子10克，阿胶粉30克。

紫菀	半夏	款冬花	麦冬	人参	五味子

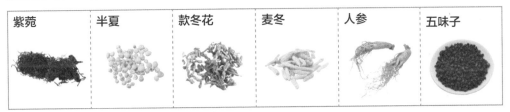

做法 将紫菀、半夏、款冬花、麦冬、人参（包煎）、五味子一起加600毫升水煎煮，煮好后过滤药渣，留取药汁，再加入阿胶粉，搅拌至溶化即可。

用法 分2次服用，每次150毫升，一日1剂。

功效解读 本方可以治疗肺气阴两亏型的慢性肺炎。

鲜芦根竹茹粥

材料 鲜芦根90克，竹茹15克，粳米60克。

芦根	竹茹

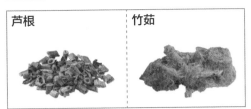

做法 将鲜芦根洗净切段，竹茹洗净，加水同煎，去渣取药液备用。把粳米淘洗干净，放入锅内，加入药液，小火煮成稀粥，调味即可。

用法 早晚服用，每天服用两次。

功效解读 可清肺泻热、化痰止咳，适用于肺炎属痰热者、急性支气管炎。

头痛的家疗说明

头痛分为外感头痛和内伤头痛。慢性头痛多为内伤头痛，多表现为胀痛、隐痛、空痛、昏痛等，痛势悠悠。一般起病较缓，时作时止，遇劳累受风或情志刺激则常易发作，并有脏腑气血不足或内邪证候，以虚证居多。

🔍 中医分型

◉ 肝阳型

症状剖析：头胀痛而目眩，多以头顶痛为著，心烦易怒，夜不得安眠，或伴有胁肋疼痛，头晕耳鸣，面红口苦，舌红苔黄，脉弦数。

治疗原则：平肝潜阳、息风止痛。

对症食材：金枪鱼、鸭肉、苦瓜、冬瓜。

◉ 血虚型

症状剖析：阴血亏虚，血液上流困难，头部供血不足，头痛伴头晕，心悸不宁，神疲乏力，面色苍白，舌质淡，苔薄白，脉细数等。

治疗原则：滋阴养血、活络止痛。

对症食材：猪心、桂圆、猪肝、菠菜。

◉ 痰浊型

症状剖析：头痛昏蒙如裹，胸脘满闷，恶心，呕吐痰涎，舌苔白腻，脉滑或弦滑等。

治疗原则：健脾燥湿、降逆化痰。

对症食材：羊脑、核桃、白扁豆、香菇

◉ 肾虚型

症状剖析：头痛而空，眩晕耳鸣，腰膝酸软，神疲乏力，失眠健忘，男子遗精滑泄，女子带下异常，舌红少苔，脉沉细无力。

治疗原则：滋阴补肾、填精生髓。

对症食材：核桃、黑芝麻、黑豆、乌鸡。

饮食宜忌	
宜	宜多吃一些高纤维的蔬菜和水果，以补充人体所必需的营养素
	宜多食具有补益气血的食物，如红枣、桂圆、阿胶、猪心、猪肝等
忌	忌过多食用肥腻食物，如肥肉
	忌暴饮暴食，以免损伤脾胃，要尽量避免吃容易诱发头痛的食物，如咖啡、茶、可乐以及含酒精的饮料等

生活保健指南

按摩梳理头部，避免受风受寒

患者可经常进行头部按摩，或者每天早上坚持用梳子梳头，注意要按照由下而上的顺序进行梳理，一方面可以疏通头部经络中的气血，另一方面也可以疏散局部的热邪，以达到清热止痛的作用。在气候多变无常的季节，要适应天气的变化随时添加衣服，避免受风受寒，诱发或加重头痛。

苍耳子生地汤

材料　苍耳子、延胡索各10克，升麻5克，细辛3克，代赭石、生地各20克，牛膝、菊花、黄芪各15克。

苍耳子	延胡索	细辛	牛膝	菊花	黄芪

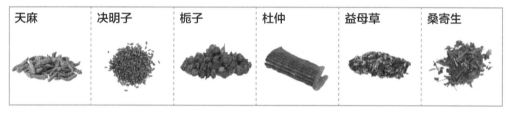

做法　将所有药材洗净，加适量水煎煮。

用法　取汁服用，每日1剂，分2次服用。

功效解读　本方有宣化湿浊、清热止痛的作用，主治头痛昏沉、头重如裹，汗出胸痞，口渴不欲饮。

天麻栀子汤

材料　天麻、钩藤各15克，决明子、栀子、黄芩、川牛膝、杜仲、益母草、桑寄生、夜交藤、茯神各10克。

天麻	决明子	栀子	杜仲	益母草	桑寄生

做法　将所有药材洗净，加适量水煎煮。

用法　取汁服用，每日1剂，分2次服用。

功效解读　本方有平肝潜阳、息风止痛的作用，主治肝阳型头痛。

山楂荷菊汤

材料　山楂30克，荷叶12克，白菊花10克，白糖适量。

山楂	白菊花

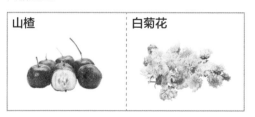

做法　将山楂洗净，切片，荷叶、白菊花分别洗净，备用。锅内加适量水，放入山楂片、荷叶、白菊花，小火煮沸15分钟，去渣取汁。

用法　加白糖调服，每日1～2剂，连续服用10～15天。

功效解读　本方具有平肝潜阳、行气止痛之效，适用于肝阳型头痛。症见头痛目眩、面红口干、失眠多梦等。

神经衰弱的家疗说明

神经衰弱属于特殊心理疾病的一种，是精神易兴奋和脑力易疲乏，常有情绪烦恼和心理、生理症状的神经症性障碍。主要症状有：注意力不集中、没持久性，记忆力减退，失眠多梦。病重时出现头痛、眼花耳鸣、腰酸背痛、心慌气短、食欲不振等症。

🔍 中医分型

⊙ 心脾两虚型

症状剖析：失眠多梦、心悸、眩晕、健忘、食少、大便溏稀、倦怠乏力、面色苍白或萎黄无华，舌淡苔薄，脉细弱。

治疗原则：补益心脾、养血安神。

对症食材：鸡心、猪心、大麦、小麦、桂圆。

⊙ 心肾不交型

症状剖析：心烦失眠、头晕头痛、心悸、健忘、伴耳鸣、腰膝酸软、五心烦热、口干、舌红少苔、脉细数。

治疗原则：滋阴降火、交通心肾。

对症食材：猪心、百合、甲鱼、绿豆、黑木耳、西瓜。

⊙ 肝火扰心型

症状剖析：失眠多梦，性情急躁易怒，不思饮食，口渴喜饮，目赤口苦，小便黄赤，大便秘结，舌红苔黄，脉弦而数。

治疗原则：疏肝泻热、镇心安神。

对症食材：绿豆、芥蓝、冬瓜、猕猴桃。

⊙ 痰热扰心型

症状剖析：失眠，头部有沉重感，痰多胸闷，不欲饮食，吞酸恶心，心烦口苦，目眩，舌苔黄腻，脉滑数。

治疗原则：清热化痰、和中安神。

对症食材：黑木耳、绿豆、薏米、香菇、萝卜。

饮食宜忌	
宜	饮食宜清淡，并做到营养均衡，多食富含维生素C的食物
	宜多食对大脑有益的食物，如坚果类、豆类、贝类、鱼类、虾、动物脑等
忌	忌含有茶碱、咖啡因的饮品，尤其是在睡前要绝对禁止，因为这些食物会影响睡眠质量
	忌食辛辣食物，忌油炸食品，忌烟酒，忌吃肥腻、不易消化的食物

生活保健指南

学会自我调节，解除心理压抑

患者要学会自我调节，加强自身修养，以适当方式宣泄自己内心的不快和抑郁，少生闷气，以解除心理压抑和精神紧张。正确认识自己，尽量避免做一些力所不及的事情，培养豁达开朗的性格。

小麦红枣粥

材料 小麦20克，甘草15克，红枣10颗，远志10克，白术、麦冬各8克。

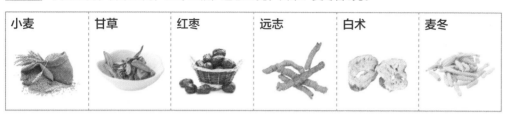

小麦	甘草	红枣	远志	白术	麦冬

做法 将所有药材洗净，加适量水煎煮，取汁与小麦、红枣一起煮成粥。

用法 趁热服用，每日1剂，分2次服用。

功效解读 本品补益气血、养心安神，适合心脾两虚的神经衰弱患者食用。

茯苓党参汤

材料 茯苓20克，酸枣仁、党参各15克，合欢皮、首乌藤、柏子仁、石菖蒲各10克，五味子、炙甘草、石斛各5克，什胆丸2粒。

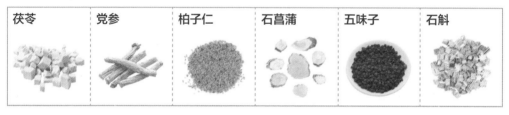

茯苓	党参	柏子仁	石菖蒲	五味子	石斛

做法 将所有药材洗净，和什胆丸一起加适量水，分两次煎煮。

用法 取两次的汁兑匀，每日1剂，分2次服用，可连续服用一个星期。

功效解读 本方健脾养心、安神定志，对心胆气虚型失眠有很好的疗效。

枸杞枣蛋汤

材料 枸杞30克，红枣10颗，鸡蛋2个。

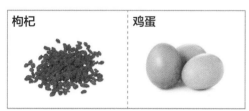

枸杞	鸡蛋

做法 将枸杞、红枣、鸡蛋洗净，放砂锅内加适量水同煮，蛋熟后去壳再共煮片刻。

用法 吃蛋喝汤，每天1次，连服数天。

功效解读 本方滋肾养肝，适合肝肾阴虚所致神经衰弱患者食用。

冠心病的家疗说明

冠心病以心绞痛及心肌梗死最为常见，以胸部压迫窒息感、闷胀感，疼痛剧烈多如压榨样、烧灼样，甚则胸痛彻背、气短、喘息不能卧、昏厥等为主要症状。心绞痛症状较轻，一般发病后，舌下含服硝酸甘油可缓解，而心肌梗死则不能。

🔍 中医分型

➡ 痰浊闭阻

症状剖析：胸闷疼痛有窒息感，痛引肩背，喘促气短、肢体沉重，身体肥胖，痰多，舌苔浊腻或白滑，脉滑等。

治疗原则：豁痰宣痹、通阳泄浊。

对症食材：白酒、黑木耳、萝卜、杏仁、无花果、香菇。

➡ 寒凝心脉

症状剖析：胸痛牵掣背痛，喘息不能平卧，大多因为气候骤冷或骤感风寒而发病或加重，伴胸闷气短，心悸，面色苍白，舌苔薄白，脉沉紧或沉细。

治疗原则：辛温散寒、宣通心阳。

对症食材：猪心、洋葱、花椒、白酒。

➡ 心血淤阻

症状剖析：胸部刺痛，固定不移，夜间更甚，时而心悸不宁，舌质紫暗，有淤斑，脉象弦涩。

治疗原则：活血化淤、通脉止痛。

对症食材：黑木耳、洋葱、山楂、芹菜。

➡ 气滞心胸

症状剖析：心胸满闷，隐隐作痛，一阵阵发作，疼痛固定不移，时欲叹息，常因情绪因素诱发或加重，或兼有胸脘胀闷，嗳气后则舒，舌苔薄白，脉细弦。

治疗原则：疏肝理气、活血通络。

对症食材：洋葱、柚子、猕猴桃、萝卜、黄花菜、山楂。

饮食宜忌	
宜	饮食宜清淡，易消化，多食蔬菜和水果，少食多餐，晚餐量宜少
	宜吃核桃，核桃中富含微量元素铜，因为铜元素缺乏可导致冠心病，所以吃核桃可减少冠心病的发病概率
	宜多吃含有抗氧化物质的食物，如脱脂牛奶、豆及豆制品、芝麻、山药等
忌	忌吃高胆固醇、高脂肪的食物，如螃蟹、肥肉、蛋黄等，否则会诱发心绞痛
	忌喝浓茶、咖啡、烈酒，少食油腻、高脂肪、高糖类食物

生活保健指南

生活规律，避免刺激情绪

起居有常，早睡早起，避免熬夜工作，临睡前不看紧张、恐怖的小说和电视节目。做到劳逸结合，避免过重体力劳动或突然用力，饱餐后不宜立即运动。忌暴怒、惊恐、过度思虑及过喜等情绪刺激。

白果叶丹参汁

材料 白果叶15克，瓜蒌12克，丹参10克，郁金8克。

做法 将所有药材洗净，加适量水煎煮。

用法 取汁服用，每日1剂，分2次服用，早晚各服1次。

功效解读 本品可疏经通络、活血化淤，对冠心病有很好的效果。

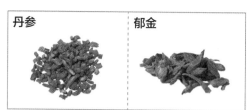

| 丹参 | 郁金 |

茯神桑寄生丸

材料 葛根30克，桑寄生50克，香附40克，茯神80克，蜂蜜适量。

做法 将所有药材共研细末，加入适量蜂蜜制成丸药。

用法 口服，每次10克，日服3次。

功效解读 此方可以补血养心，能有效治疗冠心病。

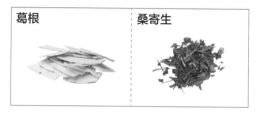

| 葛根 | 桑寄生 |

山楂核桃饮

材料 核桃仁、白糖各150克，山楂50克。

做法 将核桃仁浸泡40分钟，洗净磨浆备用，山楂洗净放入砂锅中，加水煎煮30分钟后去渣，将汁浓缩至约1000毫升，加入白糖，搅拌溶化后，再将核桃仁浆徐徐倒入，搅匀煮沸即可。

用法 代茶饮用。可放置于冰箱内保存，每次饮用200毫升。

功效解读 可补肾润肠、消食积、散淤血，适用于冠心病、高血压、高脂血症。

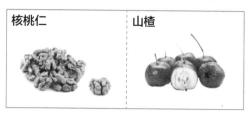

| 核桃仁 | 山楂 |

高血压的家疗说明

高血压是指在静息状态下动脉收缩压和舒张压增高的病症，血压大于140/90毫米汞柱（18.7/12千帕）为高血压。高血压早期症状为：头晕、头痛、心悸、烦躁、失眠等。严重者不但头痛还伴有恶心、呕吐、眩晕、耳鸣、心悸气短、肢体麻木等症，最终易导致脑卒中、猝死等现象。

🔍 中医分型

◉ 痰湿逆阻型

症状剖析：头晕目眩，头重如裹（像被湿布裹住的感觉），四肢麻木沉重，胸闷恶心，不思饮食，困倦嗜睡，舌色淡，苔白腻，脉滑。

治疗原则：化湿祛痰、健脾和胃。

对症食材：薏米、鲫鱼、香菇、黑木耳、杏仁。

◉ 淤血阻滞型

症状剖析：头痛眩晕，有时头痛如针刺状，或伴胸胁疼痛，烦躁易怒，兼有健忘、失眠、心悸、精神不振、耳鸣耳聋等症，面色晦暗呈紫色，舌色紫暗有淤点，脉象弦涩。

治疗原则：凉血止血、活血化淤。

对症食材：山楂、猪血、佛手瓜、甲鱼。

◉ 肝阳上亢型

症状剖析：头目胀痛、面红目赤、急躁易怒、失眠多梦，或伴胸胁胀痛、口苦咽干、大便秘结、小便黄赤、舌红少津、舌苔干黄等。

治疗原则：清肝泻火、平肝潜阳。

对症食材：牡蛎、绿豆、苦瓜、冬瓜、西瓜。

◉ 肝肾阴虚型

症状剖析：眩晕耳鸣，两目干涩，四肢酸软，失眠多梦，骨蒸劳热，手足心热，夜尿频多，两颧潮红，口干咽燥，舌质红，舌苔少等。

治疗原则：滋阴潜阳、滋补肝肾。

对症食材：黑芝麻、甲鱼、海带、桑葚、黑木耳、豆腐、金针菇。

饮食宜忌	
宜	宜少食多餐，少盐，多食蔬菜、水果、鱼类等食物，保证充足的营养
	宜适量饮茶，可平衡血压、软化血管、降血脂，扩张冠状动脉
忌	忌食肉类等高脂肪、高胆固醇食物
	忌吃冷饮食品，因为冷饮食品进入胃肠后，会突然刺激胃，使血管收缩、血压升高，加重病情，并易诱发脑溢血
	忌辛辣食物，忌饮烈性酒

生活保健指南

午睡习惯好，淋浴时间不过久

养成睡午觉的好习惯，时间不宜过长，1~2小时即可。睡前用热水泡脚，可促进血液循环，预防动脉硬化、脑缺血等并发症。老年人在洗热水浴时水温不能过高，时间也不能过长，以免发生虚脱。防止情绪激动，要保持心情舒畅。

天麻生石决明汤

材料 天麻、杜仲、桑寄生、黄芩、益母草、山栀子、茯神、夜交藤各10克，钩藤、川牛膝各12克，生石决明18克。

天麻	杜仲	桑寄生	黄芩	益母草	川牛膝

做法 将所有药材洗净，加适量水煎煮。

用法 取汁服用，每日1剂，分3次服用。

功效解读 本品可平肝潜阳，主治肝阳上亢型高血压。

茯苓炒薏米汤

材料 天麻、制半夏、白蒺藜、枳壳、陈皮各10克，炒白术、竹茹各12克，钩藤、茯苓各15克，炒薏米20克，青木香6克。

天麻	陈皮	白术	竹茹	茯苓	炒薏米

做法 将所有药材洗净，加适量水煎煮。

用法 取汁服用，每日1剂，分3次服用。

功效解读 本品可健脾化痰，主治痰湿逆阻型高血压。

茭白肉丝汤

材料 茭白100克，芹菜50克，猪瘦肉30克，姜丝、葱末、盐、味精、香油各适量。

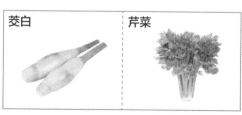

茭白	芹菜

做法 茭白洗净切片，芹菜洗净切碎，猪瘦肉切成丝，同放锅内加适量水、姜丝、葱末，用大火烧沸，然后改用小火煮约10分钟，加入盐、味精、香油调匀即可。

用法 吃菜饮汤。

功效解读 适用于高血压、心胸烦热、大便秘结等症。

心律失常的家疗说明

正常心律起源于窦房结，频率60～100次/分（成人）。心律失常分为快速性心律失常和缓慢性心律失常两大类，前者见于过早搏动、心动过速、心房颤动和心室颤动等；后者以窦性缓慢性心律失常和各种传导阻滞为常见。

🔍 中医分型

➲ 淤阻心脉

症状剖析：心悸，胸闷不舒，心痛时作，或见唇甲青紫，舌质紫暗或有淤斑，脉涩或结代。

治疗原则：活血化淤、通络定惊。

对症食材：猪血、桂圆、荔枝、黑木耳。

➲ 阴虚火旺

症状剖析：心悸，心烦失眠，头晕目眩，手足心热，潮热盗汗，耳鸣腰酸，舌质红，舌少苔或无苔，脉细数等。

治疗原则：滋阴泻火、养心安神。

对症食材：牡蛎、百合、鸡蛋、银耳、西瓜、莲子、牛奶。

➲ 心血不足

症状剖析：心悸头晕，面色苍白无华，神疲乏力，舌质淡红，脉象细弱等。

治疗原则：补血益气、养心安神。

对症食材：猪心、猪肝、桂圆、荔枝、红枣、山药。

➲ 心阳不振

症状剖析：心悸不安，胸闷气短，面色苍白或青白，形寒肢冷，舌质淡白，脉象虚弱或沉细。

治疗原则：温补心阳、安神定惊。

对症食材：牡蛎、桂圆、羊肉、生姜。

饮食宜忌	
宜	饮食宜清淡，多吃绿色蔬菜、鱼类、瘦肉类、鸡肉、豆类、奶类、水果类等
	饮食宜定时定量，切勿暴饮暴食或空腹时间过长
忌	忌食肉类等高脂肪、高胆固醇食物
	忌食过咸食物，避免摄入过量钠而导致血钾和血镁低
	忌浓茶、烟、酒

生活保健指南

静电能引起心律失常

现代研究认为心律失常的原因主要包括以下四条，即心脏起搏传导系统功能异常，心脏自主神经功能异常，心肌细胞离子通道功能紊乱以及心肌供血不足。静电之所以会影响人体正常心律，主要是因为静电电荷在人体内堆积，干扰心肌起搏传导系统和心肌细胞离子通道的正常功能，从而引发早搏、房颤等心律失常。生活中增加居室空气湿度，使空气相对湿度大于50%和少穿化纤质地的服装能够消除静电。

沙参熟地汤

材料 沙参、柏子仁、龙骨、牡蛎、合欢皮各15克，熟地、石菖蒲、酸枣仁各10克，远志5克，五味子4克，西洋参、冬虫夏草各3克。

沙参	柏子仁	龙骨	石菖蒲	远志	五味子

做法 将所有药材洗净，加适量水煎煮。

用法 取汁服用，每日1剂，分2次服用，连服3天。病情好转后，每隔3天服1剂。

功效解读 此方可益气养血、养心安神，主治心悸头晕，怔忡不安，面色少华，指甲苍白，舌淡少苔，脉细弱，或虚大滑数、重按无力。

桂圆猪心汤

材料 桂圆肉、柏子仁各15克，松子仁20克，珍珠粉3克，猪心半个。

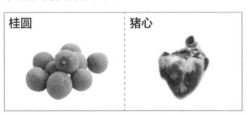

桂圆	猪心

做法 先将珍珠粉煎1小时后去渣，再与处理干净的猪心及桂圆肉、柏子仁、松子仁一起煲汤。

用法 吃猪心饮汤。

功效解读 本药膳具有和血宁心、益气安神的功效。

黑豆枣桂圆汤

材料 黑豆50克，桂圆肉15克，红枣50克。

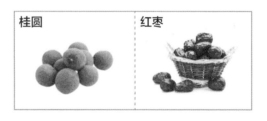

桂圆	红枣

做法 将黑豆、桂圆肉、红枣洗净，加3碗清水煎至剩2碗。

用法 早晚服用。

功效解读 本方可补血宁气，缓解心律失常。

高脂血症的家疗说明

高脂血症是指血中总胆固醇或甘油三酯过高或高密度脂蛋白过低的一种全身性疾病，又称血脂异常。一般症状表现为：头晕、神疲乏力、失眠健忘、胸闷、心悸等，有的患者无明显症状。病情较重时会出现头晕目眩、头痛乏力、胸闷气短、肢体麻木等症，易致冠心病、中风等重病。

🔍 中医分型

⊙ 痰淤阻络型

症状剖析：患者平日嗜食肥甘厚味，形体肥胖，满面油光，伴有头昏胀痛，时吐涎痰，口中黏腻不爽，口干，不欲饮水，脘腹痞满，胸闷或闷痛，四肢沉重麻木，舌苔厚腻，舌色隐紫，或有淤斑，脉象弦滑。

治疗原则：理气化痰、活血化淤。

对症食材：白果、杏仁、海蜇、薏米、魔芋。

⊙ 脾虚湿盛型

症状剖析：素体肥胖虚弱，面色萎黄，神疲乏力，食欲不振，脘腹作胀，头重如裹，身体浮肿，大便溏稀或泄泻，舌质胖大，舌色淡，舌苔白腻，脉象濡滑。

治疗原则：补气健脾、利水化湿。

对症食材：白扁豆、薏米、莲子、冬瓜、鲫鱼、银鱼、竹笋。

⊙ 肝肾亏虚型

症状剖析：面白无华，头晕耳鸣，眼干眼花，心悸失眠，多梦易惊，头晕昏痛；妇女可见月经不调，经少经闭，腰酸疲乏，五心烦热，舌红，脉细滑或细弦等。

治疗原则：滋补肝肾、养血补虚。

对症食材：乌鸡、甲鱼、黑芝麻、黑豆、葡萄、鸽肉、韭菜。

⊙ 气阴两虚型

症状剖析：心悸气短，语声低微，精神不振，四肢乏力，头晕目眩，口干咽燥，失眠多梦，自汗盗汗，腰膝酸软，饮食减少，舌质淡红，舌苔白而干，脉象微弱等。

治疗原则：滋阴益气。

对症食材：猪肚、老鸭、甲鱼、牡蛎、蜂蜜、荔枝、粳米。

饮食宜忌	
宜	饮食宜以低糖、低脂肪、低能量、低胆固醇、高膳食纤维为特点，多吃新鲜水果和蔬菜，以补充充足的维生素、矿物质和膳食纤维
	宜食用具有降脂作用的食物，如酸奶、绿茶、山楂、香菇、金针菇、黑木耳等
忌	忌饮酒，少食甜食
	忌过多摄入胆固醇和脂肪，如肥肉、动物内脏、蛋黄等

生活保健指南

加强体育锻炼，避免过度紧张

加强体力活动和体育锻炼，不仅能增加热能的消耗，而且可以增强机体代谢，提高体内某些酶的活性，有利于降低甘油三酯和血中胆固醇的含量。对体重超标的患者，应在医生指导下逐步减轻体重。另外，应避免过度紧张、过度兴奋，要保持平和的心态。

何首乌山楂乌龙茶

材料 何首乌、女贞子、枸杞各20克，茯苓、泽泻、牡丹皮、山楂、冬瓜皮各10克，乌龙茶3克。

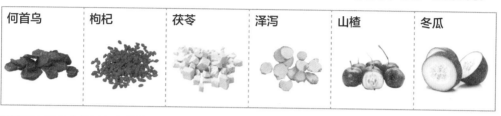

何首乌	枸杞	茯苓	泽泻	山楂	冬瓜

做法 将所有药材和乌龙茶一起加适量水，分两次煎煮。

用法 取两次的煎汁兑匀服用，每日1剂，分3次服用。

功效解读 本品可滋阴补肾、利水降脂，可治疗肝肾亏虚型高脂血症。

半夏白术丹参汤

材料 半夏、苏子、陈皮各10克，天麻、白术各15克，丹参、姜黄、山楂各5克。

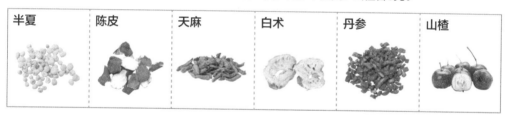

半夏	陈皮	天麻	白术	丹参	山楂

做法 将所有药材洗净，加适量水煎煮。

用法 取汁服用，每日1剂，分2次服用。

功效解读 本品理气化痰、活血化淤，可治疗痰淤阻络型高脂血症。

菊花粳米粥

材料 粳米100克，白菊花10克，决明子10克，冰糖适量。

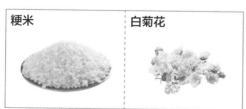

粳米	白菊花

做法 先将决明子放入锅内，炒至有香气时取出，冷却后与白菊花同煮，取汁去渣，另加淘净的粳米煮熟即可。

用法 加适量冰糖调匀服用。

功效解读 此方可益气、清热化痰，缓解高脂血症的症状。

糖尿病的家疗说明

糖尿病是胰岛功能减退、胰岛素抵抗引发的糖、蛋白质、脂肪代谢紊乱综合征，临床上以高血糖为主要特点。医院抽血化验，空腹时，血糖大于 7.0 毫摩尔 / 升，口服葡萄糖耐量试验 2 小时后，血糖大于 11.1 毫摩尔 / 升即可诊断为糖尿病。中医称糖尿病为消渴病，典型的症状为：多饮、多尿、多食、身体消瘦。

🔍 中医分型

⭕ 肾阴亏虚型

症状剖析：多饮多尿，尿液混浊如淘米水，或尿甜，口干唇燥，或伴腰膝酸软，五心烦热，头晕目眩，皮肤干燥瘙痒，舌质红，舌少苔或无苔，脉细数。

治疗原则：滋阴补肾。

对症食材：扇贝、乌鸡、牡蛎、芝麻、海带、黑木耳。

⭕ 阴阳两虚型

症状剖析：小便频数，尿液混浊如淘米水，甚至饮多少尿多少，面色黧黑，皮肤焦干，腰膝酸软，形寒肢冷，阳痿不举，神疲乏力，舌淡苔白而干，脉沉细无力。

治疗原则：滋阴补肾。

对症食材：乌鸡、洋葱、茼蒿、龟肉、羊奶、猪腰、鸽子肉。

⭕ 胃热炽盛型

症状剖析：多食易饥饿，形体消瘦，尿量频多，大便干燥，舌红苔黄而干燥，脉滑而有力。

治疗原则：清胃泻火。

对症食材：黄瓜、冬瓜、竹笋、薏米、蕨菜、兔肉、西葫芦。

⭕ 气阴两虚型

症状剖析：口渴多饮，多食易饥与大便溏泻并见，或饮食减少，精神不振，四肢乏力，身体消瘦，骨蒸劳热，自汗盗汗，舌质淡，舌苔白而干，脉象弱。

治疗原则：滋阴益气。

对症食材：甲鱼、乌鸡、银耳、蛤蜊、牛奶、草菇、蘑菇。

饮食宜忌	
宜	膳食宜多样化，营养要均衡，多食粗粮、蔬菜
	宜少食多餐，少细多粗，少荤多素，少红肉多鱼肉，少油多清淡，少吃零食
忌	忌煎、炸等烹调方法，多用蒸、煮、拌、卤等方法来烹制菜肴，以减少油脂的摄入量
	忌食糖分含量高的食物，忌食油脂过多的食物

生活保健指南

避免熬夜和空腹运动

糖尿病患者要保持良好的生活习惯，不要熬夜，因为熬夜会使迷走神经亢进，交感神经兴奋度降低，容易导致神经系统出现紊乱，进而引起血糖波动。另外，糖尿病患者尽量不要在空腹时或餐前运动，容易引发低血糖，一般在餐后 1 ~ 2 小时运动较佳。

益母草山药汤

材料 生黄芪、益母草、玄参、丹参各30克，山药、苍术、葛根、生地、熟地各15克，当归、赤芍、川芎各10克。

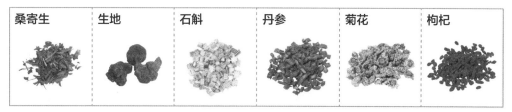

黄芪	益母草	丹参	山药	苍术	当归

做法 所有药材洗净，加适量水分两次煎煮。
用法 将煎汁兑匀，一日1剂，分3次服用。

功效解读 本品可滋阴止渴、活血化瘀，还可有效防治动脉硬化、冠心病等并发症的发作。

桑寄生枸杞汤

材料 钩藤、桑寄生各30克，生地、花粉各20克，玄参、石斛、女贞子、丹参、广地龙、赤白芍各15克，菊花、枸杞各10克。

桑寄生	生地	石斛	丹参	菊花	枸杞

做法 所有药材洗净，加适量水分两次煎煮。
用法 将煎汁兑匀，一日1剂，分3次服用。

功效解读 本品可养阴息风、活血通络，适合糖尿病性中风的患者饮用。

西红柿叶冬瓜汤

材料 西红柿叶5克，冬瓜带皮200克。

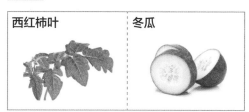

西红柿叶	冬瓜

做法 将西红柿叶、冬瓜洗净；冬瓜切块，加入西红柿叶和500毫升水，煮至冬瓜熟烂。
用法 分两次食用。
功效解读 此方有滋阴止渴的作用，可缓解糖尿病症状。

甲亢的家疗说明

甲状腺功能亢进简称甲亢，是由多种原因引起的甲状腺激素分泌过多所致的内分泌疾病。主要症状为易激动、神经过敏、失眠、紧张、多汗、怕热、多食易饥、大便次数增加、疲乏无力。患者眼球突出，眼睛凝视或呈惊恐状，甲状腺弥漫性对称性肿大。

🔍 中医分型

➲ 气郁痰凝型

症状剖析：以颈前出现肿块、肿块光滑且柔软，吞咽疼痛，烦躁易怒，胸闷气短，食欲不振为主要临床表现。

治疗原则：疏郁理气、化痰散结。

对症食材：杏仁、白果、核桃、香菇、橘子。

➲ 肝火亢盛型

症状剖析：常出现眼睛突出，烦躁易怒，失眠心悸，手指颤抖，舌质偏红，舌苔较黄等现象。

治疗原则：清肝泻火、软坚散结。

对症食材：苹果、柚子、豆腐、干贝、冬瓜、苦瓜。

➲ 阴虚火旺型

症状剖析：主要表现为口干咽燥、四肢疲软、形体消瘦、头晕失眠、心悸健忘、舌质偏红、舌苔薄白。

治疗原则：滋阴降火、软坚散结。

对症食材：牡蛎、蛤蜊、干贝、墨鱼、苹果。

➲ 气阴两虚型

症状剖析：主要表现为口干咽燥、四肢疲软、头晕失眠、气促多汗、心悸健忘、舌质偏红、舌苔薄白。

治疗原则：益气养阴、软坚散结。

对症食材：龟肉、甲鱼、干贝、牛奶。

饮食宜忌	
宜	宜少食多餐，应给予高热量、高糖、高蛋白、高B族维生素饮食
	宜适当控制摄入高纤维素食物，多进食含钾、钙丰富的食物，如豆类、芹菜、奶类
忌	忌烧烤、煎炸类食物，平时忌喝冷饮，忌食冰镇食物

生活保健指南

经常进行有氧运动

有氧运动能够有助于预防甲亢。根据自身的状况，制订一个有氧运动计划，每周至少做3次、每次30分钟、运动后每分钟心跳达130次的有氧运动。千万别小看这短短30分钟的运动量，它除了可以帮助消耗热量、减轻体重外，还能将氧气带到全身各个部位，提升新陈代谢率、有效燃烧脂肪，效果会持续数个小时之久。

生地白芍酸枣汤

材料 生地、磁石、珍珠母各15克，白芍、天冬、麦冬、知母、龟板、鳖甲、五味子各12克，黄芩、龙胆草、远志、酸枣仁、柏子仁各8克。

生地	麦冬	五味子	黄芩	远志	柏子仁

做法 将所有药材洗净，加适量水煎煮。

用法 每日1剂，分早晚2次服用，连服7天。

功效解读 本方采用滋阴、平肝、潜阳的治疗原则，兼以养血安神，对甲亢有一定的疗效。

珍珠母当归桃仁汤

材料 海蛤壳、珍珠母各20克，穿山甲、赤芍、当归、丹参各15克，桃仁、红花、三棱、莪术、皂角刺各10克。

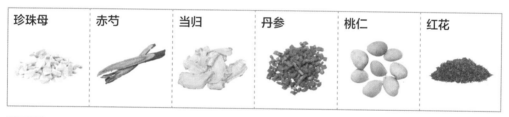

珍珠母	赤芍	当归	丹参	桃仁	红花

做法 将所有药材洗净，加适量水煎煮。

用法 每日1剂，分早晚2次服用，连服7天。

功效解读 本方具有软坚散结、破血化淤的功效，适合浸润性突眼伴胫前黏液性水肿患者。

青柿子羹

材料 青柿子1000克，蜂蜜适量。

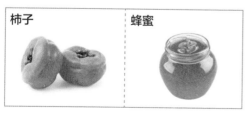

柿子	蜂蜜

做法 青柿子去柄洗净，捣烂并绞成汁，放锅中煎煮浓缩至黏稠，再加入蜂蜜1倍，继续煎至黏稠时，离火冷却、装瓶备用。

用法 以沸水冲服，每日2次，每次1汤匙，连服10~15天。

功效解读 本方以清热泻火为主，用于烦躁不安、性急易怒、面部烘热者。

慢性盆腔炎的家疗说明

慢性盆腔炎是指女性内生殖器及其周围组织、盆腔腹膜的慢性炎症。其全身症状多不明显，有时可有低热、易疲劳等，病程较长，主要表现为月经紊乱、白带增多、腰腹部疼痛以及不孕等症，还易引起慢性附件炎，有时可触及肿块。

中医分型

湿热淤结型

症状剖析：下腹部疼痛胀满拒按，热势起伏不定，寒热往来，带下色黄量多，气味臭秽，经期延长，大便或稀或干，尿赤，舌红有淤点，舌苔黄厚，脉弦滑。

治疗原则：清热解毒、利湿排脓。

对症食材：绿豆、红豆、马齿苋、田鸡。

气滞血淤型

症状剖析：小腹胀痛或刺痛，月经期腰腹疼痛加重，经血量多有血块，带下频多，情志抑郁，乳房及胸胁胀痛，舌体紫暗，有淤斑、淤点，舌苔薄白，脉弦涩。

治疗原则：理气活血、化淤止痛。

对症食材：茼蒿、干荔枝、佛手瓜、芹菜、柚子、橘子。

寒湿凝滞型

症状剖析：小腹冷痛，或坠胀疼痛，经行加重，得热痛缓，腰骶部冷痛，小便频数清长，舌质暗红，舌苔白腻，脉沉迟。

治疗原则：祛寒除湿、活血化淤。

对症食材：茴香、生姜、羊肉、狗肉、桂圆、干荔枝。

气虚血淤型

症状剖析：下腹部疼痛结块，缠绵日久不愈，痛连腰骶，经期加重，神疲无力，食少纳呆，舌质暗红，有淤斑、淤点，舌苔白，脉弦涩无力。

治疗原则：益气健脾、化淤散结。

对症食材：干荔枝、粳米、小米、黑木耳、猪肚、鸽肉。

饮食宜忌	
宜	发热期间饮食宜清淡易消化，对高热伤津的病人可给予梨汁或苹果汁、西瓜汁等饮用
	体质虚弱者多食肉类、鱼类、蛋类、菌菇类等食物，以滋补强身
忌	忌烧烤、煎炸类食物，平时忌喝冷饮，忌食冰镇食物
	忌食辛辣刺激性食物和虾蟹等发物

生活保健指南

节制性生活，勤洗澡勤换衣

患者要多了解关于慢性盆腔炎的知识，知道它是可防可治的，树立起战胜疾病的信心。性生活要节制，性生活前后要注意清洗，保持外阴清洁卫生。在经期、产褥期、流产后更应注意卫生，防止感染。在平时的生活中，要注意劳逸结合，适当进行一些强身健体的运动锻炼。勤洗澡，勤换衣服，内裤要经常加热消毒及进行日晒处理。

苦参芦荟木香剂

材料 苦参、蛇床子各30克，黄柏、百部、芦荟各20克，红花、川芎、丹参、木香各15克。

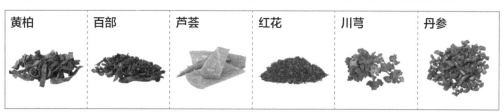

黄柏	百部	芦荟	红花	川芎	丹参

做法 将所有药材洗净，加适量水煎至剩300毫升。

用法 用注射器吸入药水，推入阴道底部冲洗，每晚1次，每次1支。

功效解读 有效改善滴虫性阴道炎、霉菌性阴道炎、老年性阴道炎、宫颈糜烂、附件炎、盆腔炎等妇科炎症。

土茯苓薏米益母草汤

材料 土茯苓30克，鸡血藤、忍冬藤、薏米各20克，丹参、车前草、益母草各10克，甘草6克。

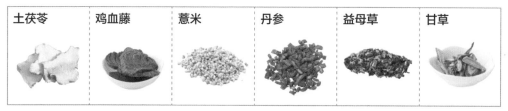

土茯苓	鸡血藤	薏米	丹参	益母草	甘草

做法 将所有药材洗净，加适量水煎煮。

用法 取汁服用，每日1剂，分2次服用。

功效解读 对于湿热淤结型盆腔炎有辅助治疗作用。

荔枝核蜜饮

材料 荔枝核60克，蜂蜜40克。

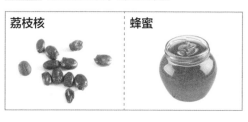

荔枝核	蜂蜜

做法 先将荔枝核敲碎，再放入水中浸泡片刻，然后用砂锅煎煮半个小时，过滤掉残渣后，留取汤汁。

用法 趁温热放入蜂蜜调匀即可，早晚分2次服用。

功效解读 可理气、利湿、止痛，适用于各类慢性盆腔炎所导致的下腹及小腹两侧疼痛、不舒，心情抑郁，带下量多等症状。

慢性前列腺炎的家疗说明

慢性前列腺炎发病率非常高，表现为尿频、尿急、尿痛，尿道口出现黏液、黏丝或脓性分泌物，会阴、肛门、阴茎、睾丸、腹股沟不适。还可出现射精痛、性欲减退、阳痿等性功能障碍，并有乏力、头晕、失眠、抑郁等症状。

中医分型

湿热蕴结型

症状剖析：小便频数，热涩疼痛，腰骶及会阴部胀痛，或遗精频作，或阳痿，阴囊及会阴部潮湿臊臭，下肢困重酸软，或恶心呕吐，舌红，舌苔黄腻，脉濡数。

治疗原则：清热、利湿、通淋。

对症食材：红豆、马蹄、薏米、绿豆、西瓜、田螺。

气滞血淤型

症状剖析：会阴部和小腹部胀满刺痛，小便淋漓，或滞涩不畅，伴早泄、阳痿、胸闷心烦、两胁疼痛，或伴有食少腹胀、舌质暗有淤点、脉象沉涩。

治疗原则：活血化淤、行气止痛。

对症食材：莲藕、鲫鱼、佛手瓜、山楂。

阴虚火旺型

症状剖析：小便灼热涩痛，尿少或点滴不出，或尿血，口渴咽干喜冷饮，腰膝酸软，小腹疼痛，伴盗汗遗精、五心烦热，大便干燥，舌红少苔或无苔。

治疗原则：滋阴降火。

对症食材：蛤蜊、马蹄、冬瓜、西瓜、干贝。

肾阳虚损型

症状剖析：小便频数清冷、淋漓不尽，小腹冷痛，或尿如米汤水样，伴遗精滑泄、阳痿不举，腰膝酸痛，畏寒怕冷、四肢不温，舌质淡，舌苔薄白，脉沉细。

治疗原则：补肾助阳、利尿通淋。

对症食材：鲈鱼、核桃、羊肉、狗肉、生姜、韭菜、榴莲。

饮食宜忌	
宜	饮食宜清淡，营养要全面，多食蔬菜水果，保持大便通畅
	多食含锌食物，因为前列腺中锌的含量决定了前列腺自行抗菌消炎的能力
	宜多食有利尿作用的食物，如绿豆、红豆、冬瓜、莴笋、西瓜等食物
忌	忌酗酒，忌贪食油腻食物，忌辛辣刺激性食物

生活保健指南

调整心态，避免不良生活习惯

先要调整自己的心态，有必要的可以进行抗抑郁、抗焦虑的治疗。坚持每天早晨慢跑10～15分钟，沿着尿道两侧进行按摩15～20分钟，夏天的时候，还可以用湿毛巾冷敷睾丸。要纠正长期久坐不动、性生活过频、手淫过多等不良的生活习惯。

三汁饮

材料 葡萄、莲藕各100克，蜂蜜50克，生地10克。

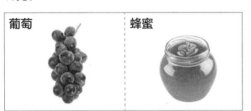

葡萄	蜂蜜

做法 葡萄、莲藕洗净榨汁，生地放入砂锅中加水小火煎煮半小时，取汁冲入葡萄莲藕汁中，稍凉后加入蜂蜜。

用法 分2次于饭前服用。

功效解读 可以清热利水、通淋，适用于前列腺炎。

赤芍川牛膝汤

材料 赤芍、当归、川芎、五灵脂、生蒲黄各10克，延胡索、制乳香、制没药各12克，川牛膝、泽兰、益母草各15克，乌药9克，小茴香、甘草各6克。

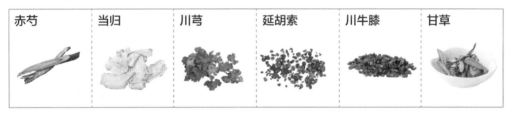

赤芍	当归	川芎	延胡索	川牛膝	甘草

做法 将所有药材洗净，加适量水煎煮。

用法 取汁服用，每日1剂，分2次服用。

功效解读 此方具有活血化淤的功效，主治气滞血淤型慢性前列腺炎。

车前子蒲公英汤

材料 车前子15克，萹蓄、滑石各12克，瞿麦、山栀子、木通各10克，蒲公英30克，甘草6克。

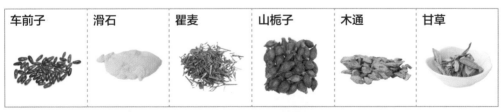

车前子	滑石	瞿麦	山栀子	木通	甘草

做法 将所有药材洗净，加适量水煎煮。

用法 取汁服用，每日1剂，分2次服用。

功效解读 此方可清热利湿、消炎止痛，主治湿热蕴结型慢性前列腺炎。

慢性肾炎的家疗说明

慢性肾小球肾炎简称慢性肾炎，以血尿、蛋白尿、高血压、水肿为主要的临床表现，起病多隐匿、缓慢。部分患者无明显的临床症状，只是偶尔有轻度水肿、血压轻度升高，也可有乏力、疲倦、腰痛、眼睑和下肢水肿、血尿、蛋白尿等症状。

🔍 中医分型

➡ 肝肾阴虚型

症状剖析：小便量少或点滴不出，或尿血，腰膝酸软，下肢浮肿，两眼干涩，头晕耳鸣，五心烦热，口干咽燥，男子遗精早泄，女子月经不调，舌红少苔。

治疗原则：滋阴、补肝肾。

对症食材：乌鸡、马蹄、田鸡、田螺、芝麻、木瓜、山药、桑葚、西葫芦。

➡ 气阴两虚型

症状剖析：小便量少，全身水肿，心悸气短，少气懒言，遇劳则甚，潮热盗汗，面色苍白无华，头晕目眩，口干不欲饮，舌质红，舌边有齿印，脉细弱无力。

治疗原则：益气养阴。

对症食材：马蹄、鲫鱼、甲鱼、牡蛎、粳米、小米、土鸡、银耳、香菇。

➡ 脾肾气虚型

症状剖析：小便不畅、混浊如米汤水，面浮肢肿，面色萎黄，少气无力，食少腹胀，腰脊酸痛，舌淡苔白，舌边有齿印，脉细弱。

治疗原则：益气固肾。

对症食材：猪腰、鲫鱼、老鸭、红豆、扁豆、羊奶。

➡ 脾肾阳虚型

症状剖析：小便量少，下肢严重浮肿或全身高度水肿，按之凹陷不易恢复，胸闷腹胀，纳少便溏，腰膝酸软，面色萎黄，神疲肢冷，遗精阳痿，舌淡胖有齿痕。

治疗原则：温肾健脾、行气利水。

对症食材：猪腰、鲤鱼、生姜、洋葱、韭菜、板栗。

饮食宜忌	
宜	宜以低蛋白、低磷、高维生素的饮食为主，蛋白的摄入量以每天0.6克/千克体重为宜
	宜多吃富含维生素C、胡萝卜素、维生素B_2之类的新鲜蔬菜瓜果
忌	有水肿的患者要严格控制水分和盐分的摄入量，每日水分摄入量不超过1000毫升
	忌食高盐食物，如咸鱼、腌肉、皮蛋、豆腐乳等，忌食辛辣刺激性食物

生活保健指南

注意劳逸结合，切忌盲目进补

平时的生活与工作要保证有规律，要劳逸结合，避免过劳过累，尽量避免长途旅行，注意休息，节制房事。切忌盲目进补补肾药材，切忌使用庆大霉素等具有肾毒性的药物，以免引起肾功能的恶化。

生地茯苓丹皮汤

材料 生地、茯苓、泽泻、白芍、炒枣仁、钩藤各15克，山萸肉、山药、牡丹皮、五味子、当归、知母、菊花各10克。

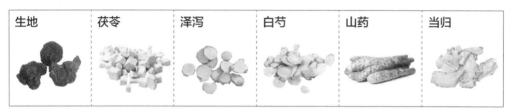

生地	茯苓	泽泻	白芍	山药	当归

做法 将所有药材洗净，加适量水煎煮。
用法 取汁服用，每日1剂，分2次服用，连续服用5天。

功效解读 本品具有滋阴补肾、潜阳利水的功效，主治肝肾阴虚型慢性肾炎。

党参苍术干姜汤

材料 党参、茯苓、仙茅、淫羊藿、白芍、益母草各15克，制附片、苍术、白术、陈皮、泽泻各10克，干姜、甘草各6克。

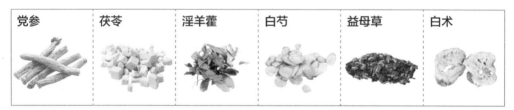

党参	茯苓	淫羊藿	白芍	益母草	白术

做法 将所有药材洗净，加适量水煎煮。
用法 取汁服用，每日1剂，分2次服用，连续服用5天。

功效解读 本品温补脾肾、化气行水，主治脾肾阳虚型慢性肾炎。

黄芪党参饮

材料 黄芪30克，党参、白茅根各适量。

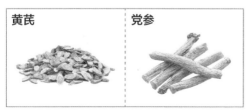

黄芪	党参

做法 将黄芪洗净，加适量水煎煮。也可加入党参、白茅根同煎煮。
用法 取汁代茶常饮。
功效解读 有消除尿蛋白的作用，如果老人比较虚弱，可以配合党参，如果还有浮肿，可以配合白茅根。

骨质疏松的家疗说明

骨质疏松是由多种原因引起的一组骨病，多数人无明显症状，等到症状出现时，骨钙的流失率常常已经达到了 50%。主要症状为骨骼疼痛，继而出现身长缩短、驼背，易骨折，胸廓骨骼变形挤压肺部时，会出现胸闷、气短、呼吸困难等症。

🔍 中医分型

➡ 肾虚精亏型

症状剖析：分为肾阳虚、肾阴虚。肾阳虚者常见腰背疼痛，腿和膝部有酸软感，受力过大可出现胸、腰椎压缩骨折且变矮、驼背弯腰、畏冷喜暖、夜尿多。肾阴虚者腰背疼痛，腿膝酸软，容易发生骨折，手足心热，咽干舌燥。

治疗原则：滋补肝肾、益精填髓。

对症食材：猪骨、板栗、黑豆、乌鸡、胡萝卜、黑木耳、芝麻、羊腰。

➡ 脾气亏虚型

症状剖析：腰背或骨骼疼痛、四肢无力、行走酸疼，全身疲软、少气懒言、易困，食欲不振、腹部有满闷感、形体虚胖、肌肉消瘦、面色萎黄或苍白无光，大便溏稀，小便清长。

治疗原则：补气健脾、强壮筋骨。

对症食材：牡蛎、猪蹄、洋葱、牛奶、牛肉、鱼、玉米。

➡ 先天不足型

症状剖析：背部下端、髋部及足部隐隐作痛，出现行走困难，常可出现膝关节和踝关节疼痛和下肢的骨折，身高变矮、骨骼畸形、成人期以腰背疼痛为主，脊椎椎体压缩性骨折，时间一久会出现脊椎缩短等症。

治疗原则：补充先天精气、扶助阳气。

对症食材：猪骨、虾仁、黑豆、牛奶、黄豆。

饮食宜忌	
宜	宜吃富含钙的食物（如鱼类、骨头类、蛋类等）以及富含维生素D的食物（如坚果类等）
	调整饮食结构，每天摄入的酸性食物（大多数的肉类、谷类、水产、鱼类）和碱性食物（大多数的蔬菜、水果），宜遵守1：4的比例
忌	忌烟，控制酒的摄入量
	少喝咖啡、碳酸饮料

生活保健指南

保持正确姿势，适当做跳跃运动

应改善不良的生活习惯，适当晒晒太阳，有利于加强人体对钙的吸收。保持正确的姿势，不要弯腰驼背，以免加重骨骼负担。适当做做跳跃运动可预防骨质疏松，因为进行跳跃时，不仅全身的血液循环速度加快，而且地面的冲击力可激发骨质的形成。妇女在绝经期之前，尤其是在 40 岁以后就应多进行跳跃运动。老年人也应尽早进行此项锻炼。

黄芪山药粥

| 材料 | 粳米100克，黄豆粉、山药各20克，核桃仁、黄芪、黑芝麻各10克，红枣5颗。

| 粳米 | 山药 | 核桃仁 | 黄芪 | 黑芝麻 | 红枣 |

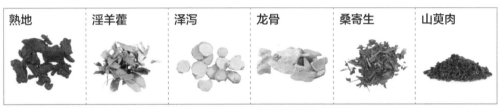

| 做法 | 将所有材料加适量水同煮至熟烂。

| 用法 | 经常食用。

| 功效解读 | 可滋补防衰、养精益气，缓解骨质疏松。

龙骨续断汤

| 材料 | 熟地、淫羊藿、紫河车、泽泻、龙骨、续断、桑寄生、山萸肉、骨碎补各10克。

| 熟地 | 淫羊藿 | 泽泻 | 龙骨 | 桑寄生 | 山萸肉 |

| 做法 | 将所有药材洗净，加适量水，分两次煎煮，取汁。

| 用法 | 将两次煎汁兑一起，每日1剂，分2次服用。

| 功效解读 | 本方可补肝肾、强筋骨。根据中医学中"肾主骨"的理论，肾虚是骨质疏松的关键，故治疗宜补肾壮骨，补足肾精，则筋骨才会坚韧有力。本方适合肾虚精亏以及先天不足型骨质疏松患者食用。

乌贼骨龟板红糖水

| 材料 | 乌贼骨100克，龟板12克，茜草根6克，红糖20克。

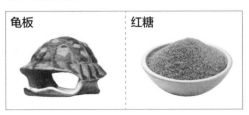

| 龟板 | 红糖 |

| 做法 | 将所有材料一起加适量水煎煮。

| 用法 | 取汁，一日1剂，每剂分2～3次服用。

| 功效解读 | 此方有助于益气健脾、活血调肝，适用于脾气亏虚型骨质疏松。

肩周炎的家疗说明

肩周炎又称漏肩风，多由软组织的退行性病变，肩部肌肉痉挛、缺血、萎缩等疾病引起。早期肩关节呈阵发性疼痛，常因天气变化及劳累而诱发，逐渐发展为持续性疼痛并加重，昼轻夜重，夜不能寐，不能向患侧侧卧，肩关节活动受限。

🔍 中医分型

◎ 寒湿型

症状剖析：肩部疼痛剧烈，肩部寒冷，得暖稍减，有麻木感、沉重感，活动障碍，不能完成手臂向上举或向后的动作，沿手臂产生放射性疼痛，疼痛剧烈者面色苍白，舌质淡胖，舌苔白腻，脉浮滑。

治疗原则：散寒祛湿、祛风通络。

对症食材：羊肉、狗肉、木瓜、鳝鱼、韭菜、生姜、辣椒、胡椒。

◎ 肝肾亏虚型

症状剖析：肝肾功能衰退导致不能很好地完成对全身气血的供应，肌腱发生粘连，以致出现活动障碍。肩部隐隐作痛，晚间加剧，白天可稍微缓解，肩部肌肉僵硬、疼痛持续，伴腰膝酸软、头晕耳鸣等症。

治疗原则：补益肝肾、强健筋骨。

对症食材：鳝鱼、鳗鱼、蛇肉、核桃、黑米。

◎ 血淤型

症状剖析：肩部有剧烈的刺痛感，并伴有每天午后定时发热的现象，肩关节活动受到限制，不能完成手臂上举、后仰等上肢牵引动作，且持续时间较长，肩关节后面肌肉僵硬。

治疗原则：活血化淤、宣痹止痛。

对症食材：蛇肉、桂皮、生姜、慈姑、山楂。

饮食宜忌	
宜	饮食宜清淡易消化，肩部怕冷者可在菜肴中放入少许生姜、花椒、茴香等调味料，这些都有散寒祛湿的作用
	要加强营养，补充足够的钙质，因为营养不良可导致体质虚弱，而体质虚弱又常导致肩周炎
	宜食温补散寒的食物，如羊肉、狗肉、生姜、花椒等
忌	忌寒凉生冷食物

生活保健指南

不要长时间操作电脑

受凉是肩周炎的常见诱发因素，因此要注意防寒保暖，尤其是肩部，一旦受凉，应该及时就诊治疗。经常伏案、双肩经常处于外展状态的人，要注意纠正不良姿势，除积极治疗患侧肩周炎外，还应对健侧进行预防。忌长时间操作电脑，如果你的工作离不开电脑，最好做到每小时休息 5 ~ 10 分钟，活动一下颈肩部和手腕。不要让手臂悬空，有条件的话，使用手臂支撑架，可以放松肩膀的肌肉。

生姜柴胡当归酒

材料 陈皮20克，附子片、生姜、桂枝各15克，羌活、柴胡、当归、白术、秦艽、白芍各10克，白酒适量。

陈皮	生姜	桂枝	羌活	柴胡	当归

做法 将所有药材洗净，加白酒和水煎煮。

用法 每日1剂，分2次服用。

功效解读 本方祛风散寒、通络止痛，主治寒湿型肩周炎。

羌活鸡血藤汁

材料 秦艽、防风、羌活、桂枝、白芍、当归各15克，川芎、延胡索、桑寄生、鸡血藤各20克。

秦艽	防风	羌活	桂枝	白芍	当归

做法 将所有药材洗净，加水分两次煎煮。

用法 将两次煎煮的药汁兑匀，分2次服用。

功效解读 本方可活血止痛、祛风通络，主治血淤型肩周炎。

苍术蚕沙酒

材料 威灵仙、防风、苍术各15克，蚕沙30克，黄酒120毫升。

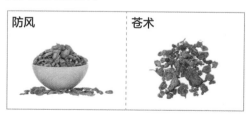

防风	苍术

做法 威灵仙、防风、苍术、蚕沙共研细末炒热，加入120毫升黄酒中，拌匀再炒数分钟，装入布袋。

用法 热熨患处30分钟，每日2次，5～7日为1疗程。

功效解读 有燥湿、祛风、和胃化浊、活血定痛之功，该方法有助于辅助治疗肩周炎。

风湿性关节炎的家疗说明

风湿性关节炎常发生于膝、踝、肩、肘、腕等大关节，以关节部位"红、肿、热、痛"为主要表现，部分患者仅有疼痛。这种炎症可由一个关节转移至另一个关节，也可几个关节同时发病；持续时间不长，一般2～4周后可消退，但常反复发作。

🔍 中医分型

➤ 外感风邪型

症状剖析：肢体关节酸痛，游走不定，关节屈伸不利，或见恶寒发热，舌苔薄白，脉浮或浮缓。

治疗原则：祛风通络、散寒除湿。

对症食材：鳝鱼、水蛇肉、薏米、樱桃。

➤ 寒邪外侵型

症状剖析：肢体关节疼痛剧烈，固定不移，得热则减，遇寒加重，关节不可屈伸，局部皮色不红，触之不热，舌苔薄白，脉弦紧。

治疗原则：散寒通络、祛风除湿。

对症食材：羊肉、狗肉、生姜、洋葱、胡椒。

➤ 湿邪浸渍型

症状剖析：肢体关节沉重、麻木、酸痛，或有肿胀、痛有定处，手足沉重，活动不便，舌质淡，舌苔白腻，脉濡缓。

治疗原则：除湿通络、祛风散寒。

对症食材：鳗鱼、鳝鱼、泥鳅、薏米、生姜、樱桃。

➤ 风湿热痹型

症状剖析：关节疼痛、局部灼热红肿、得冷稍舒，痛不可触，可病及一个或多个关节，多兼有发热、恶风、口渴、烦闷不安等。

治疗原则：清热凉血、祛风除湿。

对症食材：水蛇肉、鳝鱼、田螺、薏米、冬瓜、绿豆、红豆。

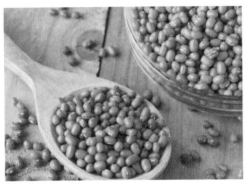

绿豆有清热解毒的功效。

饮食宜忌	
宜	患者可喝少量酒，有祛风、活血以及疏通经络的作用
	宜吃些温补性食物，注意循序渐进
忌	在关节炎的急性发作期，关节红肿热痛时，忌进食辛辣刺激性食物
	久病脾虚者忌进食生冷寒凉性食物

生活保健指南

避免受寒受潮，不穿湿衣湿袜

要避免受寒、淋雨和受潮，关节处要注意保暖，不穿湿衣、湿鞋、湿袜等。注意预防感染和控制体内的感染病灶。注意保证充足的睡眠，保持情绪乐观，这样对疾病的治疗有积极作用。

当归半夏红花汤

材料 当归、川芎、桂枝、白芍各15克，生地、陈皮、半夏（姜汁炒）、白芥子各12克，茯苓（去皮）、桃仁（去皮）各10克，红花6克，甘草5克。

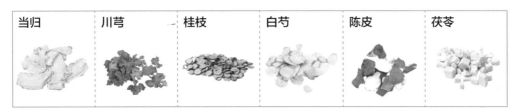

当归	川芎	桂枝	白芍	陈皮	茯苓

做法 将所有药材洗净，加适量水煎煮。

用法 每日1剂，分2次服用。连续服用6天为一个疗程。

功效解读 本品可化痰行淤、通络止痛，适用于痰淤痹阻型风湿性关节炎。

生姜芜荽酒

材料 生姜、鲜葱、芜荽各30克，石菖蒲15克，白酒适量。

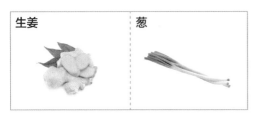

生姜	葱

做法 所有材料一起切碎，用白酒一起炒热，之后用布包起来。

用法 敷在患处，冷了更换。每天使用3次。

功效解读 此方可有效通络，有助于缓解风湿性关节炎的症状。

威灵仙酒丸

材料 威灵仙100克，酒500毫升。

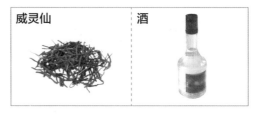

威灵仙	酒

做法 威灵仙放入酒中浸3~7天，取出晾干研成细末状，炼蜜成为丸粒，每颗药丸重8克。

用法 每次服下1颗药丸，1天2次；或用15克粗米，加适量水、酒煎服。

功效解读 可通络止血，缓解风湿性关节炎的症状。

慢性咽炎的家疗说明

慢性咽炎为咽部黏膜、黏膜下及淋巴组织的弥漫性炎症。咽部有各种不适感，如灼热、干燥、微痛、发痒、异物感、痰黏感，迫使以咳嗽清除分泌物，常在晨起用力咳嗽时，引起作呕不适。上述症状因人而异，轻重不一，一般全身症状不明显。

🔍 中医分型

⊙ 阴虚火炎型

症状剖析：素体阴虚火盛，加上烟酒或辛辣食物长期刺激咽喉，发为本病。表现为咽部不适、有异物感、黏痰量少、烦热、腰膝酸软、舌质红、脉象细数。

治疗原则：清热泻火、滋阴利咽。

对症食材：干贝、梨、橄榄、无花果、银耳、柚子。

⊙ 痰阻血淤型

症状剖析：急性咽炎日久不愈，加上嗜食肥甘厚味，稠痰内生，久而凝结，发为本病。表现为咽部干涩、有刺痛感，舌质红、舌苔黄腻，脉滑而数。

治疗原则：化痰利咽、化淤散结。

对症食材：无花果、橄榄、海带、牡蛎。

⊙ 阴虚津枯型

症状剖析：长期过食辛辣刺激食物，灼伤咽部黏膜，反复发作，日久伤及阴液，遂成本病。表现为咽干瘙痒、灼热燥痛、异物感明显，检查见咽喉充血、红肿、干燥等，伴夜间梦多、耳鸣眼花、舌质红少津、脉细数。

治疗原则：滋阴润燥、清热利咽。

对症食材：银耳、干贝、鸭肉、梨、蚌肉、百合。

⊙ 肺脾气虚型

症状剖析：咽喉不适，但不欲饮，咳嗽，有痰易咳，平时畏寒，易感冒，神疲乏力，语声低微，大便溏薄，舌苔白润，脉细弱。

治疗原则：补中益气、固表化痰。

对症食材：蜂蜜、红枣、山药、莲子、薏米。

饮食宜忌	
宜	饮食宜清淡，多吃具有酸甘滋阴作用的食物及新鲜蔬菜、水果
	宜多饮水，多饮果汁、豆浆，多喝汤等
忌	忌烟、酒、咖啡、可可
	忌葱、蒜、姜、花椒、辣椒、桂皮等辛辣刺激性食物，忌油腻食物，如肥肉、烤鸡等或油炸食品（炸猪排、煎花生米、油煎饼等）等热性食物

生活保健指南

提高免疫防过敏

进行适当体育锻炼、正常作息、保持良好的心理状态，以通过增强自身整体免疫功能来提高咽部黏膜局部功能。避免粉尘、有害气体、刺激性食物及空气质量差的环境等对咽黏膜不利的刺激因素。避免长期过度用声，避免接触导致慢性过敏性咽炎的致敏原。

玄参玉竹薄荷水

材料 玄参30克，麦冬、玉竹各20克，桔梗15克，川贝、薄荷各10克，甘草6克。

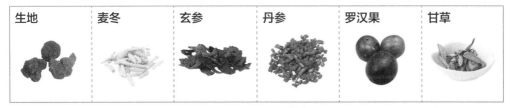

玄参	麦冬	玉竹	川贝	薄荷	甘草

做法 将所有药材洗净，加适量水煎煮。

用法 一日1剂，分2次服用。

功效解读 本方可清热利咽、生津润燥、止咳化痰，适合阴虚津枯型慢性咽炎患者，有很好的疗效。

生地罗汉果汤

材料 生地15克，麦冬、玄参、三棱、丹参各10克，罗汉果半个，甘草6克。

生地	麦冬	玄参	丹参	罗汉果	甘草

做法 将所有药材洗净，加适量水煎煮。

用法 一日1剂，分2次服用。

功效解读 本方可滋阴利咽、化痰散结，对痰阻血淤型慢性咽炎患者有很好的疗效。

橄榄竹叶红糖水

材料 鲜橄榄30克，淡竹叶15克，红糖8克。

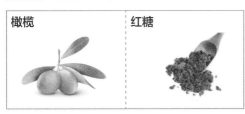

橄榄	红糖

做法 选取个大、肉厚、色青绿的鲜橄榄，与淡竹叶、红糖一起加500毫升水，煮3分钟即可。

用法 徐徐饮用，每天1剂，分4次服用。

功效解读 此茶对咽干火燥、咽痒者有清利咽喉、生津止渴之效。

皮肤瘙痒症的家疗说明

皮肤瘙痒症是指仅有瘙痒症状，无皮疹的一种皮肤病。瘙痒可为全身，或局限于肛门、阴囊、女性阴部等，常为阵发性剧烈瘙痒，夜间加重，患者多会忍不住用手抓挠，使得皮肤出现抓痕、血淤等，长此可出现湿疹、苔藓样变、色素沉着等症。

中医分型

湿毒内蕴型

症状剖析：瘙痒好发于肛周、阴囊及女阴部位，痒时难忍，过度搔抓可有抓痕、红肿，摩擦及食物刺激等可诱发或加重症状，口苦口臭，舌红，舌苔黄腻，脉滑数。

治疗原则：疏风解表、通腑泄热。

对症食材：丝瓜、马齿苋、薏米、红豆、冬瓜、西瓜、甘蔗、田螺。

血热风盛型

症状剖析：周身瘙痒剧烈，肌肤灼热，易抓破出血，遇热痒剧，得凉则安，身热心烦，口燥咽干，多见于青壮年，春夏好发，舌质红苔黄干，脉滑数。

治疗原则：清热凉血、消风止痒。

对症食材：银耳、蚌肉、金针菇、丝瓜、葡萄、黑木耳、竹笋。

风寒外袭型

症状剖析：瘙痒多发于暴露部位，天气寒冷或气温急骤变化时可诱发或加重，或夜间解衣卧床时亦甚，皮肤干燥，恶寒、微发热，舌质淡白，舌苔薄白，脉浮紧。

治疗原则：疏风、散寒、止痒。

对症食材：茼蒿、洋葱、生姜、狗肉。

风热犯表型

症状剖析：瘙痒好发于夏秋季节，气温干燥时可诱发或加重，或夜间卧床时加重，身热，微恶风寒，口渴出汗，大便干结，小便黄，舌质红，舌苔黄而干，脉浮数。

治疗原则：疏风、清热、止痒。

对症食材：丝瓜、牛蒡、香橙、绿豆、柚子。

饮食宜忌	
宜	多喝水，以补充身体流失的水分，增加皮肤的水分供给
	注意营养均衡，饮食要清淡，少吃高脂肪食物，多吃新鲜蔬果及牛奶豆浆之类的含水分、维生素丰富的食物
忌	少吃或不吃牛羊肉和海鲜等发物
	忌烟、酒、浓茶、咖啡以及葱蒜等一切辛辣刺激性食物

生活保健指南

保持生活规律

保持规律的生活习惯，早睡早起，保持精神放松，避免忧虑恼怒。注意防寒保暖，及时增减衣服，以避免皮肤受到冷热刺激。内衣的材质以棉织品为宜，不宜过于紧身，以宽松舒适、不与皮肤摩擦的为佳。

生地连翘升麻水

材料 生地30克，苦参、白鲜皮、玄参、金银花、连翘各15克，地肤子、牡丹皮、赤芍各12克，荆芥、防风各10克，升麻、薄荷、甘草各6克，蝉蜕3克。

生地	苦参	玄参	连翘	防风	甘草

做法 将所有药材洗净，先加适量水煎煮，取汁备用，再加适量水煎煮，取汁备用。

用法 取第一次的药汁内服，第二次的药汁用来反复擦洗患处，每天2剂，坚持至病情痊愈。

功效解读 本品可清热燥湿、凉血祛风、止痒，对湿毒内蕴型皮肤瘙痒症有很好的效果。

苍耳子苏叶水

材料 苍耳子、艾叶各10克，地肤子、白藓皮、露蜂房、土槿皮、苏叶各5克。

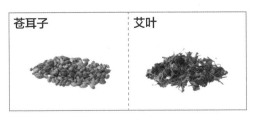

苍耳子	艾叶

做法 将所有药材洗净，加适量水煎煮后滤取药液备用。

用法 取药液趁热洗浴，早晚各一次。

功效解读 此方可以缓解皮肤瘙痒。

红枣雪梨膏

材料 红枣10克，雪梨膏适量。

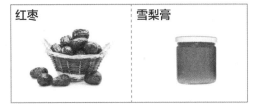

红枣	雪梨膏

做法 将红枣先泡半小时，再放入砂锅内加水煮至枣烂后加入雪梨膏即可。

用法 经常服用。

功效解读 此方可润肺护肤、健脾益气，适用于冬季皮肤干燥脱屑、老年皮肤瘙痒。

湿疹的家疗说明

湿疹可发生于任何季节，但常在冬季复发或加剧，有渗出倾向，易反复发作，常在红斑基础上有针头到粟粒大小的丘疹，严重时发展到渗液或者结痂，炎症反应明显，有小水疱，常融合成片。

🔍 中医分型

⊙ 湿热浸淫型

症状剖析：皮肤发红，出现丘疹，或小米粒状红疹，顶端起水疱，瘙痒难忍，抓破后流水，浸淫成片，可结痂，伴口干少饮，小便色黄，舌质红，脉弦滑。

治疗原则：清热利湿、解毒止痒。

对症食材：薏米、马齿苋、绿豆、西瓜、苦瓜、红豆。

⊙ 脾虚湿蕴型

症状剖析：素体脾胃虚弱，导致湿邪内生，缠绵不愈而致。湿疹日久不愈，皮肤粗糙变厚，抓破可流黄水，患处皮肤色暗滞，身倦乏力，食欲不振，舌苔腻，舌质淡嫩且胖，脉缓。

治疗原则：健脾、利湿、止痒。

对症食材：薏米、白扁豆、鲫鱼、茭白、猪肚、冬瓜。

⊙ 血虚风燥型

症状剖析：久病耗伤阴血，导致血虚风燥，肌肤失养而发。患处皮肤浸润肥厚，表面粗糙，肤表脱屑，瘙痒剧烈，搔之则瘙痕遍布，舌苔少或无苔，脉虚细数。

治疗原则：养血润肤、祛风止痒。

对症食材：桑葚、黑木耳、黑米、芥蓝、桂圆、芝麻、银耳。

⊙ 血热蕴湿型

症状剖析：由于内蕴湿热，外受于风，热重于湿。遍身起红丘疹，瘙痒极甚，搔破出血，舌质红，舌苔薄白，脉弦滑。

治疗原则：凉血清热、祛风除湿。

对症食材：薏米、荠菜、莲藕、绿豆、冬瓜、苦瓜、鸭肉。

饮食宜忌	
宜	饮食多选用清热利湿的食物，如马齿苋、绿豆、红豆、苋菜、荠菜、冬瓜、苦瓜等
	食物应以清淡为主，多吃富含维生素和矿物质的食物，少加盐和糖，以免造成体内水和钠过多的积存，加重皮疹的渗出及痛和痒感，导致皮肤发生糜烂
忌	不饮酒，不喝浓茶、咖啡，不吃酸、辣菜肴或其他刺激性食物
	湿疹发作期，忌食黄鱼、海虾、牛羊肉等容易引起过敏的食物，忌烟酒

生活保健指南

洗澡注意事项

皮肤病患者可以用温水洗澡，这样能减少感染的机会，并有助于软化皮肤，但不宜经常洗澡，不宜用过热或过冷的水洗澡，每次洗完澡后，都应涂上润肤乳液，防止水分流失。可以用冰敷的方法来缓解湿疹所引起的皮肤瘙痒红肿，能起到抗炎抗过敏的作用。

龙胆草六一散水

材料 龙胆草、山萸肉、金银花、牡丹皮各10克，生地15克，白茅根、车前草各20克，生石膏、六一散各30克。

龙胆草	金银花	生地	白茅根	车前草	山萸肉

做法 将所有药材洗净，加适量水煎煮。

用法 每日1剂，分2次服用，连续服用6天为一个疗程。

功效解读 此方具有清热利湿、凉血解毒的功效，适用于湿热浸淫型湿疹。

茯苓枳壳水

材料 茯苓、白术各12克，黄芩、栀子、龙胆草、枳壳、生地、竹叶各10克，灯心草3克，六一散15克，车前草20克。

茯苓	白术	黄芩	栀子	龙胆草	竹叶

做法 将所有药材洗净，加适量水煎煮。

用法 每日1剂，分2次服用。

功效解读 本方具有健脾利湿、清热止痒的功效，适用于脾虚湿蕴型湿疹。

青黛黄柏敷

材料 青黛、滑石粉、黄柏各15克，冰片9克，麻油适量。

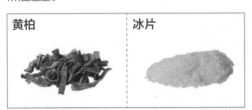

黄柏	冰片

做法 青黛、滑石粉、黄柏、冰片共研细末，用麻油调成糊状。

用法 外涂患处，1日3次。

功效解读 此方可有效缓解急性湿疹。

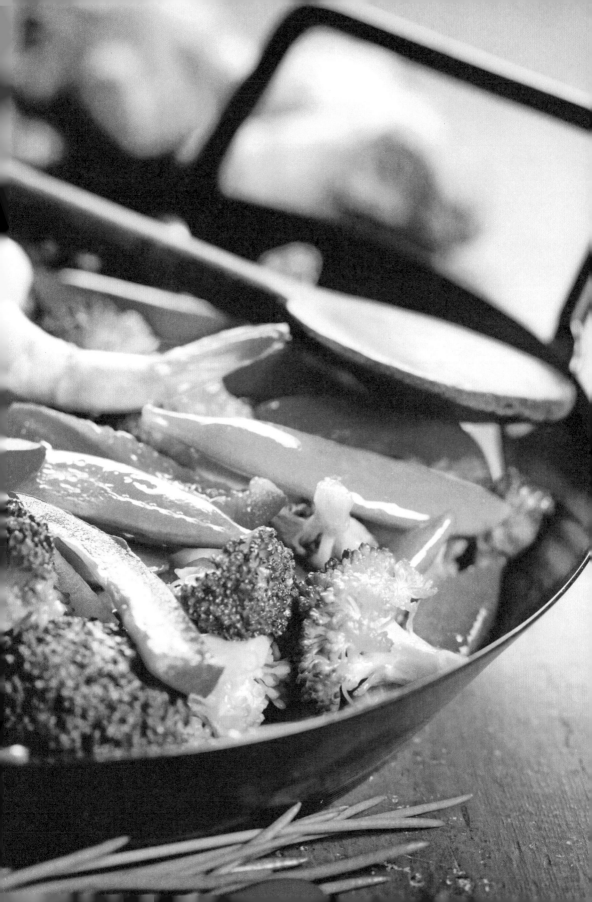

第三章

膳疗慢性病，
多多益"膳"

　　有医学药典记载："食疗病人服之，不但疗病，并可充饥，不但充饥，更可适口，用之对症，病自渐愈，即不对症，亦无他患。"食物的基本作用是给机体提供营养、滋养脏腑、扶正除邪和预防疾病，合理的膳食可保证机体的营养，使五脏功能旺盛、气血充实。慢性病患者自身免疫功能有所减弱，仅靠大量的中西药很难达到治愈疾病的目的，如果能够配合药膳疗法，辨证施食，会达到良好的治疗效果。

膳疗慢性胃炎

因慢性胃炎证型不同，所以饮食也有所不同。脾胃气虚者应多食健脾益气的药膳；胃阴亏虚者，应多食滋阴益胃的药膳；肝胃不和者应多食疏肝和胃的药膳；脾胃虚寒者应多食温胃散寒的药膳；肝胃郁热者应多食清热泻火的药膳。

生姜米醋炖木瓜

材料 蒲公英15克，木瓜100克，生姜5克，米醋少许。

做法

1. 将木瓜洗净，切成小块；生姜洗净，切片；蒲公英洗净，备用。
2. 将蒲公英加水先煎15分钟，取汁去渣备用。
3. 将木瓜、生姜一同放入砂锅，加米醋和蒲公英汁，用小火炖至木瓜熟即可。

功效解读 本品具有疏肝解郁、理气宽中的功效，适合肝胃不和型的慢性胃炎患者食用。

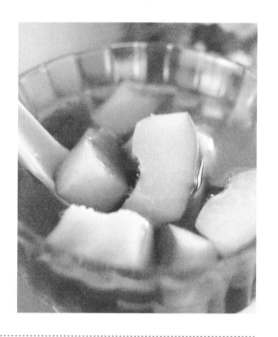

枳实金针河粉

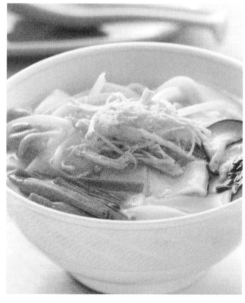

材料 金针菇45克，黄豆芽5克，胡萝卜15克，河粉90克，枳实、厚朴各8克，嫩黄花菜、香菇片、盐、胡椒粉、素肉臊、高汤各适量。

做法

1. 枳实、厚朴洗净，煎取药汁备用。
2. 胡萝卜洗净切丝；黄豆芽、金针菇洗净。
3. 河粉、药汁、高汤入锅煮沸，加入金针菇、黄豆芽、胡萝卜丝、嫩黄花菜和香菇片煮熟，放入盐、胡椒粉、素肉臊拌匀即可。

功效解读 本品疏肝解郁、理气宽中，适合肝胃不和型的慢性胃炎患者食用。

膳疗胃及十二指肠溃疡

胃及十二指肠溃疡证属肝郁气滞者，应多食疏肝理气的药膳；脾胃虚寒者应多食散寒止痛的药膳；阴虚胃热者应多食清热滋阴的药膳；淤血阻滞者应多食活血化淤的药膳。

胡萝卜炖甘蔗

材料 胡萝卜、马蹄各250克，甘蔗50克，盐适量。

做法

1. 将胡萝卜洗净，去皮，切厚片；马蹄去皮，洗净，切两半；甘蔗削皮，斩段后破开。
2. 将全部原料放入锅内，加水煮沸，小火炖1~2小时。
3. 炖好后，加盐调味，盛盘即可。

功效解读 本品具有清热泻火、滋阴润肺、健脾开胃的功效，适合阴虚胃热型的胃及十二指肠溃疡患者食用。

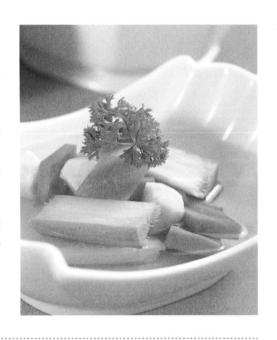

三七郁金炖乌鸡

材料 三七6克，郁金9克，乌鸡500克，绍酒、姜、葱、盐、大蒜各适量。

做法

1. 三七切小粒，郁金洗净；鸡肉洗净、剁块；大蒜切片；姜切片；葱切段。
2. 乌鸡放入蒸盆内，加入姜、葱、蒜，在鸡身上抹匀绍酒、盐，放入三七、郁金，注入清水300毫升。
3. 把蒸盆置蒸笼内，用大火蒸50分钟即成。

功效解读 本品有活血化淤、疏肝理气作用，适合淤血阻滞、肝郁气滞型的胃及十二指肠溃疡患者食用。

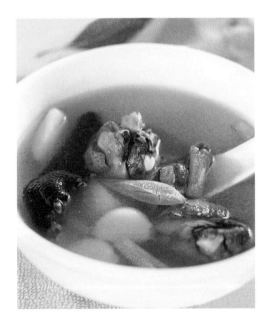

膳疗慢性肠炎

慢性肠炎的主要食疗原则是涩肠止泻，证属脾胃气虚者，应多食用健脾止泻的药膳；脾肾阳虚者应多食温脾固肾、涩肠止泻的食物；肝郁型患者应多食疏肝行气的食物；湿热型患者应多食清热利湿的食物。

豆蔻山药炖乌鸡

材料 乌鸡500克，肉豆蔻、草豆蔻、山药各10克，葱白、生姜、盐各适量。

做法

1. 乌鸡洗净，除去内脏，斩件；肉豆蔻、草豆蔻、山药、葱白分别洗净，备用；山药切块。
2. 将肉豆蔻、草豆蔻、山药、葱白、生姜、乌鸡放入砂锅内，加清水炖至熟烂。
3. 再加适量盐即可。

功效解读 本品具有温补脾阳、固涩止泻的功效，适合脾肾阳虚型的慢性肠炎患者食用。

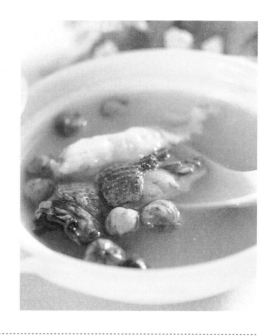

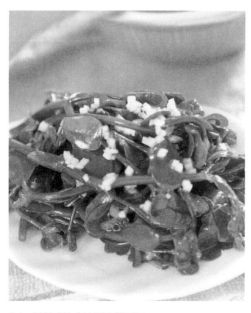

蒜蓉马齿苋

材料 马齿苋200克，大蒜10克，盐3克，油适量。

做法

1. 马齿苋洗净；蒜洗净去皮，剁成蓉。
2. 将洗净的马齿苋下入沸后水中稍余后，捞出。
3. 锅中加油烧热，下入蒜蓉爆香后，再下入马齿苋、盐翻炒匀即可。

功效解读 本品具有清热利湿、健脾止泻的功效，适合湿热型的慢性肠炎患者食用。

膳疗痔疮

治疗痔疮，首先要找到引起痔疮的原因是什么，因湿热下注引起的痔疮患者，应多食清热利湿的食物；因淤毒内阻所致者，应多食凉血化淤的食物；证属气血两虚者，应多食益气补血的食物；肝肾阴虚者，应多食滋养肝肾的食物。

韭菜花烧猪血

材料 韭菜花100克，猪血150克，上汤200毫升，盐3克，油15毫升，红甜椒块30克，豆瓣酱20克。

做法

1. 猪血切块；韭菜花切段。
2. 锅中水烧开，放入猪血焯烫，捞出沥水。
3. 油烧热，加入猪血、上汤及调味料煮入味，再加入韭菜花、红甜椒块煮熟即可。

功效解读 本品具有温补脾肾的功效，适合脾肾阳虚型的痔疮患者食用。

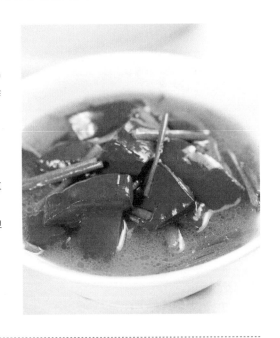

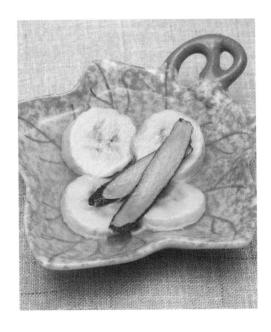

甘草冰糖炖香蕉

材料 熟香蕉1根，冰糖、甘草各适量。

做法

1. 将甘草洗净。
2. 取香蕉去皮，切成小段，放入盘中。
3. 加入适量冰糖、甘草、水，放入蒸锅中，隔水蒸透。

功效解读 本品具有养阴润燥、润肠通便的功效，适合肝肾阴虚型的痔疮患者食用。

膳疗慢性支气管炎

慢性支气管炎证属痰湿蕴肺者，应多食燥湿化痰的食物；痰热郁肺者应以清肺化痰为主；肝火犯肺者，多食具有清肝火、泻肺热功效的食物；肺阴亏虚者应多食具有滋养肺阴功效的食物。

拌双耳

材料 黑木耳、银耳各100克，青椒、红椒各少许，盐3克，醋8毫升。

做法

1. 黑木耳、银耳洗净，泡发撕小朵；青椒、红椒洗净，切成斜圈，用沸水焯一下待用。
2. 锅内注水烧沸，放入泡发的黑木耳、银耳焯熟后，捞起晾干并装入盘中。
3. 加入盐、醋拌匀，撒上青椒、红椒即可食用。

功效解读 本品具有清肺泻肝、顺气降火的功效，适合肝火犯肺型的慢性支气管炎患者食用。

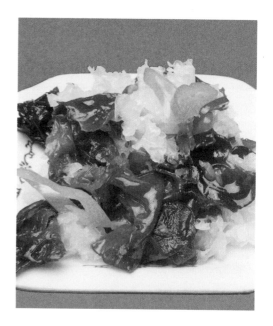

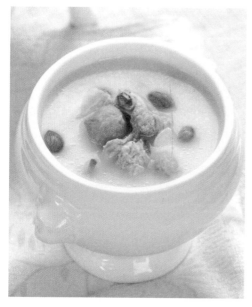

南北杏无花果煲排骨

材料 南杏、北杏各10克，排骨200克，无花果适量，盐3克。

做法

1. 排骨洗净，斩件；南杏、北杏、无花果均洗净备用。
2. 锅中加入清水烧开，放入排骨余尽血渍，捞出洗净。
3. 砂煲内注入适量清水烧开，放入排骨、南杏、北杏、无花果，用大火煲沸后改小火煲2小时，加盐调味即可。

功效解读 本品有滋阴生津、祛痰止咳的功效，适合肺阴亏虚型的慢性支气管炎患者食用。

膳疗哮喘

对于哮喘病的治疗，平时的饮食起着重要作用，冷哮患者应多食散寒平喘的药膳；热哮患者多食清热定喘的食物；证属风痰哮者，应多食有息风化痰的食物；虚哮患者应多食补肺气、定虚喘的食物。

白果炖鹧鸪

材料 白果、生姜各10克，鹧鸪1只，盐5克，胡椒粉3克，油适量。

做法

1. 鹧鸪洗净斩小块；生姜切片。
2. 锅中加水烧沸，把鹧鸪下入沸水中汆烫。
3. 锅中加油烧至七成热，下入姜片爆香，加入适量清水，放入鹧鸪、白果煲30分钟，加入盐、胡椒粉即可。

功效解读 此汤具有清热宣肺、化痰定喘的功效，适合热哮型的哮喘患者食用。

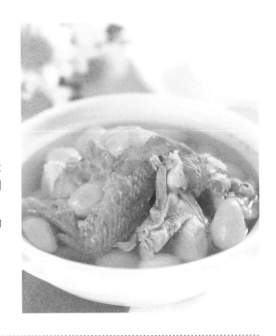

香菇冬瓜

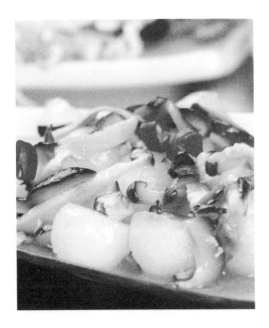

材料 干香菇10朵，冬瓜500克，海米、姜丝、盐、水淀粉、香油、油各适量。

做法

1. 香菇泡发，洗净切丝；冬瓜去皮、籽，洗净挖成球状。
2. 锅中油烧热，爆香姜丝后放入香菇丝，倒入清水，放入海米煮开。
3. 放入冬瓜球煮熟，加盐调味，以水淀粉勾芡，淋上香油即可。

功效解读 本品具有清热宣肺、补肺定喘的功效，适合热哮、虚哮型的哮喘患者食用。

第三章　益膳
膳疗慢性病，多多

第三章 膳疗慢性病，多多益"膳"　87

膳疗慢性肺炎

慢性肺炎证属痰热郁肺者，应多食清热化痰的药膳；痰浊阻肺者宜多食化痰止咳的食物；肺气阴两虚者应多食补益肺气的食物；肾虚不纳者应以补肺固肾的食物为主。

白果扒草菇

材料 白果25克，草菇150克，陈皮6克，盐、姜、葱、香油、油各适量。

做法

1. 将草菇洗净，切片；白果去皮，泡发；陈皮泡发后，洗净切成丝；姜切成细丝；葱切成末。
2. 锅内加少许油，下葱、姜爆香后，下入白果、陈皮和草菇翻炒。
3. 最后加入盐、香油翻炒均匀即可。

功效解读 本品具有清热化痰、祛痰降逆、益气养阴、补肾纳气的功效，适合各个证型的慢性肺炎患者食用。

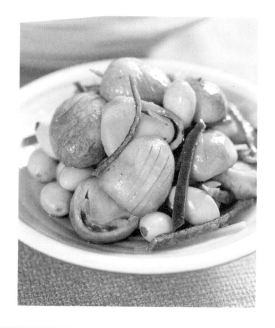

参果炖瘦肉

材料 猪瘦肉25克，太子参100克，无花果200克，盐5克。

做法

1. 太子参略洗；无花果洗净。
2. 猪瘦肉洗净切片。
3. 把以上全部用料放入炖盅内，加开水适量，盖好，隔滚水炖约2小时，调入盐供用。

功效解读 本品具有清热化痰、敛肺止咳的功效，适合痰热郁肺型的慢性肺炎患者食用。

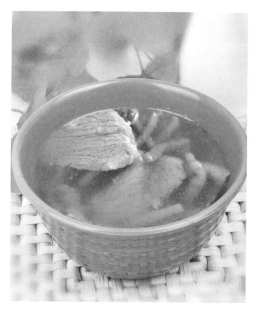

膳疗头痛

头痛证属肝阳上亢者，应多食具有清肝泄热、平肝潜阳功效的食物；血虚型头痛者应多食补血的食物；痰浊型头痛者应多食祛痰湿的食物；肾虚型头痛者应以补肾的食物为主；血淤型头痛者当活血化淤。

当归炖猪心

材料 鲜猪心1个，党参20克，当归15克，延胡索10克，姜末、盐、料酒各适量。

做法

1. 猪心洗净，剖开切厚片。
2. 党参、当归、延胡索洗净。
3. 在猪心上撒上姜末、料酒，再将猪心和党参、当归、延胡索一起放入锅中，隔水炖熟；去除药渣，再加盐调味即可。

功效解读 本品具有益气补血、活血化淤的功效，适合血虚、血淤型头痛患者食用。

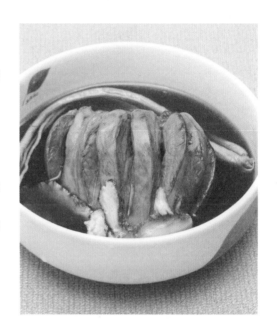

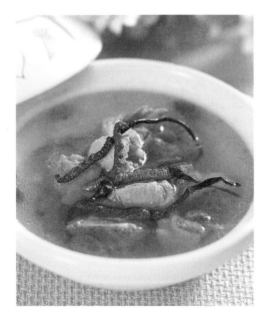

虫草炖雄鸭

材料 冬虫夏草5枚，雄鸭1只，姜片、葱花、陈皮末、枸杞、胡椒粉、盐各适量。

做法

1. 将冬虫夏草用温水洗净。
2. 鸭洗净，斩块，再将鸭块放入沸水中焯去血水，然后捞出。
3. 将鸭块与虫草先用大火煮开，再用小火炖软后加入姜片、葱花、陈皮末、枸杞、胡椒粉、盐，稍炖即可食用。

功效解读 本品具有益气补虚、补肾强身的作用，适合肾虚型头痛患者食用。

膳疗神经衰弱

神经衰弱证属肝火扰心者应多食清肝泻火、养心安神的食物；证属痰热扰心者，应多食清热祛痰的食物；证属心脾两虚者，应补益心脾、养心安神；心肾不交者应多食泻心火、滋肾阴的食物；心胆气虚者应多食养心壮胆的食物。

灯心草百合炒芦笋

材料 新鲜百合150克，芦笋75克，白果50克，益智仁10克，灯心草5克，盐4克，食用油5毫升。

做法

1. 将益智仁、灯心草入锅煎药汁备用。
2. 将百合、白果洗净泡软；芦笋洗净，切斜段。
3. 炒锅内倒入食用油加热，放入百合、芦笋、白果翻炒，倒入药汁煮约3分钟，加入盐调味即可食用。

功效解读 本品滋阴降火、益气安神，适用于心肾不交、心胆气虚型的神经衰弱。

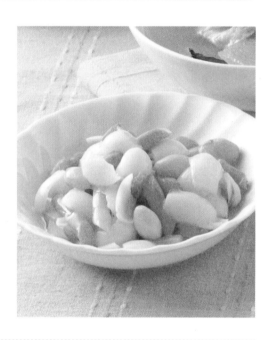

干贝黄精炖瘦肉

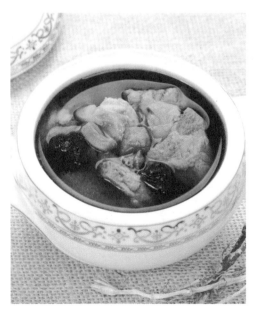

材料 瘦肉350克，干贝、黄精、生地、熟地各10克，盐4克。

做法

1. 瘦肉洗净，切块，余水；干贝、黄精、生地、熟地分别洗净，切片。
2. 锅中注水，烧沸，放入瘦肉炖1小时。
3. 再放入干贝、黄精、生地、熟地慢炖1小时，加入盐调味即可。

功效解读 本品具有滋阴降火、交通心肾、养心安神的功效，适合肝火扰心型的神经衰弱患者食用。

膳疗冠心病

冠心病证属心血淤阻者宜多食具有活血化淤、扩张冠状动脉作用的食物；气滞心胸者宜多食疏肝理气的食物；痰浊闭阻者宜多食化痰通络的食物；寒凝心脉者应常食散寒通络的食物；气阴两虚者宜多食滋阴益气的食物。

洋葱炒芦笋

材料 洋葱150克，芦笋200克，盐3克，食用油适量。

做法

1. 芦笋洗净，切成斜段；洋葱洗净，切成片。
2. 锅中加入适量水烧开，下入芦笋段稍焯后捞出沥水。
3. 锅中加食用油烧热，下入洋葱爆炒香，再下入芦笋稍炒，下入盐炒匀即可。

功效解读 本品具有活血化淤、通脉止痛的功效，适合心血淤阻型的冠心病患者食用。

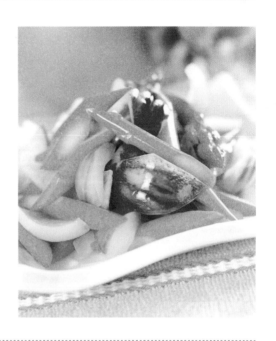

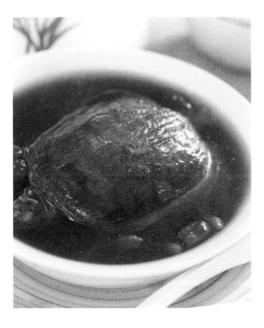

枸杞炖甲鱼

材料 甲鱼250克，枸杞、熟地各30克，红枣10颗，盐适量。

做法

1. 甲鱼宰杀后洗净。
2. 枸杞、熟地、红枣洗净。
3. 将全部用料一起放入煲内，加开水适量，以小火炖2小时，加盐调味即可。

功效解读 本品具有滋阴养血、补益肝肾的功效，适合气阴两虚型的冠心病患者食用。

膳疗高血压

高血压证属肝阳上亢者应多食具有清肝泻火、平肝潜阳功效的食物；证属肝肾阴虚者宜多食滋阴补肝肾的食物；证属痰湿逆阻者宜多食化痰祛湿的食物；淤血阻滞者宜多食活血化淤的食物；气血亏虚者宜多食补益气血的食物。

莴笋炒蘑菇

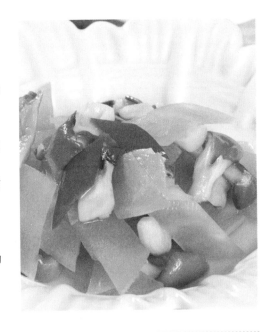

材料 莴笋250克，蘑菇200克，甜椒20克，食用油4毫升，黄酒、盐、白糖、水淀粉、素鲜汤各适量。

做法

1. 将莴笋去皮，洗净切菱形片；蘑菇洗净，切片；甜椒洗净，切片。
2. 起锅，加入食用油，放入蘑菇片、莴笋片、甜椒片，倒入素鲜汤煮沸，再加入适量的黄酒、盐、白糖烧沸。
3. 用水淀粉勾芡即成。

功效解读 本品具有清肝泻火、平肝潜阳的功效，适合肝阳上亢型的高血压患者食用。

双耳炒芹菜

材料 干黑木耳、干银耳各25克，芹菜茎、胡萝卜、黑芝麻、白芝麻各适量，姜末、盐、砂糖、香油各适量。

做法

1. 干黑木耳、干银耳以温水泡开、洗净撕小朵；芹菜切段；胡萝卜切丝，上述材料均以开水氽烫捞起沥干备用。
2. 将黑芝麻、白芝麻以香油爆香，拌入所有食材并熄火起锅，最后加入盐、糖、姜末腌制30分钟即可食用。

功效解读 本品具有清肝泻火、平肝潜阳的功效，适合肝阳上亢型的高血压患者食用。

膳疗心律失常

心律失常证属心血不足者宜多食补血养心的药膳；心阳不振者宜多食温补心阳的食物；淤阻心脉者宜多食活血通脉的食物；阴虚火旺者宜多食滋阴降火的食物；水饮凌心者宜多食利水宁心的食物。

何首乌炒猪肝

材料 猪肝300克，韭菜花250克，何首乌、当归各15克，豆瓣酱、盐、淀粉、油各适量。

做法

1. 猪肝洗净，汆烫去腥，捞出切片，备用。
2. 韭菜花洗净切小段；将何首乌、当归放入清水中煮沸，转小火续煮10分钟后离火，滤取药汁后与淀粉混合均匀。
3. 油锅烧热，下豆瓣酱爆香，再下入猪肝、韭菜花翻炒至熟，放入药汁勾芡，加盐调味即可。

功效解读 本品补血养心、活血化淤，适合心血不足型的心律失常患者食用。

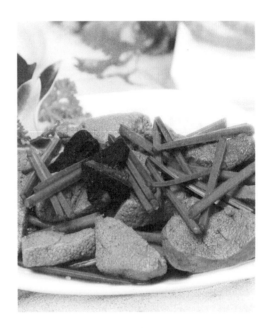

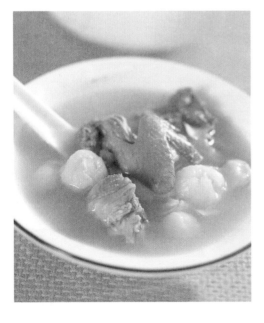

桂圆百合炖鹧鸪

材料 桂圆肉15克，百合30克，鹧鸪2只，盐适量。

做法

1. 将鹧鸪宰杀后去毛和内脏，洗净。
2. 鹧鸪与桂圆、百合同放碗内，加适量沸水，再上笼隔水炖熟，加盐调味后饮汤食肉。

功效解读 本品具有温经通络、养血安神的功效，适合淤阻心脉型的心律失常患者食用。

膳疗 高脂血症

高脂血症证属痰淤阻络者宜多食理气化痰、活血化淤的食物；脾虚湿盛者，宜多食健脾祛湿的食物；肝肾亏虚者宜多食滋阴补肝肾的食物；气阴两虚者宜多食补气养阴的食物；气滞血淤者宜多食行气活血的食物。

柠檬白菜

材料 白菜80克，海带芽10克，柠檬5克，辣椒2克，淀粉5克，盐3克，油适量。

做法

1. 辣椒去籽、切细丝；柠檬洗净、削皮、切丝；淀粉加20毫升水拌匀；白菜洗净切丝。
2. 海带芽、白菜洗净，放入滚水汆烫至熟，捞起沥干。
3. 起油锅，放入白菜、海带芽、辣椒丝及适量水炒匀，加入柠檬丝，加盐调味，倒入水淀粉勾芡即可。

功效解读 本品具有补气健脾、利水化湿的功效，适合脾虚湿盛型的高脂血症患者食用。

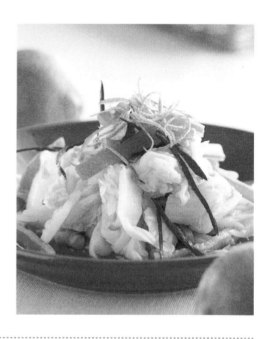

芹菜炒香菇

材料 芹菜400克，水发香菇50克，醋、淀粉、酱油、菜油各适量。

做法

1. 芹菜择去叶，洗净，切成长节。
2. 香菇洗净切片；醋、淀粉混合后装入碗内，加水50毫升兑成汁。
3. 锅烧热，倒菜油烧热，下入芹菜爆炒3分钟，投入香菇片迅速炒匀，再加入酱油，淋入芡汁速炒起锅即可。

功效解读 本品具有补气健脾、利水化湿的功效，适合脾虚湿盛型的高脂血症患者食用。

膳疗糖尿病

糖尿病证属上消型者食疗宜选择清热滋阴的药膳；证属中消型者宜选择清胃热、养气阴的药膳；证属下消者应多食具有滋阴补肾以及阴阳双补功效的药膳。

草菇扒芥菜

材料 芥菜200克，草菇300克，大蒜10克，油、老抽、盐各适量。

做法

1. 将芥菜洗净，放入沸水中焯熟装盘；草菇洗净沥干，切片；大蒜去皮切片。
2. 油锅烧热，先放入大蒜爆香，再放入草菇滑炒片刻，然后倒入老抽、少量水烹调片刻。
3. 加盐调味，将草菇倒在芥菜上即可。

功效解读 本菜有清热解毒、养阴生津、降压降脂的作用，适合肺热伤津以及胃热炽盛的糖尿病患者食用。

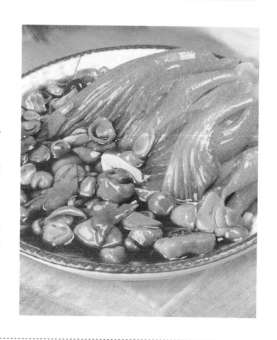

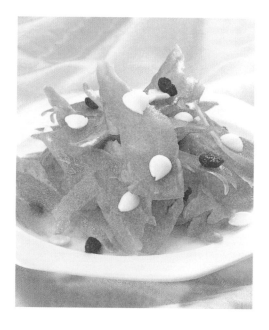

杏仁拌苦瓜

材料 苦瓜250克，杏仁50克，枸杞10克，香油4毫升，盐适量。

做法

1. 苦瓜剖开，去瓤，洗净切成薄片，放入沸水中焯至断生，捞出，沥干水分，放入碗中。
2. 杏仁用温水泡一下，撕去外皮，掰成两半，放入开水中烫熟；枸杞泡发洗净。
3. 将香油、盐与苦瓜搅拌均匀，撒上杏仁、枸杞即可。

功效解读 本菜具有降血糖、清热润肺、提神健脑的功效。

膳疗甲亢

甲亢证属气郁痰结者应多食理气化痰散结的食物；肝火亢盛者应多食清肝泻火的食物；阴虚火旺者宜多食滋阴清热的食物；气阴两虚者宜多食滋阴益气的食物。

双色蛤蜊

材料 白萝卜球、胡萝卜球各30克，蛤蜊100克，芹菜末10克，肉苁蓉3克，当归15克，水淀粉5毫升。

做法

1. 蛤蜊洗净，放入蒸笼蒸熟，取出蛤肉，汤汁待用；肉苁蓉、当归煎取药汁备用。
2. 将胡萝卜、白萝卜入锅，加水焖煮20分钟，加入水淀粉勾芡，放入蛤肉汁、蛤肉及芹菜末、药汁拌匀即可。

功效解读 本品滋阴益气、化痰散结、温肾助阳，适用于气阴两虚型的甲亢。

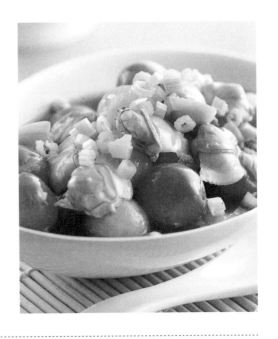

苹果炖甲鱼

材料 苹果2个，甲鱼1只，猪肉、龙骨各100克，姜、盐、胡椒粒、香油各适量。

做法

1. 苹果、猪肉洗净切块；龙骨剁块；姜切片。
2. 锅上火，加水适量，放入姜片大火煮开，放入甲鱼焯烫后捞出，去内脏。
3. 砂锅上火，放入甲鱼、猪肉、龙骨、苹果，加入胡椒粒，大火炖开，转用小火炖约2小时，调入盐，淋入少许香油即可。

功效解读 本品益气养血、养阴润燥，适用于阴虚火旺以及气阴两虚型甲亢。

膳疗慢性盆腔炎

慢性盆腔炎证属湿热淤结者宜多食清热利湿、活血化淤的食物；气滞血淤型患者宜多食行气活血的食物；寒湿凝滞型患者宜多食散寒活血的食物；气虚血淤型患者宜多食补气活血的食物。

茴香炖雀肉

材料 麻雀3只，小茴香、胡椒各20克，杏仁15克，盐少许。

做法

1. 麻雀去毛、内脏、脚爪，洗净。
2. 将小茴香、胡椒、杏仁洗净，包入纱布中，然后放入麻雀腹腔内。
3. 麻雀、纱包放入煲中，加适量滚水，以小火炖2小时，加盐调味供用。

功效解读 本品具有散寒燥湿、理气止痛的作用，适合寒湿凝滞型慢性盆腔炎患者食用。

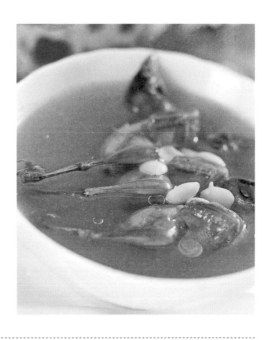

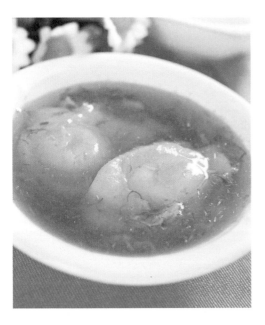

红花煮鸡蛋

材料 红花30克，鸡蛋2个，盐少许。

做法

1. 将红花洗净，加水煎煮。
2. 往红花中打入鸡蛋煮至蛋熟。
3. 蛋熟后加入盐，继续煮片刻即可。

功效解读 本品具有活血化淤、益气养血、通经止痛的功效，适合气滞血淤以及气虚血淤型慢性盆腔炎患者食用。

膳疗慢性前列腺炎

慢性前列腺炎证属湿热蕴结者应多食清热利湿的药膳；证属气滞血淤者应多食行气活血的药膳；阴虚火旺者宜多食滋阴清热的药膳；肾阳虚损者应多食补益肾阳的药膳。

党参煲牛蛙

材料 牛蛙200克，排骨50克，党参、干姜、红枣各10克，盐5克，胡椒粉少许。

做法

1. 牛蛙处理干净，切成块；排骨洗净，剁成块；姜洗净，切片；党参、红枣均洗净。
2. 瓦煲内注入清水，加入姜、牛蛙、排骨、党参、红枣，用中火先煲30分钟。
3. 调入盐、胡椒粉，煲10分钟即可。

功效解读 本品具有益气养血、温肾散寒、利尿通淋的功效，适合肾阳虚损型慢性前列腺炎患者食用。

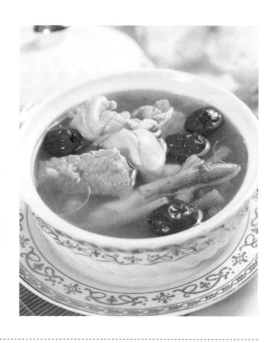

生地煲龙骨

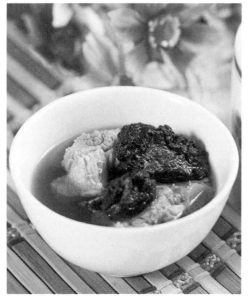

材料 龙骨500克，生地30克，生姜3片，盐3克。

做法

1. 龙骨洗净，斩成小段；生地洗净；生姜去皮，洗净后切成片。
2. 将龙骨放入炒锅中炒至断生，捞出备用。
3. 取一炖盅，放入龙骨、生地、生姜和适量清水，隔水炖1小时，加盐调味即可。

功效解读 本品具有滋阴凉血、软坚散结的功效，适合阴虚火旺型慢性前列腺炎患者食用。

膳疗慢性肾炎

慢性肾炎证属脾肾气虚者应多食补脾肾之气的药膳；证属脾肾阳虚者应多食温补脾肾之阳的药膳；肝肾阴虚者应多食滋阴补肾的药膳；证属气阴两虚者应多食益气补阴的药膳。

螺肉煲西葫芦

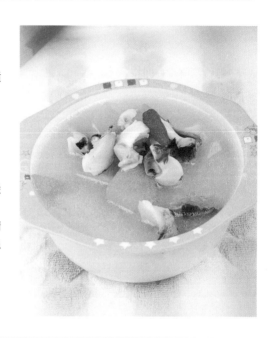

材料 田螺肉300克，西葫芦125克，高汤适量，盐少许。

做法

1. 田螺用清水泡至少1天1夜，让它们吐净泥沙，清洗干净，沥干水分。
2. 西葫芦洗净切方块备用。
3. 净锅上火倒入高汤，下入西葫芦、螺肉、盐煲至熟即可。

功效解读 本品具有滋阴解渴、利尿通淋、清热消肿的功效，尤其适合肝肾阴虚型慢性肾炎患者食用。

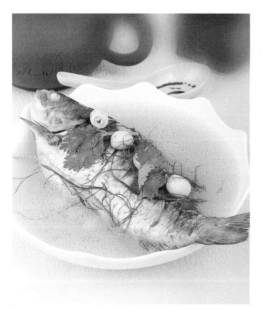

玉米须鲫鱼煲

材料 鲫鱼450克，玉米须90克，莲子、枸杞各5克，油、盐、葱段、姜片各适量。

做法

1. 将鲫鱼处理干净，在鱼身上打上几刀；玉米须洗净；莲子肉、枸杞洗净备用。
2. 锅上火倒入油，将葱、姜炝香，下入鲫鱼略煎，倒入水，加入玉米须、莲子肉、枸杞煲至熟，调入盐即可。

功效解读 本品具有健脾益气、利水消肿的功效，适合脾肾气虚型慢性肾炎患者食用。

膳疗骨质疏松

骨质疏松多因缺钙引起，常分为肾精亏虚、脾气亏虚、先天不足三个证型。肾精亏虚者应多食补肾益精的药膳；脾气亏虚者应多食补脾益气的药膳；先天不足者应多食益精固髓的药膳。

川牛膝炖猪蹄

材料 川牛膝15克，猪蹄1只，黄酒80毫升，盐5克，胡椒粉2克。

做法

1. 猪蹄刮净毛，剖开两边后剁成数小块，洗净；川牛膝洗净。
2. 猪蹄、川牛膝、黄酒一起放入大炖盅内，加水500毫升，隔水炖。
3. 炖至猪蹄熟烂，去川牛膝，下入盐、胡椒粉即可。吃猪蹄肉饮汤。

功效解读 本品补气健脾、补肾益精、强筋壮骨，适用于各个证型的骨质疏松。

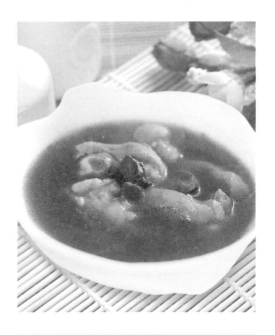

鸭子炖黄豆

材料 鸭半只，黄豆200克，黄芪、白术各15克，姜片5克，上汤750毫升，盐适量。

做法

1. 将鸭处理干净，斩块；黄豆、黄芪、白术均洗净备用；黄豆提前浸泡。
2. 鸭块与黄豆一起放入沸水锅中余水后捞出。
3. 上汤倒入锅中，放入鸭块、黄豆、黄芪、白术、姜片，炖1小时后加盐调味即可。

功效解读 本品含有丰富的植物蛋白，能为身体补充营养，适合骨质疏松患者食用。

膳疗肩周炎

肩周炎多因感受风、寒、湿邪所引起，证属寒湿者应食用散寒祛湿的药膳；证属肝肾亏虚者饮食应以补益肝肾为主；证属血淤者应多食具有活血化淤、通络功效的药膳。

附子生姜炖狗肉

材料 熟附子10克，生姜100克，狗肉500克，盐、料酒、桂皮、八角、花椒各适量。

做法

1. 将狗肉洗净，切块；生姜洗净，切片，备用；熟附子洗净。
2. 锅中加水煨炖狗肉，煮沸后加入生姜片、熟附子、料酒、桂皮、八角、花椒等。
3. 用中火炖2小时左右，加入盐调味即成。

功效解读 本品具有破气散结、活血止痛的功效，可用于辅助治疗寒湿型肩周炎（症见肩周冷痛、遇寒痛甚、得温则减等）。

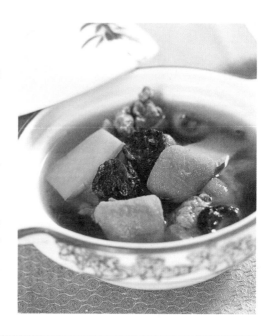

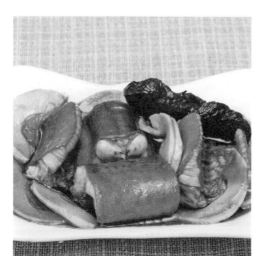

菟丝子烩鳝鱼

材料 净鳝鱼250克，净笋50克，菟丝子、干地黄各15克，酱油、盐、淀粉、米酒、胡椒、姜末、蒜末、香油、蛋清、油各适量。

做法

1. 将菟丝子、干地黄洗净煎两次，过滤取汁。
2. 鳝鱼切成片，加水、淀粉、蛋清、盐调好放入碗内。
3. 炒锅入油烧至七成热，下入鳝鱼滑开，再放入净笋，炒至将熟时，倒入药汁，再放入调味料调味即可。

功效解读 本品补肝肾、祛风湿、强筋骨，适合肝肾亏虚型肩周炎患者食用。

膳疗 风湿性关节炎

风湿性关节炎多因风、寒、湿、热邪外侵引起，外感风邪型患者应多食祛风通络的药膳；寒邪外侵患者应多食散寒除湿的药膳；湿邪浸渍型患者应多食祛湿止痛的药膳；证属风湿热痹者应多食清热祛湿的药膳。

五加皮烧黄鱼

材料 五加皮10克，黄鱼1条（约500克），黄酒、糖、醋、盐、面糊、油各适量。

做法

1. 黄鱼去鳃、鳞、内脏，洗净，两侧切花刀。
2. 五加皮洗净加水煎煮2次，取汤汁备用；黄鱼挂面糊，炸至酥脆，放碟中。
3. 将五加皮汤汁放炒锅中，加黄酒、糖、醋、盐，加热拌炒，至汤汁黏稠透明，浇在鱼身上即可。

功效解读 本品祛风除湿、通利关节，适用于湿邪浸渍、痰淤痹阻型风湿性关节炎。

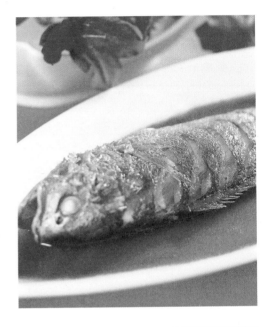

大蒜烧鳗鱼

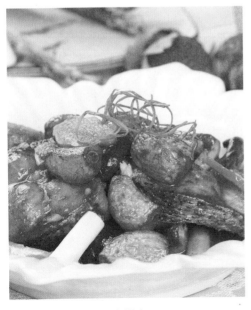

材料 鳗鱼300克，大蒜50克，香菇100克，油、葱花、姜片、酱油、盐、料酒、淀粉各适量。

做法

1. 将鳗鱼洗净切段，加盐和料酒腌制入味；大蒜去皮洗净；香菇洗净撕开。
2. 油烧热，将鳗鱼段稍炸，捞出控油；起油锅，爆香葱花和姜片，放入香菇、蒜瓣与鳗鱼炒匀，加酱油、盐、淀粉，再倒入砂锅中，慢火烧熟即可。

功效解读 此菜保肝护肾、祛风除湿，适合肝肾亏虚型风湿性关节炎患者食用。

膳疗慢性咽炎

慢性咽炎证属阴虚火炎者应多食滋阴泻火的食物；证属痰阻血淤者应多食祛痰化淤的药膳；阴虚津枯型应多食滋阴益气的药膳。

干贝黄瓜盅

材料 黄瓜150克，干贝100克，生地、芦根、枸杞各10克，盐、水淀粉各适量。

做法

1. 生地、芦根洗净煎汁，去渣备用；黄瓜去皮切段，挖除每段黄瓜中心的籽，并塞入1个干贝，装盘。
2. 枸杞撒在黄瓜上面，放入锅内蒸熟。
3. 药汁倒入锅内加热，沸腾时调水淀粉勾芡，趁热均匀淋在蒸好的黄瓜干贝盅上即可食用。

功效解读 本品清热泻火、养阴生津，适用于阴虚火炎以及阴虚津枯型慢性咽炎。

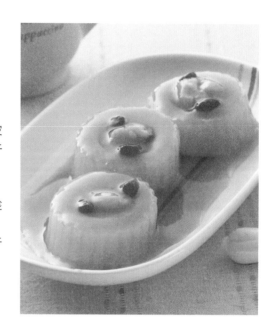

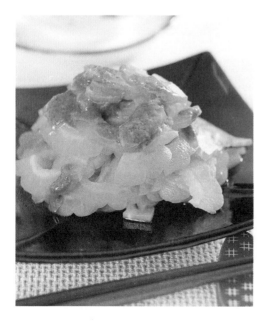

桔梗苦瓜

材料 苦瓜200克，玉竹10克，桔梗6克，花生粉1茶匙，山葵少许，酱油适量。

做法

1. 苦瓜洗净、对切，去籽，切薄片，泡冰水，冷藏10分钟。
2. 将玉竹、桔梗打成粉末。
3. 将花生粉、山葵、酱油和玉竹、桔梗粉末拌匀，淋在苦瓜上即可。

功效解读 本品具有祛痰降逆、宣肺平喘的功效，适合慢性咽炎患者食用。

膳疗 皮肤瘙痒症

皮肤瘙痒证属风寒外袭者应多食祛风散寒的药膳；证属风热犯表者应多食疏风散热的药膳；证属湿毒内蕴者应多食清热利湿的药膳；证属血热风盛者应多食凉血清热的药膳；证属血虚风燥者宜养血祛风。

红豆粉葛龙骨汤

材料 粉葛、龙骨各250克，红豆50克，盐5克，姜适量。

做法

1. 粉葛去皮洗净，切滚刀块；龙骨斩件；姜去皮切片；红豆提前浸泡。
2. 锅中注水烧开，放入龙骨、粉葛过水，捞出，沥干水分。
3. 将龙骨、粉葛放入锅中，加入适量水煮开，放入红豆继续煮1个小时，加盐调味即可食用。

功效解读 本品疏风散热、利湿解毒，适用于风热犯表型及湿毒内蕴型皮肤瘙痒症。

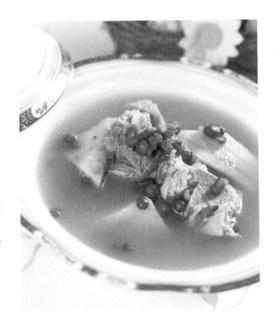

凉拌茼蒿

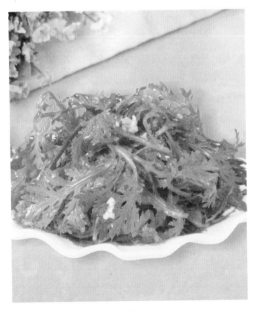

材料 茼蒿400克，红椒10克，蒜蓉20克，盐3克，油适量。

做法

1. 将茼蒿洗净，切成长段，然后将茼蒿入沸水锅中焯水，捞出沥干水分，装盘待用；红椒洗净，切丝。
2. 锅注油烧热，下入红椒和蒜蓉爆香，倒在茼蒿上，加盐搅拌均匀即可。

功效解读 本品具有温胃散寒、祛风止痒、清血养心、杀菌解毒的功效，适合风寒外袭型皮肤瘙痒症患者食用。

膳疗湿疹

湿疹证属湿热浸淫者宜多食清热利湿的食物；证属脾虚湿蕴者应多食健脾祛湿的食物；证属血虚风燥者应多食养血祛风的食物。

银鱼上汤马齿苋

材料 银鱼100克，马齿苋200克，盐3克，上汤适量。

做法

1. 马齿苋洗净；银鱼洗净。

2. 将洗净的马齿苋下入沸水中稍焯后，捞出装入碗中。

3. 将银鱼炒熟，加入上汤、盐，淋在马齿苋上即可食用。

功效解读 本品具有清热解毒、燥湿止痒的功效，适合湿热浸淫型的湿疹患者食用。

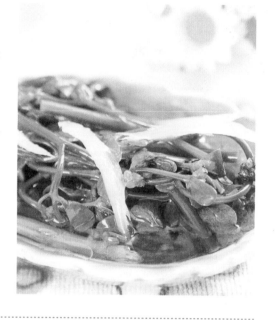

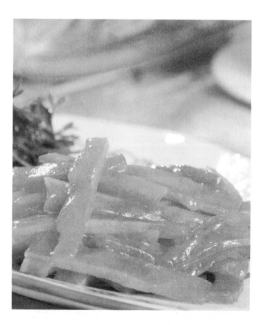

芦荟炒苦瓜

材料 芦荟350克，苦瓜200克，盐、香油、油各适量。

做法

1. 芦荟去皮，洗净切成条；苦瓜去瓤，洗净，切成条，做焯水处理。

2. 炒锅加油烧热，先放苦瓜条煸炒，然后加入芦荟条、盐一起翻炒，炒至断生，淋上香油即可食用。

功效解读 本品具有清热解毒、利湿止痒的功效，适合湿毒内蕴型湿疹患者食用。

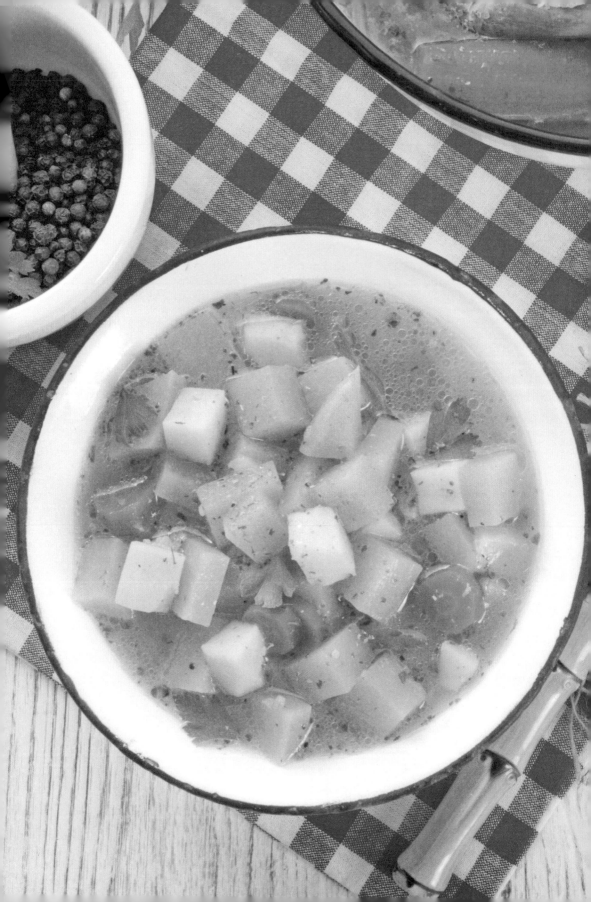

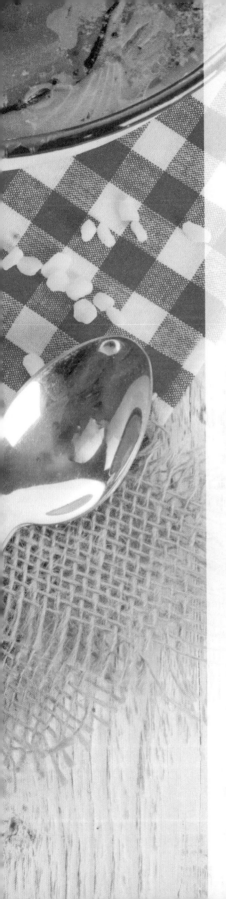

第四章

汤疗慢性病，
固若金"汤"

　　"药食同源"思想自古有之，有些食材本身也是药材，且每种食材都有特定的功效，如果食材与药材搭配做成汤膳食用，则效果会更佳。所谓"药食相配、食借药力，药助食威"，根据病症选择合适的食材和药材，搭配煲汤既能滋补强身、补益气血，又能增强正气、治疗体虚。此外，汤膳中还含有人体代谢所必需的营养素，能有效地补充人体能量和营养物质，调节体内物质代谢，从而达到滋补、强身、防病、治病、延寿的作用。

汤疗慢性胃炎

患有慢性胃炎的人消化功能就会减弱，喝汤养胃非常适合慢性胃炎患者。但需要注意的是胃病患者不适合在饭前喝太多的汤，因为如果饭前汤水摄入过多，就会冲淡胃液，进一步影响食物的消化，引起胃部不适，从而加重病情。

冬瓜蛤蜊汤

材料 冬瓜50克，蛤蜊250克，姜10克，盐5克，胡椒粉2克，料酒5毫升，香油少许。

做法

1. 冬瓜洗净，去皮，切块状；姜切片。
2. 蛤蜊洗净，用淡盐水浸泡1小时后捞出沥干水分备用；炒锅内加入开水，将冬瓜煮至熟烂。
3. 放入蛤蜊、姜片及盐、胡椒粉、料酒，大火煮至蛤蜊开壳后关火，去除浮沫，淋上香油即可食用。

功效解读 本品滋阴润燥、养胃生津，适合胃阴亏虚型的慢性胃炎患者食用。

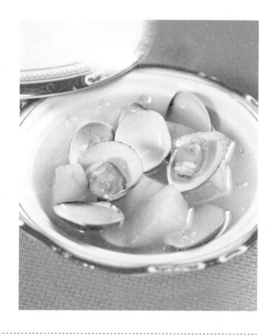

木瓜银耳猪骨汤

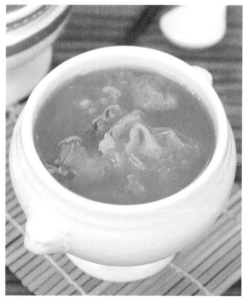

材料 木瓜100克，银耳10克，猪骨150克，盐3克，生油4毫升。

做法

1. 木瓜去皮，洗净切块；银耳洗净，泡发撕小朵；猪骨洗净，斩块。
2. 热锅入水烧沸，下入猪骨，煲尽血水，捞出洗净备用。
3. 将猪骨、木瓜放入瓦煲，注入水，大火烧开后下入银耳，改用小火炖煮2小时，加盐、生油调味即可。

功效解读 本品清热泻火、调和肝胃，适合肝胃郁热型的慢性胃炎患者食用。

汤疗胃及十二指肠溃疡

对于胃及十二指肠溃疡患者来说，需要长时间地去调理，通过食疗是最直接最简单的方法。只要平时保证饮食规律，不吃辛辣刺激的食物，就可以帮助消化系统更好地吸收、运转营养物质。

山药核桃羊肉汤

材料 羊肉300克，山药、核桃各适量，枸杞10克，盐、鸡精各3克。

做法

1. 羊肉洗净、斩件，汆水；山药洗净，去皮切块；核桃取仁洗净；枸杞洗净。
2. 锅中放入羊肉、山药、核桃、枸杞，加入清水，小火慢炖至核桃变得酥软之后，关火，加入盐和鸡精调味即可。

功效解读 本品具有补血益气、温胃散寒、健脾止痛的功效，适合脾胃虚寒型的胃及十二指肠溃疡患者食用。

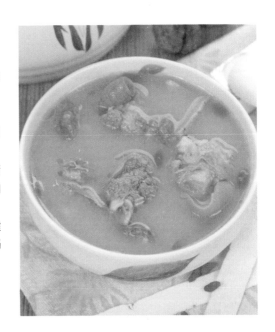

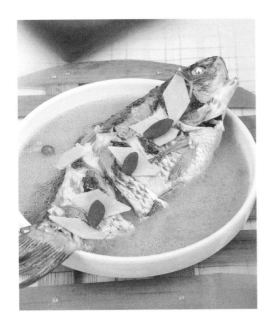

鲫鱼生姜汤

材料 鲫鱼1条（约500克），生姜30克，枸杞、盐各适量。

做法

1. 将鲫鱼处理干净切花刀；生姜去皮洗净，切片备用。
2. 净锅上火倒入水，下入鲫鱼、姜片、枸杞烧开，调入盐煲至熟即可。

功效解读 本品具有和中补虚、温胃散寒、健脾止痛的功效，适合脾胃虚寒型的胃及十二指肠溃疡患者食用。

汤疗慢性肠炎

慢性肠炎患者在平时应少吃硬和凉的东西，吃饭吃七成饱即可，同时还应食用富含维生素、微量元素的食物，以求改善胃肠道环境。过量食用大豆、豆制品、炒蚕豆、白薯等可能发生肠扩张或溃疡穿孔的危险，因此要忌食。

四样猪肚汤

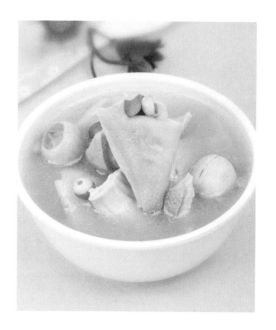

材料 猪肚200克，水发莲子50克，山药30克，芡实20克，薏米15克，盐5克。

做法

1. 将猪肚洗净、切块、汆水；山药去皮、洗净、切片；水发莲子、芡实、薏米洗净浸泡备用。

2. 净锅上火倒入水，下入猪肚、山药、水发莲子、芡实、薏米煲至熟透加入盐调味即可。

功效解读 本品具有健脾化湿、固肾止泻、清热利湿的功效，适合脾胃气虚、脾肾阳虚、湿热型的慢性肠炎患者食用。

薏米冬瓜老鸭汤

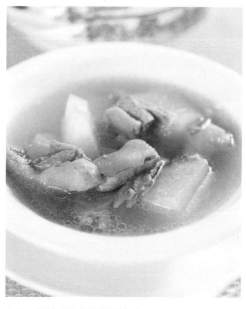

材料 冬瓜200克，薏米、红豆各30克，老鸭750克，姜2片，盐5克。

做法

1. 冬瓜洗净，切成大块状；薏米、红豆洗净。

2. 老鸭去毛，洗净，斩件，飞水，炒锅中下入姜片，将老鸭爆炒5分钟。

3. 将2500毫升清水放入瓦煲内，煮沸后加入以上用料，大火煲开后，改用小火煲3小时，加盐调味即可。

功效解读 本品具有清热利湿、健脾止泻的功效，适合湿热型的慢性肠炎患者食用。

汤疗痔疮

痔疮患者应该多食富含膳食纤维的食物，因为膳食纤维不易被人体消化吸收，能增加胃肠蠕动功能，起到润肠通便的作用。在汤中加入玉米、花生米、菠菜、蒜苗、土豆、南瓜、胡萝卜、地瓜、海带等食材，对治疗痔疮有帮助。

苋菜肉片汤

材料 苋菜200克，猪肉100克，胡椒粉、姜片各5克，盐、味精各3克，料酒5毫升。

做法

1. 苋菜清洗干净后放入沸水锅内焯水，把焯水后的苋菜马上放入凉水中过凉。
2. 瘦肉切片，然后把瘦肉加入盐、味精、料酒、胡椒粉搅拌均匀。
3. 锅中放水，下入肉片煮10分钟。
4. 将煮好的肉片、苋菜、姜片、盐、味精下入锅中，煮沸即可。

功效解读 本品具有清热利湿、凉血消肿、益气养血的功效，适合湿热下注、气血两虚型的痔疮患者食用。

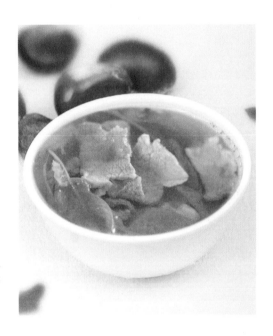

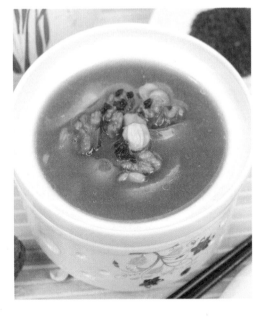

莲子补骨脂猪腰汤

材料 补骨脂50克，猪腰1个，莲子、核桃各40克，姜适量，盐4克。

做法

1. 补骨脂、莲子、核桃分别洗净浸泡；猪腰剖开除去白色筋膜，加盐揉洗，以水冲净；姜洗净去皮切片。
2. 将所有材料放入砂煲中，注入清水，大火煲沸后转小火煲煮2小时。
3. 加入盐调味即可。

功效解读 本品具有温补脾肾的功效，适合脾肾阳虚型的痔疮患者食用。

汤疗慢性支气管炎

慢性支气管炎患者的饮食调养原则为补治兼顾，可选用枇杷、柑橘、梨、菠萝、莲子、百合等食物，能起到止咳养肺的作用。饮食宜清淡，多吃新鲜蔬菜，不仅可补充多种维生素和无机盐，还有清痰去火之功。

前胡二母炖甲鱼

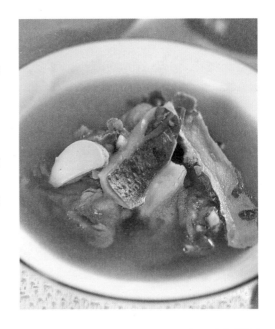

材料 甲鱼500克，贝母、知母、前胡、柴胡、杏仁各6克，黄酒10毫升，盐适量。

做法

1. 将甲鱼宰杀，去头、内脏，切块，放大碗中。
2. 加贝母、知母、前胡、柴胡、杏仁、黄酒、盐，加水没过肉块，放入蒸锅中蒸1小时即可食用。

功效解读 本品具有清肺泻肝、顺气降火的功效，适合肝火犯肺型的慢性支气管炎患者食用。

沙参百合汤

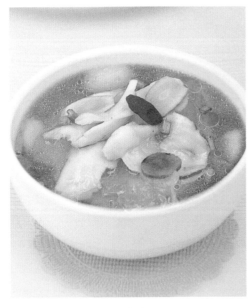

材料 水发百合75克，水发莲子30克，沙参1个，冰糖、矿泉水各适量。

做法

1. 将水发百合、水发莲子均洗净备用。
2. 沙参用温水清洗备用。
3. 净锅上火，倒入矿泉水，调入冰糖，下入沙参、水发莲子、水发百合煲至熟即可。

功效解读 本品具有滋阴润肺、止咳化痰的功效，适合肺阴亏虚型的慢性支气管炎患者食用。

汤疗哮喘

哮喘患者宜多摄取富含维生素 A、维生素 C、维生素 E 的食物，有助于清除氧自由基，减轻支气管痉挛。富含维生素 A 的食物有动物肝脏、蛋黄等；富含维生素 C 的食物有橘子、橙子、西红柿等；富含维生素 E 的食物有鱼类、坚果等。

甘菊桔梗梨汤

材料 甘菊5朵，桔梗、冰糖各5克，梨1个。

做法

1. 甘菊、桔梗加1200毫升水煮开，转小火继续煮10分钟，去渣留汁，加入冰糖搅匀后，盛出待凉。
2. 梨洗净削皮，梨肉切丁备用。
3. 将切丁的梨肉加入已凉的甘菊水中即可。

功效解读 此汤具有清热宣肺、化痰定喘、润燥止咳的功效，适合热哮型的哮喘患者食用。

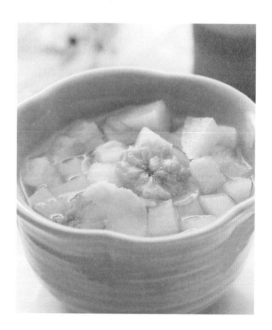

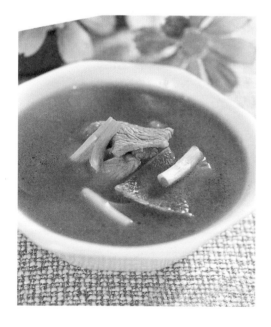

麻黄陈皮瘦肉汤

材料 猪瘦肉200克，麻黄10克，射干15克，陈皮3克，食用油、盐、葱段各适量。

做法

1. 陈皮洗净，切小片；猪肉洗净，切片备用；射干、麻黄洗净，煎汁去渣备用。
2. 在锅内放少许食用油，烧热后，放入猪肉片，翻炒片刻。
3. 加入陈皮、药汁、葱段，加少量清水煮熟，再放入盐调味即可。

功效解读 本品具有宣肺散寒、化痰平喘的功效，适合冷哮型的哮喘患者食用。

汤疗慢性肺炎

慢性肺炎患者要选食治痰之品，少食滞痰之物。日常生活中，许多食物都有化痰止咳之功效，如白果能化痰定喘、雪梨能润肺止咳、金橘饼能理气化痰、百合能润肺、胖大海能利咽消痰、银耳能补肺止咳。

雪梨木瓜猪肺汤

材料 雪梨250克，银耳30克，木瓜500克，猪肺750克，姜片、盐各适量。

做法

1. 雪梨去核，洗净，切成块；银耳浸泡，去除根蒂部硬结，撕成小朵；木瓜去皮切块。
2. 猪肺处理干净，切块；炒锅放姜片，将猪肺干爆5分钟左右。
3. 瓦煲注水，煮沸后加入上述用料，大火煲开改小火煲3小时，加盐调味。

功效解读 本品清热化痰、益气养阴，适用于痰热郁肺、肺气阴两虚型慢性肺炎。

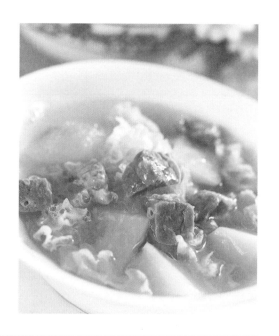

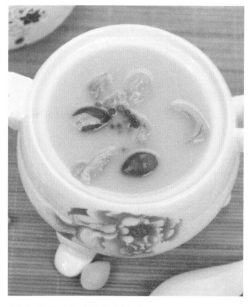

白果猪肚汤

材料 猪肚180克，白果40克，红枣、胡椒粉、姜、淀粉各适量，盐3克。

做法

1. 猪肚用盐、淀粉洗净后切片；白果、红枣洗净；姜洗净切片。
2. 锅中注水烧沸，入猪肚氽去血沫备用。
3. 将猪肚、白果、姜、红枣一起放入砂煲，倒入适量清水，用小火熬2小时，调入胡椒粉和盐即可。

功效解读 本品清热化痰、补肾纳气、定喘止咳，适合痰热郁肺、肾虚不纳型的慢性肺炎患者食用。

汤疗头痛

慢性头痛患者平时应多吃些含镁丰富的蔬菜、水果，以增加大脑中的镁含量。包括：小米、荞麦面等谷类，黄豆、蚕豆、豌豆等豆类及豆制品以及雪里蕻、冬菜、香菇、紫菜、桃子、桂圆、核桃、花生等。

桂圆山药红枣汤

材料 山药150克，红枣6颗，桂圆100克，冰糖适量。

做法

1. 山药削皮，洗净，切块；红枣、桂圆洗净。
2. 煮锅内加3碗水煮开，加入山药煮沸，再下红枣；待山药煮熟、红枣松软，加入桂圆肉；等桂圆的香味渗入汤中即可熄火。
3. 根据个人口味加入适量冰糖调味即可。

功效解读 本品具有滋阴养血、活络止痛的功效，适合血虚型头痛患者食用。

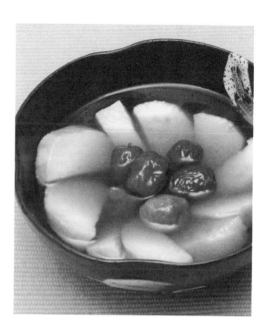

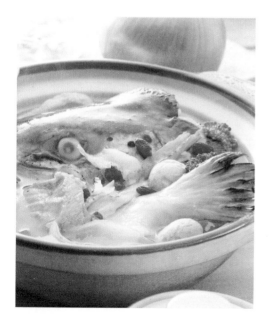

当归川芎鱼头汤

材料 三文鱼头1个，川芎、当归各10克，枸杞15克，西蓝花150克，蘑菇3朵，盐5克。

做法

1. 鱼头去鳞、鳃，洗净；西蓝花、蘑菇洗净，撕成小朵。
2. 将川芎、当归、枸杞洗净，以5碗水熬至约剩3碗水，放入鱼头煮至将熟。
3. 放入西蓝花、蘑菇，调入盐稍煮即可。

功效解读 本品具有活血化淤、养血止痛的功效，适合血虚、血淤型头痛患者食用。

汤疗神经衰弱

气血两虚型神经衰弱者宜在汤中添加胡萝卜、西红柿、人参、鲤鱼、桂鱼、牛肉、猪肚、羊心、兔肉、鸽蛋等。肝火上升型神经衰弱者宜在汤中添加菠菜、油菜、荠菜、冬瓜、苦瓜、竹笋、鲜藕、芹菜、黄花菜、桑葚、梨、桃、羊肉、鸭肉等。

木耳竹茹汤

材料 黑木耳、鸡血藤各15克，竹茹10克，红枣8颗，冰糖适量。

做法

1. 将黑木耳提前泡好，撕小朵；鸡血藤、竹茹、红枣洗净。
2. 将所有原材料放入煲中，加水以大火煮沸后转小火煎至约剩1碗水的分量，加冰糖调匀即可食用。

功效解读 本品具有清热化痰、和中安神的功效，适合痰热扰心型的神经衰弱患者食用。

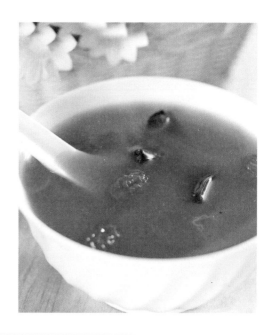

灵芝炖鸡腿

材料 鸡腿1只，灵芝3片，香菇2朵，杜仲5克，山药、丹参各10克，红枣6颗。

做法

1. 鸡腿洗净，以开水汆烫。
2. 炖锅放入适量水烧开后，将用料全部下入锅中煮沸，再转小火炖约1小时即可。

功效解读 本品具有补益心脾、养血安神的功效，适合心脾两虚型的神经衰弱患者食用。

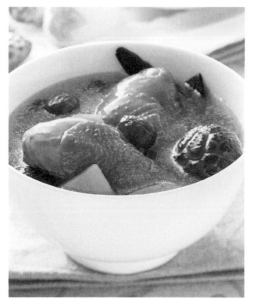

汤疗冠心病

膳食纤维能吸附胆固醇，阻止胆固醇被人体吸收，并能促进胆酸从粪便中排出，减少胆固醇在体内生成，故能降低血液中的胆固醇含量。故冠心病患者的膳食中，应含有充足的膳食纤维。

桂参红枣猪心汤

材料 桂枝5克，党参、杜仲各10克，红枣6颗，猪心半个，盐适量。

做法

1. 将猪心洗净，放入沸水中汆烫，捞出，切片。
2. 桂枝、党参、红枣、杜仲分别洗净放入锅中，加3碗水，以大火煮开，转小火煮30分钟。
3. 再转中火让汤汁沸腾，放入猪心片，待水再开，加盐调味即可。

功效解读 本品具有辛温散寒、宣通心阳的功效，适合寒凝心脉型的冠心病患者食用。

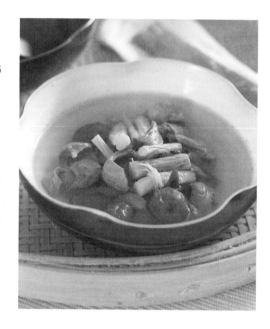

腐竹木耳瘦肉汤

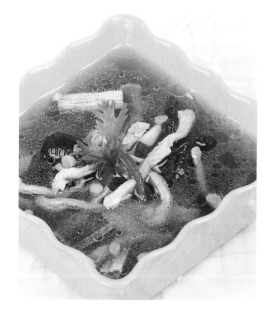

材料 猪瘦肉100克，腐竹50克，黑木耳30克，食用油20毫升，味精、盐、酱油各适量，香油3毫升，葱5克。

做法

1. 将猪瘦肉切丝、汆水；腐竹用温水泡开切小段；黑木耳泡发后撕成小块备用。
2. 净锅上火倒入食用油，将葱爆香，倒入水，下入肉丝、腐竹、黑木耳，调入盐、味精、酱油烧沸，淋香油即可。

功效解读 本品具有活血化淤、通脉止痛的功效，适合心血淤阻型的冠心病患者食用。

汤疗 高血压

钾能够促进体内钠的排出，因此高血压患者宜多吃含钾丰富的食物，如土豆、芋头、茄子、海带、莴笋、冬瓜、西瓜等。而且富含钾的食物能增加血管弹性，有利尿作用，有利于改善心肌收缩能力。

党参枸杞红枣汤

材料 红枣3颗，枸杞12克，党参15克，白糖适量。

做法

1. 将党参洗净，切段，备用。
2. 将红枣、枸杞放入清水中浸泡5分钟后捞出，备用。
3. 将红枣、枸杞和党参一起放入砂锅中，然后放入适量水，先以大火煮沸后改用小火煮10分钟左右，挑出党参，加入白糖，喝汤吃枸杞、红枣。

功效解读 本品具有益气养血、养肝明目的功效，适合气血亏虚型的高血压患者食用。

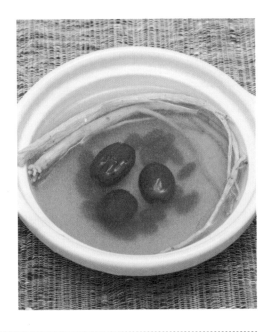

菊花枸杞绿豆汤

材料 绿豆120克，枸杞10克，红枣20克，干菊花、红糖各8克，高汤适量。

做法

1. 将绿豆淘洗干净，提前泡发；枸杞、干菊花用温水洗净备用；红枣洗净备用。
2. 净锅上火倒入高汤烧开，下入绿豆煮至快熟时，下入枸杞、菊花、红枣煲至熟透。
3. 调入红糖搅匀即可。

功效解读 本品具有清肝泻火、平肝潜阳的功效，适合肝阳上亢型的高血压患者食用。

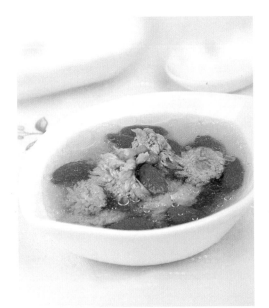

汤疗心律失常

心律失常患者在饮食上要以清淡而有营养的食物为主，如蔬菜、水果、猪心等。夜间心慌明显者，宜在睡前饮剂莲枣汤。反复心悸且伴有胸痛者，宜食蜂蜜、红枣、无花果、核桃仁等。

当归猪肉汤

材料 猪肉200克，红枣5颗，黄豆、花生米各10克，当归5克，黄芪3克，盐、白糖各2克，八角1个。

做法

1. 将猪肉洗净、切块，氽水；红枣、黄豆、花生米、当归、黄芪洗净，浸泡备用。
2. 汤锅上火倒入水，下入猪肉、红枣、黄豆、花生米、当归、黄芪、八角煲至熟。
3. 最后调入盐、白糖即可。

功效解读 本品具有活血化淤、通络定惊的功效，适合淤阻心脉型的心律失常患者食用。

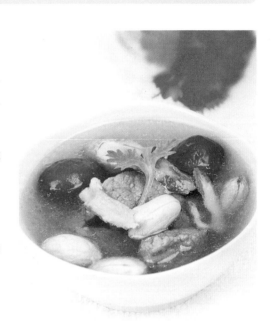

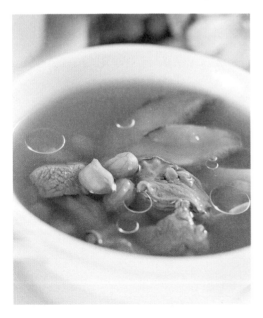

香菇花生牡蛎汤

材料 香菇25克，花生40克，牡蛎250克，猪瘦肉200克，食用油10毫升，姜2片，盐5克。

做法

1. 香菇剪去蒂，洗净泡开、切片；花生洗净；牡蛎洗净，氽水；猪瘦肉洗净、切块。
2. 炒锅下食用油、牡蛎、姜片，将牡蛎爆炒至微黄。
3. 将2升水放入瓦煲内，煮沸后放入香菇、花生、牡蛎、猪瘦肉，大火煮沸改小火煲3小时，加盐调味即可。

功效解读 本品温补心阳、安神定惊，适合心阳不振型的心律失常患者食用。

汤疗 高脂血症

高脂血症患者应多吃清淡的食物，以素食为主，粗细粮搭配；少吃动物内脏、动物脂肪及甜食；还应合理调剂饮食，如晚餐不宜多食荤腥厚味的食物；少吃甜食，以免血液中的甘油三酯升高，血液黏稠度增加，促使病变加快发展。

白菜煮豆腐

材料 小白菜100克，嫩豆腐250克，红甜椒丝、盐、味精各少许。

做法

1. 小白菜去掉根和黄叶，洗净，沥干，切段；嫩豆腐洗净切厚片。
2. 起汤锅，放入适量清水，先倒入豆腐，加少许盐，用大火烧沸后，再倒入小白菜，继续烧开5分钟，加少许味精调味，盛出饰以红甜椒丝即可。

功效解读 本品具有通利肠胃、清热除烦的功效，适合各个证型的高脂血症患者食用。

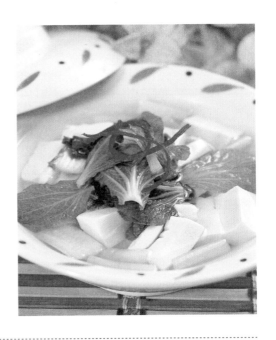

香菇白菜魔芋汤

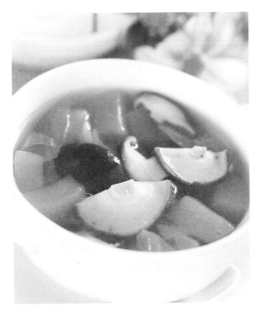

材料 香菇20克，白菜150克，魔芋100克，盐2克，油、水淀粉各适量。

做法

1. 香菇洗净切成片；白菜洗净切片。
2. 魔芋切成薄片，下入沸水中汆去碱味，捞出。
3. 将白菜倒入热油锅内炒软，再将500毫升水倒入锅中，加盐煮沸，放入香菇、魔芋同煮开2分钟，以水淀粉勾芡拌匀即可。

功效解读 本品具有降脂减肥的功效，适合痰淤阻络型的高脂血症患者食用。

汤疗糖尿病

糖尿病患者在喝肉汤或鸡汤时，应待汤冷却后将上面凝结的油皮去掉，然后干烧再冷却、去油皮，这样既能为糖尿病患者提供营养，又不会摄入过多的胆固醇。糖尿病患者日常饮食应注意多食含钙、磷、锌、铬、铜、碘等丰富的食物。

蛤蜊白菜汤

材料 蛤蜊300克，白菜250克，香菜10克，食用油5毫升，盐5克，生姜片、高汤各适量。

做法

1. 将蛤蜊剖开洗净；白菜洗净，切段；香菜洗净、切段。

2. 锅上火，加入5毫升食用油烧热，下入蛤蜊煎2分钟至腥味去除。

3. 锅中加入高汤烧沸，下入蛤蜊、白菜、生姜片煲20分钟，再调入盐，撒上适量香菜即可。

功效解读 本品滋阴润燥、清热化痰，适合各个证型的糖尿病患者食用。

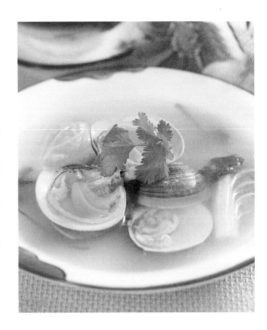

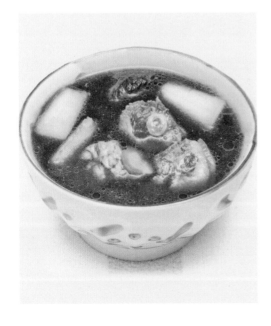

熟地龙骨冬瓜汤

材料 冬瓜100克，熟地50克，龙骨300克，姜、麻油、盐各适量。

做法

1. 将龙骨洗净剁块；熟地洗净切片；姜去皮、洗净切片；冬瓜去皮，洗净切块。

2. 锅上火，放适量清水，大火煮开后放入龙骨焯烫，去血水捞出备用。

3. 砂锅上火，加水适量，放姜、麻油，将龙骨转入砂煲，加入熟地、冬瓜，大火煮开，转中火煲1小时，调入盐，盛出即可。

功效解读 本品清热凉血、利尿除湿，适合肝肾阴虚以及气阴两虚型糖尿病患者食用。

汤疗甲亢

甲亢患者适当地补充钾盐可以有效控制病情的发展。这是因为由于甲状腺素有利尿、排汗作用，从而使机体内大量的钾盐丧失。因此要适当地食用瘦肉汤、橘子水和香蕉及新鲜蔬菜，以补充钾盐，但不可过量。

香菇甲鱼汤

材料 甲鱼500克，香菇、豆腐皮、上海青各适量，盐、鸡精、姜各适量。

做法

1. 甲鱼处理干净；姜洗净、去皮切片；香菇、豆腐皮、上海青洗净备用。
2. 锅中注水烧开，放入甲鱼焯去血水，捞出放入瓦煲中，加入姜片，加适量清水煲开。
3. 继续煲至甲鱼熟烂，放入盐、鸡精调味，放入香菇、豆腐皮、上海青煮熟，起锅摆盘即可。

功效解读 本品能滋阴益气、软坚散结、清热除蒸，适合气阴两虚型甲亢患者食用。

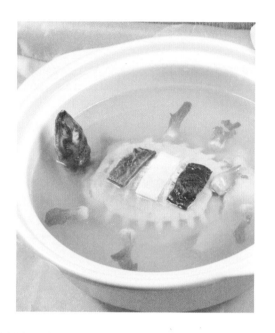

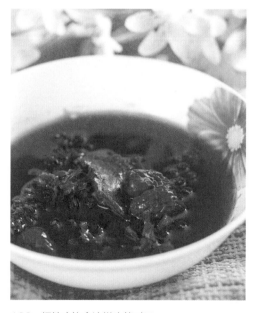

生地玄参汤

材料 生地20克，玄参、酸枣仁、夏枯草各10克，红枣6颗。

做法

1. 将生地、玄参、酸枣仁、夏枯草、红枣分别清洗干净。
2. 将全部材料放入锅中。
3. 加入适量清水，煮半小时即可。

功效解读 本品具有清热解毒、滋阴凉血、养心安神的功效，有助于缓解甲亢患者精神亢奋的症状，尤其适合肝火旺盛以及阴虚火旺型甲亢患者食用。

汤疗慢性盆腔炎

慢性盆腔炎患者的饮食以清淡易消化的食品为主。如红豆、薏米、绿豆、冬瓜、扁豆、马齿苋等。应食活血理气散结的食品。如山楂、桃仁、果丹皮、橘核、橘皮、玫瑰花、金橘等。适当补充蛋白质，可食用猪瘦肉、鸭、鹅及鹌鹑等。

丹参桃红乌鸡汤

材料 丹参15克，红枣10颗，红花2.5克，桃仁5克，乌鸡腿1只，盐5克。

做法

1. 将红花、桃仁装在棉布袋内，扎紧。

2. 将鸡腿洗净剁块，氽烫后捞出。

3. 将红枣、丹参冲净。

4. 将所有材料放入锅中，加6碗水煮沸后，转小火炖约20分钟，待鸡肉炖至熟烂，加盐调味即成。

功效解读 本品具有疏肝解郁、活血化淤、益气补虚的功效，适合气滞血淤型慢性盆腔炎患者食用。

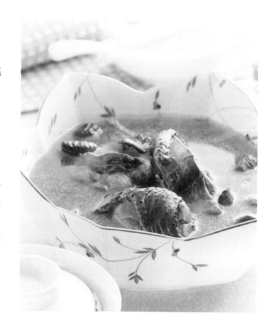

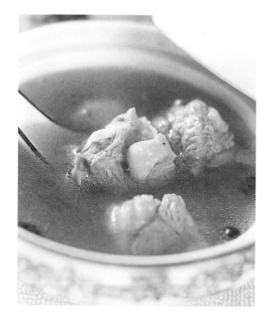

五胡鸭汤

材料 五灵脂、延胡索各10克，鸭肉500克，盐、醋各适量。

做法

1. 将鸭肉洗净，用少许盐抹一遍，让咸味入内。

2. 五灵脂、延胡索洗净，放入碗内，加适量水，隔水蒸30分钟左右，去渣存汁。

3. 将鸭肉放入大盆内，倒上药汁，隔水蒸至鸭熟软，食前滴少许醋调味即可。

功效解读 本品具有理气止痛、活血散淤的功效，适合气滞血淤、寒凝血淤型慢性盆腔炎患者食用。

汤疗慢性前列腺炎

慢性前列腺炎患者饮食宜清淡，不可食用过多进补食物。药粥中适宜添加的食材有红豆、桃仁、生地、海参、山药、茯苓、红枣、杜仲、莲子、白果、芡实、熟地、山萸肉、荞麦、丝瓜、车前子、黄芪、芦荟、山楂、荷叶、薏米等。

西葫芦干贝肉汤

材料 西葫芦150克，猪肉、水发干贝各80克，食用油、盐、味精、香油、葱花各适量。

做法

1. 将西葫芦洗净切片；猪肉洗净切片；水发干贝洗净备用。
2. 锅中倒油烧热，炝香葱花，下入肉片烹炒，再下入西葫芦稍炒，倒入水，调入盐、味精烧沸，下干贝煲至熟，淋入香油即可。

功效解读 本品具有滋阴补虚、清热利湿的功效，适合湿热下注、阴虚火旺型慢性前列腺炎患者食用。

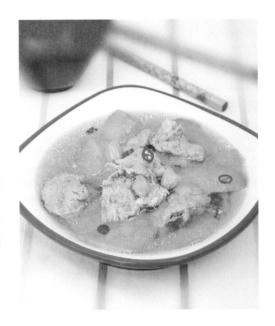

佛手胡萝卜马蹄汤

材料 胡萝卜100克，佛手瓜75克，马蹄35克，食用油35毫升，盐、味精、胡椒粉各3克，姜末2克，香油2毫升。

做法

1. 将胡萝卜、佛手瓜、马蹄用清水洗净，均切丝备用。
2. 净锅上火，倒入食用油，将姜末爆香，下入胡萝卜丝、佛手瓜丝、马蹄丝煸炒，调入盐、味精、胡椒粉烧开，淋入香油即可。

功效解读 本品具有理气活血、清热利湿的功效，适用于气滞血淤或湿热蕴结型慢性前列腺炎患者。

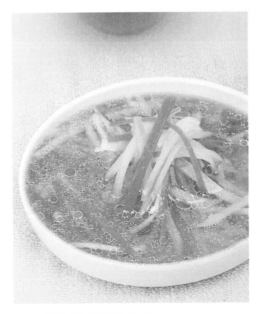

汤疗慢性肾炎

慢性肾炎患者因为肾功能不能正常地排泄钠盐，所以易导致水肿症状出现，因此在日常饮食中要低盐、无盐或少盐饮食。汤中尽量少放盐和酱油，少吃钠含量高的食物。

冬瓜红枣鲤鱼汤

材料 鲤鱼450克，冬瓜200克，茯苓25克，干姜30克，红枣10颗，枸杞15克，盐2克。

做法

1. 茯苓、红枣、枸杞分别洗净，放入锅中。
2. 鲤鱼去鳞、洗净，去骨、刺，取鱼肉切片。
3. 冬瓜去皮切块，和姜片、鱼骨一起放入锅中，加入水，用小火煮至冬瓜熟透，放入鱼片煮沸，加盐调味即可。

功效解读 本品温胃散寒、利水消肿，适合脾肾阳虚型慢性肾炎患者食用。

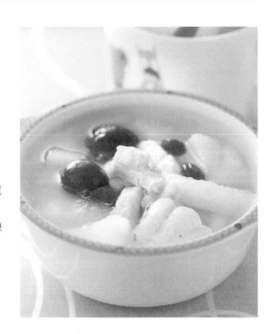

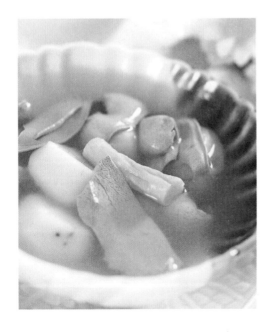

党参马蹄猪腰汤

材料 猪腰200克，马蹄150克，党参100克，盐3克，油、料酒各适量。

做法

1. 猪腰洗净，剖开，切去白色筋膜，切片，用适量料酒、油、盐拌匀。
2. 马蹄洗净去皮；党参切段。
3. 马蹄、党参放入锅内，加水适量，大火煮开后改小火煮30分钟，加入猪腰再煲10分钟，加盐调味即可。

功效解读 本品补肾健脾、益气生津，适合脾肾气虚、肝肾阴虚以及气阴两虚型慢性肾炎患者食用。

第四章
金

汤疗慢性病，固若
汤

汤疗骨质疏松

骨质疏松患者的饮食宜清淡，忌食过辣、过咸、过甜等刺激性食品。还应多吃富含维生素 C、维生素 D 以及蛋白质的食物，如苋菜、雪里蕻、牛奶、鸡蛋、豆类及豆制品等。在熬汤时加入豆类、红枣、虾皮等食物，补钙效果更佳。

板栗排骨汤

材料 排骨500克，胡萝卜1根，板栗250克，盐1小匙。

做法

1. 将板栗剥去壳后放入沸水中煮熟，备用；排骨洗净放入沸水中汆烫，捞出备用；胡萝卜削去皮、冲净，切成块。
2. 将所有材料放入锅中，加水至盖过材料，大火煮开后再改用小火煮约30分钟。
3. 煮好后加入盐调味即可。

功效解读 本品健脾补肾、强筋壮骨，适合各个证型的骨质疏松患者食用。

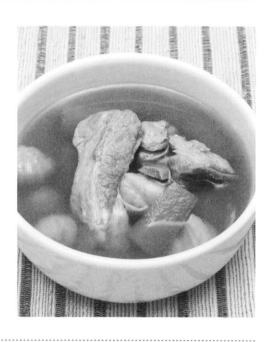

腰果核桃牛肉汤

材料 核桃100克，牛肉210克，腰果50克，盐、鸡精各2克，香葱8克。

做法

1. 将牛肉洗净，切块，汆水。
2. 核桃、腰果洗净备用。
3. 汤锅上火倒入水，下入牛肉、核桃、腰果，调入盐、鸡精，煲至熟，撒入香葱即可。

功效解读 本品可健脾补肾、益气养血、强壮筋骨，适合各个证型的骨质疏松患者食用。

汤疗肩周炎

肩周炎患者要加强营养，可适当多吃富含钙、磷，具有补益肝肾、滋养筋脉功效的食物，饮食调养以补肝肾、养筋脉为根本，做到合理搭配、对症进食，饮食有度、防止偏食。

当归生姜羊肉汤

材料 当归10克，生姜20克，羊肉100克，盐适量。

做法

1. 将羊肉洗净后切成片；将当归、生姜分别洗净，生姜切片备用。
2. 羊肉入锅，加适量水、当归、生姜同炖至羊肉熟透。
3. 加入盐调味即可。

功效解读 本品具有散寒除湿、活血化瘀、益气补虚的功效，适合脾胃虚寒以及血瘀型肩周炎患者食用。

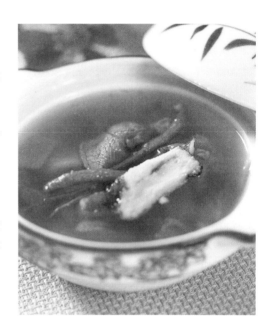

姜黄木瓜豆芽汤

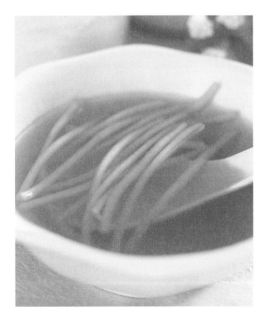

材料 姜黄、木瓜各10克，黄豆芽250克，猪油适量，盐3克。

做法

1. 将黄豆芽、姜黄、木瓜洗净。
2. 将姜黄和木瓜放入砂锅内，煎汁去渣。
3. 放入黄豆芽、猪油煮汤，熟后加盐调味即可。

功效解读 本品能行气活血、祛风化湿、宣痹止痛，适合血瘀型肩周炎患者食用。

汤疗风湿性关节炎

风湿性关节炎患者适宜吃一些具有健脾利湿、缓解肿胀作用的食物，在日常饮食中可以多吃苦瓜、丝瓜、香菇、木耳、豆腐、芹菜、红豆、冬瓜、荷叶等食物，有助于提高自身免疫力，缓解病情。

枸杞水蛇汤

材料 水蛇250克，枸杞30克，油菜10克，高汤适量，盐5克。

做法

1. 将水蛇处理干净切块，余水待用；枸杞洗净；油菜洗净。

2. 净锅上火倒入高汤，下入水蛇、枸杞，煲至熟时下入油菜稍煮，调入盐即可。

功效解读 本品具有清热滋阴、祛风通络、消炎镇痛等功效，适合肝肾两虚以及风湿热痹型风湿性关节炎患者食用。

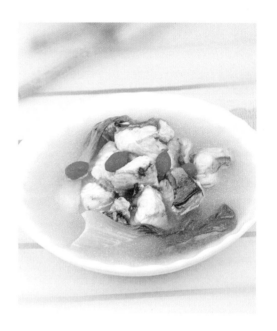

芹菜金针菇猪肉汤

材料 猪瘦肉300克，金针菇50克，芹菜100克，田螺适量，盐、鸡精各3克。

做法

1. 猪瘦肉洗净，切块；金针菇洗净，去须根；芹菜洗净，切段；田螺洗净，取肉。

2. 猪瘦肉、田螺肉放入沸水中余去血水后捞出。

3. 锅中注水烧沸，放入猪瘦肉、金针菇、芹菜、田螺肉慢炖2.5小时，加入盐和鸡精调味即可食用。

功效解读 本品清热泻火、利水祛湿，适合风湿热痹型风湿性关节炎患者食用。

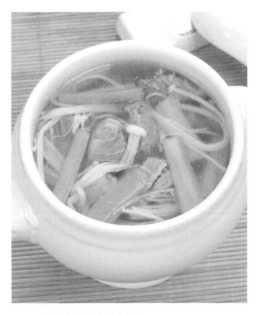

汤疗慢性咽炎

慢性咽炎患者适宜多吃具清热、生津、润燥、利咽作用的蔬果，如白菜、油菜、黄瓜、苦瓜、丝瓜、白萝卜、马蹄等。适宜多吃具有清热退火、润养肺肾作用的食物，如西红柿、猕猴桃、苹果、西瓜、菠萝、柠檬、梨、甘蔗、蜂蜜等。

银耳海鲜汤

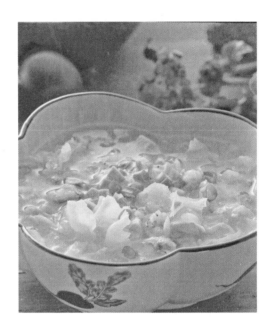

材料　银耳15克，三文鱼200克，虾仁10只，蚌肉、银鱼各100克，葱20克，盐、水淀粉各适量。

做法

1. 银耳洗净泡发，撕小朵。
2. 三文鱼洗净切丁；虾仁去泥肠，洗净；葱洗净切成葱花。
3. 锅中加水，先下入银耳煮沸后再加入三文鱼、蚌肉、虾仁、银鱼，煮熟后加盐调味，再用水淀粉勾芡，撒上葱花即可。

功效解读　本品具有清热滋阴、生津止渴的功效，适合阴虚津枯型慢性咽炎患者食用。

薄荷水鸭汤

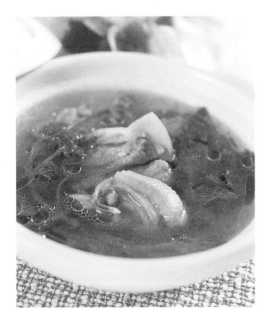

材料　水鸭400克，薄荷100克，生姜10克，油、盐、味精、胡椒粉、鸡精各适量。

做法

1. 水鸭洗净，斩成小块；薄荷洗净，摘取嫩叶；生姜切片。
2. 锅中加水烧沸，下鸭块焯去血水，捞出。
3. 净锅加油烧热，下入生姜、鸭块炒干水分，加入适量清水，倒入煲中煲30分钟，再下入薄荷叶、盐、味精、胡椒粉、鸡精调匀即可。

功效解读　本品清热泻火、利咽爽喉，适合阴虚火炎型慢性咽炎患者食用。

汤疗 皮肤瘙痒症

碱性食物能够缓解皮肤瘙痒症的症状，如黄瓜、香蕉、葡萄、海带、芝麻、苹果、萝卜、绿豆等。苦瓜有清热解毒、祛湿止痒的功效，皮肤瘙痒症患者可以多吃一些；西红柿中含有丰富的维生素，对治疗皮肤瘙痒症有很大帮助。

黑豆牛蒡炖鸡汤

材料 黑豆100克，牛蒡300克，鸡腿400克，盐4克。

做法

1. 黑豆淘净，以清水浸泡30分钟。
2. 牛蒡削皮、洗净、切块；鸡腿剁块，用沸水焯烫后捞出。
3. 黑豆、牛蒡先下锅，加6碗水煮沸，转小火炖15分钟，再下鸡块续炖20分钟，待肉熟烂，加盐调味即成。

功效解读 本品具有清热祛风、凉血止痒的功效，适合风热犯表型皮肤瘙痒症患者食用。

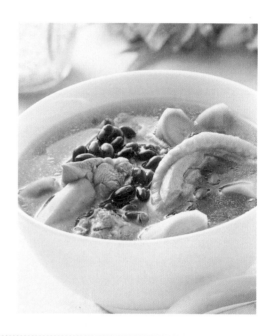

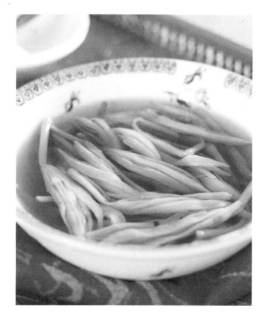

黄花菜马齿苋汤

材料 黄花菜、马齿苋各50克，盐适量。

做法

1. 将黄花菜、马齿苋洗净，备用。
2. 把马齿苋放入锅中，加入适量清水小火煎煮，滤取汤汁，再加入黄花菜煮熟。
3. 加盐调味即可。

功效解读 本品具有清热解毒、凉血止痒的功效，适合湿毒内蕴型皮肤瘙痒症患者食用。

汤疗湿疹

湿疹患者应多喝一些清淡的汤，熬汤宜选用清热利湿的食物，如绿豆、红豆、苋菜、荠菜、马齿苋、冬瓜、黄瓜、莴笋等。

土茯苓绿豆汤

材料 绿豆150克，土茯苓、地肤子、黄柏、山楂、车前子各15克，红糖适量。

做法

1. 将土茯苓、地肤子、黄柏、山楂、车前子分别洗净，沥水；绿豆洗净，泡发备用。
2. 土茯苓、地肤子、黄柏、山楂、车前子加水煮开，转入小火熬20分钟，滤取药汁。
3. 药汁加泡好的绿豆放入锅中煮烂，加适量红糖即可。

功效解读 本品清热解毒、燥湿止痒、消炎杀菌，适合湿毒浸润型湿疹患者饮用。

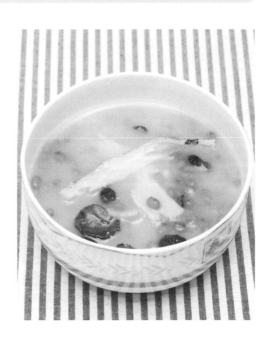

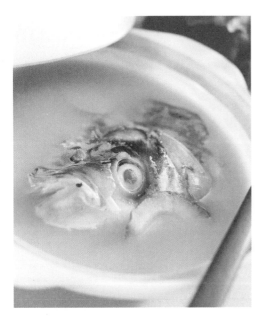

白芷鱼头汤

材料 鳙鱼头1个，川芎、白芷各1克，生姜5片，盐、油各适量。

做法

1. 将鱼头洗净，去鳃。起油锅，下鱼头煎至微黄，取出备用；川芎、白芷、生姜洗净。
2. 把鱼头、川芎、白芷、生姜一起放入炖锅内，加适量开水，炖锅加盖，小火隔水炖2小时。
3. 以盐调味即可。

功效解读 此汤具有祛风止痒、健脾祛湿的功效，适合脾虚湿蕴型湿疹患者食用。

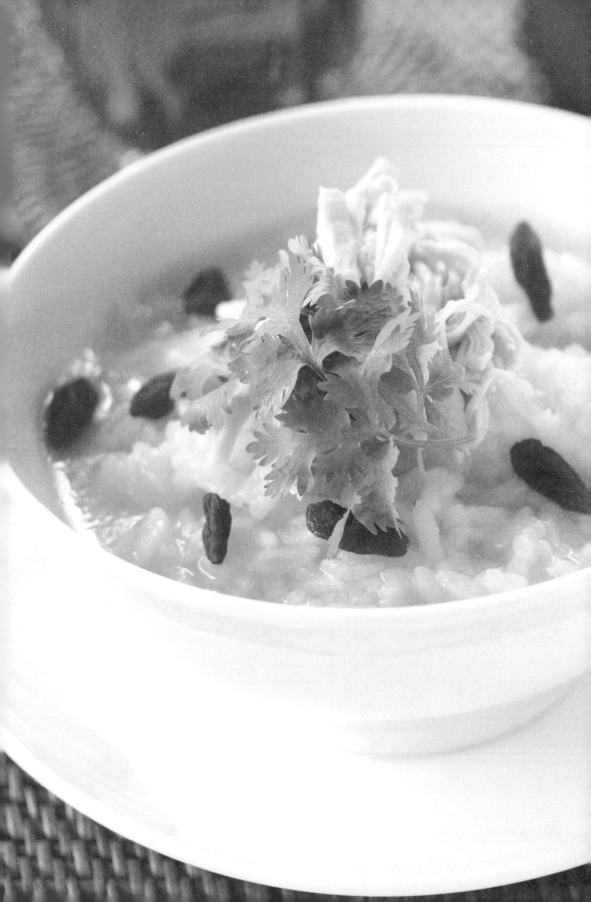

第五章

粥疗慢性病，同"粥"共济

食粥疗法在我国有悠久的历史，早在数千年前的《周书》中就有"黄帝煮谷为粥"的记载。汉代医圣张仲景善用米与药同煮作为药方，开了食用养生粥之先河，在其著作《伤寒杂病论》中就有记载。药粥通过调理脾胃，改善人体消化功能，对增强体质、扶助正气具有重要作用。以药粥预防疾病，民间早有实践。比如，胡萝卜粥可以预防高血压，薏米粥可以预防癌症等。

粥疗慢性胃炎

通过喝粥进行养胃，自古就很盛行，慢性胃炎患者尤其要加强营养的供给，可以在粥中添加营养价值高的蛋白质食品和维生素丰富的软食，如牛奶、豆腐、胡萝卜和一些发酵的食品等。

百合粳米粥

材料 粳米、鲜百合各50克，麦芽糖20克。

做法

1. 先将粳米用清水洗净，泡发，备用；鲜百合掰片，洗净。
2. 将泡发的粳米倒入砂锅内，加水适量，用大火烧沸后，改小火煮40分钟。
3. 煮至稠时，加入百合片稍煮片刻，起锅前加入麦芽糖即可。

功效解读 本品具有滋阴润燥、养胃生津的功效，适合胃阴亏虚型的慢性胃炎患者食用。

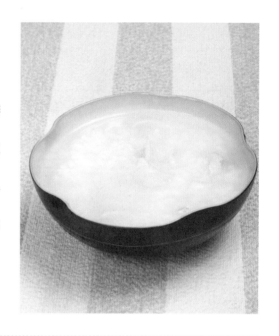

小米粥

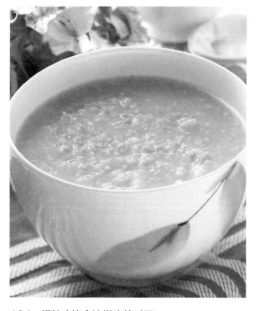

材料 小米100克，干玉米碎粒、糯米各50克，砂糖少许。

做法

1. 将小米、干玉米碎粒、糯米用清水洗净。
2. 将洗净的原材料放入电饭煲内，加清水后开始煲粥，煲至粥黏稠时加入砂糖调味，盛入碗内即可食用。

功效解读 本品具有疏肝解郁、理气宽中的功效，适合肝胃不和型的慢性胃炎患者食用。

粥疗胃及十二指肠溃疡

胃及十二指肠溃疡患者宜喝大米粥和小米粥，可在粥中添加鸡蛋、豆腐、牛奶、鱼肉、南瓜等易消化的食物，对于玉米、芹菜、韭菜、竹笋等纤维素高、不易消化的食物应避免添加。

鱼末豆腐粥

材料 新鲜鱼肉、大米各50克，豆腐200克，盐3克，葱1棵，姜8克，蒜5克，高汤适量。

做法

1. 将豆腐放入沸水中煮5分钟，取出沥水，再放入冷开水中浸泡后剁泥；鱼肉洗净剁泥。
2. 葱切成葱花；姜切片；蒜去皮切粒；大米洗净加入高汤、姜、蒜煮开，改小火煮40分钟，至米粥呈糊状。
3. 再加入豆腐、鱼肉一同煮熟，放入少许盐，撒入葱花，即可食用。

功效解读 本品营养丰富，含有铁、钙、磷、镁等多种微量元素，有健脾养胃、增强体质的作用，适合胃及十二指肠溃疡患者食用。

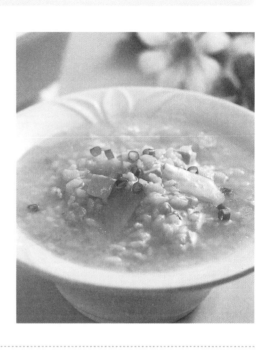

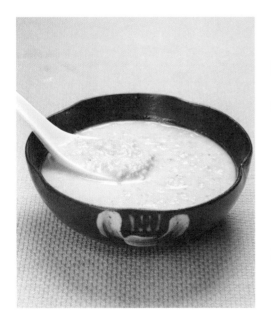

四仁鸡蛋粥

材料 核桃仁、花生仁各40克，鸡蛋2个，白果仁、甜杏仁各20克，糖适量。

做法

1. 白果仁洗净，去壳、去皮；甜杏仁、核桃仁、花生仁洗净。
2. 将白果仁、甜杏仁、核桃仁、花生仁共研成粉末，用干净、干燥的瓶罐收藏，放于阴凉处，备用。
3. 每次取20克加水煮沸，冲入鸡蛋，煮成一小碗，加糖搅拌均匀即可。

功效解读 本品可活血化淤、疏肝理气，适合淤血阻滞、肝郁气滞型的胃及十二指肠溃疡患者食用。

粥疗慢性肠炎

慢性肠炎患者要多吃些止泻食物，如扁豆、山药、山楂、乌梅、苹果等；不要过食脂肪含量高的食物，如猪油、羊油、奶油、牛油等。同时，生冷的食物或过烫食物都会刺激胃肠道引发病症，要慎食。

茯苓粥

材料 大米70克，薏米20克，白茯苓10克，红枣3颗，白糖3克。

做法

1. 大米、薏米均泡发洗净；白茯苓、红枣洗净。

2. 锅置火上，倒入清水，放入大米、薏米、白茯苓、红枣，以大火煮开。

3. 待煮至浓稠状时，调入白糖拌匀即可。

功效解读 本品具有清热利湿、健脾止泻的功效，适合湿热型的慢性肠炎患者食用。

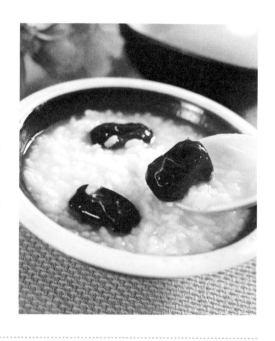

黄连白头翁粥

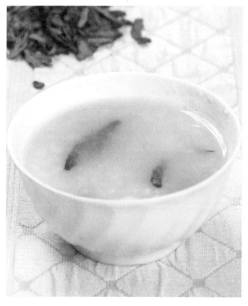

材料 川黄连10克，白头翁50克，粳米30克。

做法

1. 将川黄连、白头翁洗净，入砂锅，水煎，去渣取汁；粳米洗净。

2. 另起锅，放入粳米，加清水400毫升，煮至米开花。

3. 加入药汁，煮成粥即可。

功效解读 本品具有杀虫、抑菌等作用，适合慢性肠炎患者食用。

粥疗痔疮

痔疮患者要特别注意预防便秘，不要吃过硬的食物，在粥中添加紫菜、红豆、芝麻、槐花、黑芝麻、核桃肉、竹笋、蜂蜜等对治疗痔疮有帮助的食材，非常适合痔疮患者经常食用。

苁蓉虾米粥

材料 肉苁蓉、虫草、虾米各20克，大米100克，盐、香油、葱花、姜丝、胡椒粉各适量。

做法

1. 大米洗净浸泡；虾米洗净；肉苁蓉、虫草入纱布袋扎紧，将纱布袋入开水锅煎煮熬汁。
2. 锅置火上，加清水、药汁、大米熬煮，再放入虾米、姜丝煮至粥成，加盐、胡椒粉调匀，撒葱花，淋入香油便成。

功效解读 肉苁蓉有补肾、益精、润燥、滑肠的功效。四者合煮成粥有保护心血管系统、防止动脉硬化、预防高血压、缓解痔疮症状的功效。

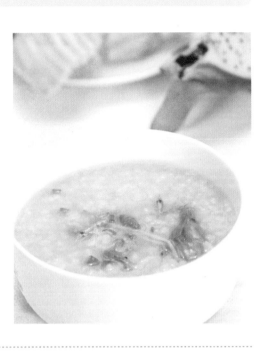

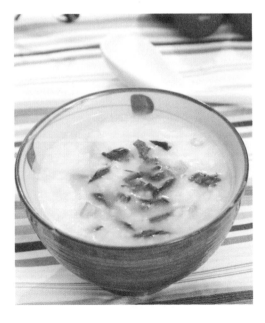

黄花芹菜粥

材料 干黄花菜、芹菜各15克，大米100克，麻油5毫升，盐2克，味精1克。

做法

1. 芹菜洗净，切成小段；干黄花菜泡发洗净；大米洗净，浸泡半小时。
2. 大米入锅，大火煮至米粒绽开，放入芹菜、黄花菜熬煮至粥成，调入盐、味精，滴入麻油即可食用。

功效解读 芹菜中含有的膳食纤维，有调理胃肠的功效，能通便排毒，有效缓解痔疮症状。

粥疗慢性支气管炎

慢性支气管炎患者要多吃一些富含蛋白质的食物，平时煮粥的时候可以放入鸡蛋、鸡肉、瘦肉、牛奶、动物肝、鱼类、豆制品等食物，同时应经常进食新鲜蔬菜瓜果，以确保对维生素C的需求。

白果瘦肉粥

材料 白果20克，瘦肉50克，玉米粒、红枣、大米、盐、味精、葱花各少许。

做法

1. 玉米粒洗净；瘦肉洗净，切丝；红枣洗净，切碎；大米淘净，泡好；白果去外壳，取心。
2. 锅中注水，下入大米、玉米、白果、红枣，大火烧开，改中火，下入猪肉煮至熟。
3. 改小火熬至粥成，加盐、味精、葱花即可。

功效解读 白果可敛肺气、定咳嗽；瘦肉有滋阴润燥、补肾养血的功效。两者合熬成粥，有润肺平喘的功效。

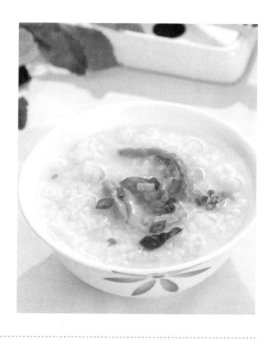

白萝卜山药粥

材料 白萝卜20克，山药30克，青菜少许，大米90克，盐3克。

做法

1. 山药去皮洗净切块；白萝卜洗净切块；大米泡发洗净；青菜洗净，切碎。
2. 锅置火上，注入清水，放入大米，用大火煮至米粒开花。
3. 放入山药、白萝卜，用小火煮至粥浓稠时，再下入青菜，煮至菜熟后，加盐调味即可食用。

功效解读 白萝卜具有补气益肺的功效，山药能滋阴补气。二者合煮成粥，能够有效缓解慢性支气管炎的症状。

粥疗哮喘

老年性哮喘患者最适宜食粥法治疗，煮粥时宜加入芝麻、糯米、粳米、蜂蜜、枇杷、甘蔗、菠萝等柔润食物。哮喘患者的饮食，营养一定要充足。

鹌鹑五味子陈皮粥

材料 鹌鹑3只，大米80克，五味子、陈皮各10克，肉桂、姜末、盐、葱花各适量。

做法

1. 鹌鹑洗净，切块，入沸水中氽烫；大米淘净；肉桂、五味子、陈皮洗净，装入棉布袋，扎紧袋口。
2. 锅中放入鹌鹑、大米、姜末及药袋，加入沸水，中火焖煮至米粒开花后，改小火熬煮成粥，加盐，撒入葱花即可。

功效解读 本粥具有健脾益气、补肺定喘的作用，适合虚哮型的哮喘患者食用。

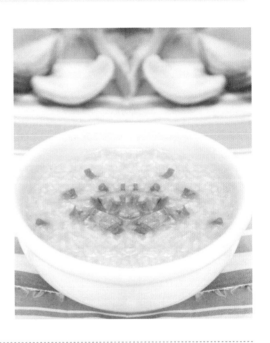

果仁粥

材料 白果、浙贝母各10克，莱菔子15克，大米100克，盐、香油各适量。

做法

1. 白果、大米、浙贝母、莱菔子先用清水洗净，一起装入瓦煲内。
2. 瓦煲中加入2000毫升清水，烧开后，改为小火慢煮成粥。
3. 下盐，淋香油，调匀即可。

功效解读 此粥具有下气、平喘、止咳、润肺、化痰的功效，对哮喘咳嗽、痰多的患者有一定食疗效果。

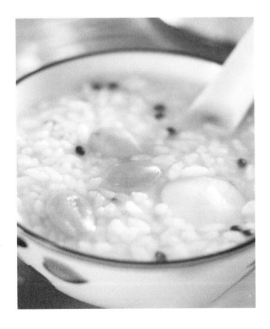

粥疗慢性肺炎

维生素 A 对维持呼吸道及胃肠道黏膜的完整性及黏膜表面抗体的产生有着重要的作用，能有效防御各种致病微生物侵入身体。因此，慢性肺炎患者在进食时要注意适当多吃一些动物肝脏、鸡蛋黄、鱼肝油、奶油等维生素 A 含量较高的食物。

复方鱼腥草粥

材料 鱼腥草、金银花、生石膏各30克，竹茹9克，粳米100克，冰糖30克。

做法

1. 将鱼腥草、金银花、生石膏、竹茹洗净，加适量的水煎汤，去渣留汁备用。
2. 将锅置火上，下入粳米及煎好的药汁，共煮为粥。
3. 最后加入冰糖，稍煮即可。

功效解读 本品具有清热化痰、敛肺止咳的功效，适合痰热郁肺型的慢性肺炎患者食用。

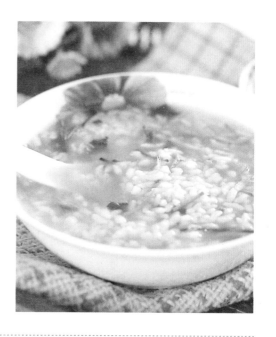

枇杷叶粥

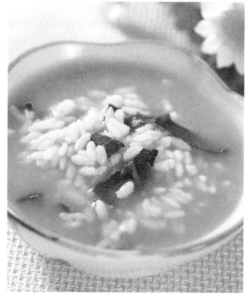

材料 枇杷叶15克，粳米100克，冰糖适量。

做法

1. 将枇杷叶放入清水中冲洗干净，去净枇杷叶上的毛。
2. 将去毛的枇杷叶放入锅中，加水煎煮至剩100毫升。
3. 加入粳米、冰糖，再加水600毫升，煮成稀粥即可食用。

功效解读 本品具有清热润肺、止咳化痰的作用，可用于肺热咳嗽、急性支气管炎、慢性肺炎等症。

粥疗头痛

感冒头痛时，饮食宜清淡，除米、面类主食外，可多吃青菜、水果类食物；气血亏虚头痛者，可多吃富有营养的食物，如母鸡、猪肉、猪肝、蛋类及桂圆汤、莲子汤等；肝火、肝热引起的头痛，多吃新鲜蔬菜、水果、绿豆汤、红豆汤、菊花茶等。

红枣首乌芝麻粥

材料 大米100克，红枣20克，何首乌、红糖各10克，黑芝麻少许。

做法

1. 大米洗净，放入锅中，加入清水，熬粥。
2. 何首乌洗净煮后取汁。
3. 粥煮沸后加入红枣、黑芝麻、何首乌汁，粥将熟时调入红糖即可。

功效解读 红枣有健脾和胃、保护肝脏的功效。长期食用红枣能补气益血，缓解头痛。何首乌安神、养血、活络，可治疮痛、风疹瘙痒、肠燥便秘、高脂血症等症。

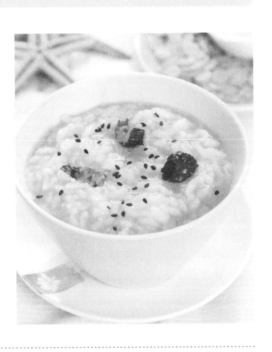

防风粥

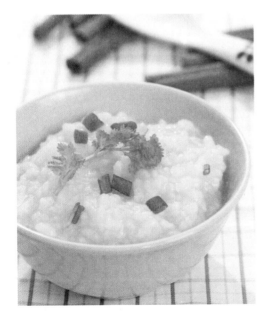

材料 粳米100克，防风10克，葱1棵，香菜适量。

做法

1. 取粳米洗净熬煮；葱洗净切末。
2. 防风洗净，煎后取汁加入粥中。
3. 待粥煮沸，撒上香菜、葱末即可。

功效解读 防风根可用于感冒头疼、风湿瘙痒、破伤风等症。粳米可用于老年人体虚、高热等症。粳米与防风相配可发挥防风之药效，能辅助治疗感冒等症。

粥疗神经衰弱

气血两虚型神经衰弱宜在粥患者中添加粳米、糯米、小米、黄豆及制品、大麦、猪肝、南瓜等食材；肝火上升型神经衰弱患者宜在粥中添加小麦、葵花子、绿豆、桂圆、鸡蛋、蜂蜜等食材。

绿豆莲子百合粥

材料 绿豆40克，莲子、百合、红枣各适量，大米50克，白糖适量，葱8克。

做法

1. 大米、绿豆均泡发洗净；莲子去心洗净；红枣、百合均洗净，切片；葱洗净，切成葱花。
2. 锅置火上，倒入清水，放入大米、绿豆、莲子一同煮开。
3. 加入红枣、百合同煮至浓稠状，调入白糖拌匀，撒上葱花即可。

功效解读 本品清热化痰、镇心安神，适用于肝火扰心、痰热扰心型神经衰弱。

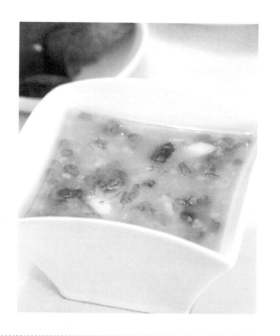

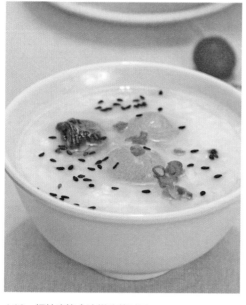

葡萄梅干粥

材料 大米100克，牛奶50毫升，黑芝麻20克，葡萄50克，梅干、冰糖、葱花各适量。

做法

1. 大米洗净备用。
2. 锅中加入适量清水，加入大米、黑芝麻、牛奶、葡萄、梅干，同煮至粥熟时加入冰糖、葱花稍煮即可。

功效解读 葡萄中含有葡萄糖，极易被人体吸收，同时还富含矿物质元素和维生素，可助消化，舒缓神经衰弱和疲劳过度。此粥适合老人、儿童食用。

粥疗冠心病

玉米有降低血脂的作用，所含烟酸、胡萝卜素等对动脉硬化、冠心病、心肌梗死及血液循环障碍有一定的治疗作用，所以冠心病患者宜多喝玉米粥和胡萝卜粥。

红花糯米粥

材料 糯米100克，红花、桃仁各10克，蒲黄5克。

做法

1. 将红花、桃仁、糯米、蒲黄洗净，备用。
2. 把红花、桃仁、蒲黄放入净锅中，加水煎煮30分钟，捞出药渣。
3. 锅中再加入糯米煮成粥即可。

功效解读 本品具有活血化淤、通脉止痛的功效，适合心血淤阻型的冠心病患者食用。

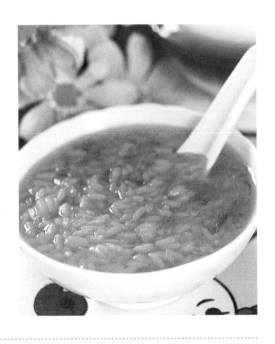

党参白术茯苓粥

材料 红枣3颗，薏米适量，白术、党参、茯苓各15克，甘草5克，盐少许。

做法

1. 将红枣、薏米洗净，提前浸泡，红枣去核。
2. 将白术、党参、茯苓、甘草洗净煎取药汁200毫升，锅中加入薏米、红枣，以大火煮开，加入药汁，再转入小火熬煮成粥，加盐调味即可食用。

功效解读 本品具有振奋心阳、化气利水、宁心安神的功效，尤其适合寒凝心脉型冠心病患者食用。

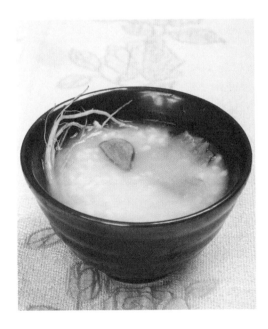

粥疗 高血压

高血压患者宜经常喝小麦面糊，小麦含有大量纤维，有益于肠内细菌繁殖，重新生成泛酸，泛酸有助于防治高血压，且小麦纤维本身也有助于降低血脂，所以经常喝小麦面糊比喝米汤还要好。

山药薏米白菜粥

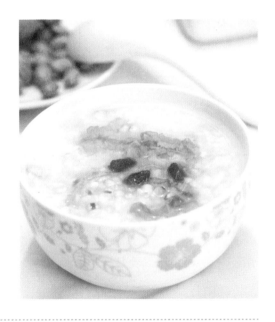

材料 山药、薏米各20克，白菜30克，大米70克，盐2克，枸杞适量。

做法

1. 大米、薏米均泡发洗净；山药洗净，切块；白菜洗净，切丝；枸杞洗净。
2. 锅置火上，倒入清水，放入大米、薏米、山药、枸杞，以大火煮沸。
3. 加入白菜煮至浓稠状，调入盐拌匀即可。

功效解读 本品具有化湿祛痰、健脾和胃的功效，适合痰湿逆阻型的高血压患者食用。

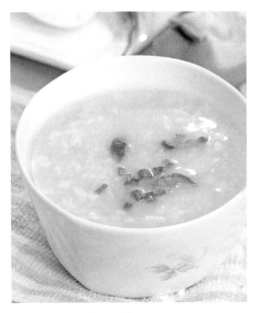

丹参山楂大米粥

材料 丹参20克，干山楂30克，大米100克，冰糖5克，葱花少许。

做法

1. 大米洗净放入水中浸泡；干山楂水泡后洗净。
2. 丹参洗净，用纱布袋装好扎紧封口，放入锅中加清水熬汁。
3. 锅置火上，放入大米煮至七成熟，放入山楂，倒入丹参汁煮至粥成时，放冰糖调匀，撒上葱花即可。

功效解读 此粥有活血化淤、降压降脂、消食化积的功效，适合淤血阻滞型高血压患者食用。

粥疗心律失常

镁可以调节心跳和神经肌肉的兴奋性，因此在粥中添加小米、干蘑菇、冬菇、西红柿、海带、苹果、杨桃、桂圆、芝麻酱等含镁丰富的食物，有利于心律失常的辅助治疗。

核桃莲子黑米粥

材料 黑米80克，莲子、核桃仁各适量，白糖4克。

做法

1. 黑米用清水泡发洗净；莲子去心洗净；核桃仁洗净。
2. 锅置火上，倒入清水，放入黑米、莲子煮开。
3. 加入核桃仁同煮至浓稠状，调入白糖拌匀即可食用。

功效解读 本品具有滋阴泻火、养心安神的功效，适合阴虚火旺型的心律失常患者食用。

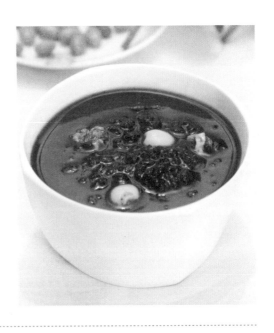

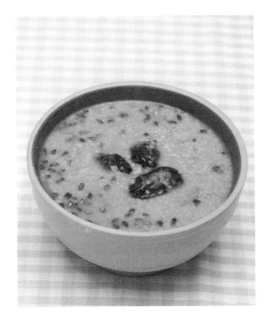

红枣柏子仁小米粥

材料 红枣10颗，柏子仁15克，小米100克，白糖少许。

做法

1. 红枣、小米洗净，分别放入碗内，泡发；柏子仁洗净备用。
2. 砂锅洗净，置于火上，将红枣、柏子仁、小米放入砂锅内，加水煮沸后转小火，共煮成粥，至黏稠时，加入白糖搅拌均匀即可。

功效解读 本品补血益气、养心安神、滋阴泻火，适合心血不足、阴虚火旺型的心律失常患者食用。

粥疗 高脂血症

高脂血症患者宜用粗粮熬粥，能够增加膳食纤维的摄入，降低血液中胆固醇的含量，如玉米、薏米、小米、黑米、山药、南瓜、红薯、绿豆、黑豆、红豆等，可以每次选择其中的几种熬粥食用。

山药白扁豆粥

材料 山药、白扁豆各50克，莱菔子、泽泻各10克，大米100克，盐、葱各适量。

做法

1. 白扁豆、莱菔子、泽泻均洗净；山药去皮洗净，切块；葱洗净切成葱花；大米洗净。
2. 锅内注水，放入大米、白扁豆、莱菔子、泽泻，用大火煮至米粒绽开，放入山药。
3. 改用小火煮至粥成闻到香味时，放入盐调味，撒上葱花即可。

功效解读 此粥可补脾和中、祛湿化痰，适合脾虚湿盛型高脂血症患者食用。

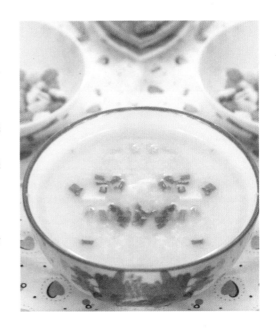

百合生地粥

材料 大米80克，百合20克，生地15克，盐、葱花各适量。

做法

1. 将大米、百合、生地分别洗净。
2. 取生地入锅熬汁留用，再将大米和百合放入锅中，用大火煮至米粒将开花时倒入生地汁，粥成后关火，撒上葱花，加盐调味即可。

功效解读 本品可清热凉血、润燥生津，适合肺热伤津、胃火炽盛以及肝肾阴虚型高脂血症患者食用。

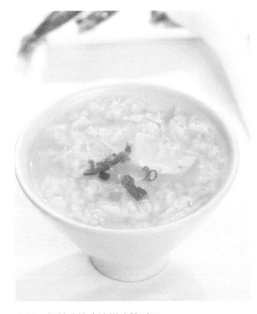

粥疗糖尿病

阴虚化热型糖尿病患者适宜食用菠菜粥，糖尿病合并高血压患者适宜食用芹菜粥，痰气互结型糖尿病患者适宜食用萝卜粥，脾肾气虚型糖尿病患者适宜食用山药粥，气阴两虚型糖尿病患者适宜食用生地粥，肝肾阴虚型糖尿病患者适宜食用枸杞粥。

黄精桑葚粥

材料　黄精、干桑葚各20克，陈皮3克，大米80克，葱1棵。

做法

1. 将黄精、干桑葚、陈皮分别洗净；大米洗净；葱洗净、切末。

2. 锅置火上，加水适量，放入大米，大火煮至米粒开花。

3. 再放入黄精、桑葚、陈皮，用小火熬至粥成时，撒入葱末即可关火，分两次食用。

功效解读　此粥可滋阴生津、补肝益肾，适合肝肾阴虚型糖尿病患者食用，症见腰膝酸软、头晕耳鸣、手足心热、口干咽燥等。

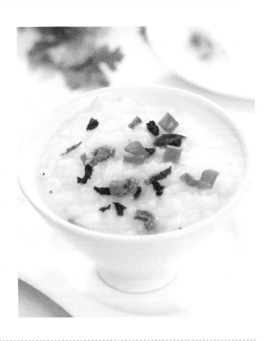

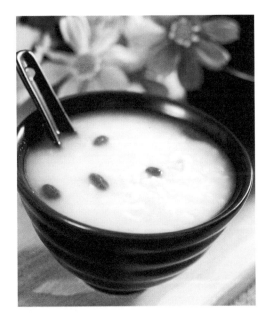

葛根枸杞粥

材料　粳米80克，葛根粉30克，枸杞10克。

做法

1. 将粳米淘洗干净；枸杞洗净备用。

2. 将葛根粉用少量冷开水搅拌成芡汁。

3. 将粳米放入锅中，煮至八成熟时，放入枸杞、葛根粉芡汁，煮至粥成。

功效解读　本品具有清热生津、益气养肝的功效，适合肺热伤津、胃热炽盛、肝肾阴虚以及气阴两虚型糖尿病患者食用。

粥疗甲亢

甲亢患者应多吃高蛋白食物，年轻甲亢患者还需多吃脂肪类食物，多吃含维生素丰富的水果、蔬菜。熬粥时可以放入佛手、川贝等中药材，能够疏肝清热，缓解精神抑郁，改善情绪。

胡萝卜山药大米粥

材料 胡萝卜20克，山药30克，大米100克，盐3克，味精2克。

做法

1. 将胡萝卜和山药分别洗净，山药切块，胡萝卜切丁。
2. 将大米泡发，大火煮至米粒开花，放入山药、胡萝卜，改小火煮粥，加盐，味精调味。

功效解读 本品具有补中益气、增强免疫的功效，适合气阴两虚型甲亢患者食用。

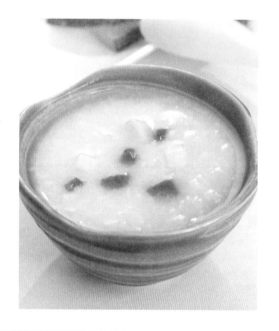

百合桂圆薏米粥

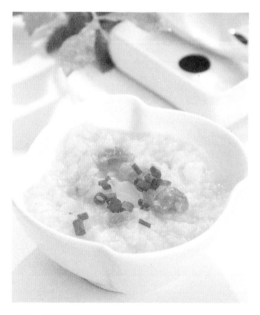

材料 薏米100克，百合、桂圆肉各25克，白糖5克，葱花少许。

做法

1. 薏米洗净，浸泡。
2. 锅中加入水、百合、桂圆肉与薏米，同煮粥。
3. 粥将熟时加入白糖、葱花煮沸即可。

功效解读 百合有润肺清心的作用；薏米有除湿、利尿、改善人体新陈代谢的作用。此粥适合气阴两虚型甲亢患者食用。

粥疗慢性盆腔炎

慢性盆腔炎患者适宜食用富有营养又容易消化的食物，如排骨汤、瘦肉汤、鱼汤、蔬菜汤等，同时慢性盆腔炎患者要注意补益肝肾，多食用核桃、黑芝麻、银耳、动物肾脏等补肾食物和山药、芡实、薏米、白果等健脾利湿食物。

荔枝粥

材料 带核干荔枝20克，莪术10克，粳米100克，盐适量。

做法

1. 将荔枝的核、果肉与莪术一起捣碎，置于锅中，加清水100毫升，大火煮开10分钟，滤渣取汁。
2. 将粳米和药汁共入锅中，加清水500毫升，大火煮开5分钟。
3. 改小火煮30分钟，粥成加盐调味即可。

功效解读 本品具有补气养血、行气止痛、散结破气的功效，适合气虚血淤以及气滞血淤型慢性盆腔炎患者食用。

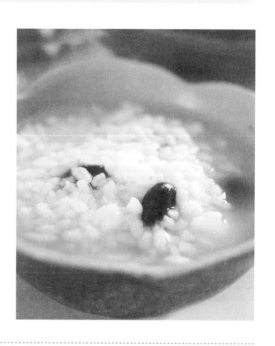

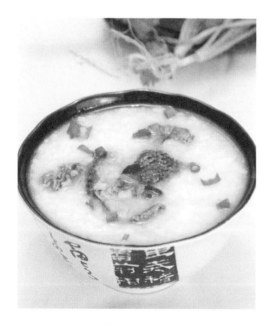

核桃乌鸡粥

材料 乌鸡肉200克，核桃100克，大米80克，枸杞30克，姜末5克，鲜汤150毫升，盐3克，葱花4克，油适量。

做法

1. 核桃去壳取肉；大米淘净；枸杞洗净；乌鸡肉洗净切块。
2. 油锅烧热，爆香姜末，下入乌鸡肉过油，倒入鲜汤，放入大米烧沸，下核桃肉和枸杞熬煮成粥，调入盐，撒上葱花即可。

功效解读 本品具有滋阴益气、补肾养血的功效，适合气虚血淤型的慢性盆腔炎患者食用。

粥疗慢性前列腺炎

慢性前列腺炎患者要注意维生素的补充。维生素 A 可促进蛋白质的合成，加速细胞分裂的速度和刺激新的细胞生长；维生素 C 具有抗病解毒作用，可以增强机体免疫力；维生素 E 能调节性腺功能，并有增强精子活力的作用。

麻仁葡萄粥

材料 麻仁10克，葡萄干20克，青菜30克，大米100克，盐适量。

做法

1. 大米淘洗干净，用清水浸泡30分钟；青菜择洗干净，切丝。
2. 砂锅置火上，入水适量，下入大米，大火煮沸后转小火熬煮至粥八成熟，加入麻仁、葡萄干同煮至米开花，放入青菜煮至浓稠状，加盐调味即可。

功效解读 麻仁与葡萄干共熬为粥可以补中益气，治大肠热，帮助排出身体毒素，有利于缓解慢性前列腺炎的症状。

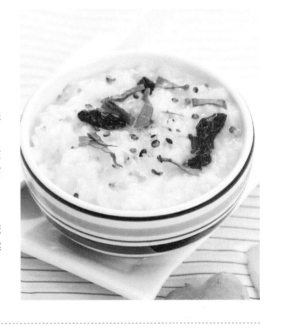

花生板栗粥

材料 板栗10个，粳米60克，花生仁30克，红枣10颗，葱花适量。

做法

1. 粳米淘洗干净；板栗去外皮和内皮，风干，磨成粉；红枣洗净去核。
2. 锅中加水适量，放入粳米、红枣煮沸，然后加入板栗粉和花生仁，大火煮沸后转用小火煮至粥成，撒入葱花即可。

功效解读 板栗与粳米合煮成粥，有健脾温肾、益气补虚、壮腰膝、抗衰老等功效，适合慢性前列腺炎患者食用。

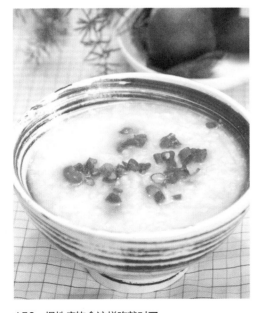

粥疗慢性肾炎

慢性肾炎患者易导致贫血的出现，因此要加强维生素C的补充，必要时可以摄入维生素C制剂。粳米、红枣、桂圆、生姜、山药、鲫鱼、芡实、糯米等食物适宜慢性肾炎患者食用，熬粥时可添加食用。

山药黑芝麻粥

材料 粳米60克，山药30克，黑芝麻、冰糖90克，绿豆芽、枸杞、牛奶各适量。

做法

1. 粳米洗净，用水浸泡30分钟；山药去皮洗净，切成小块；黑芝麻、绿豆芽洗净备用。
2. 山药、黑芝麻、绿豆芽与粳米一同煮粥，加入冰糖、枸杞、牛奶煮沸即可。

功效解读 山药有提高免疫力、预防高血压、降低胆固醇、利尿、润滑关节的功效。黑芝麻有补肝益肾、强身的作用，并有润燥滑肠、通乳的作用。

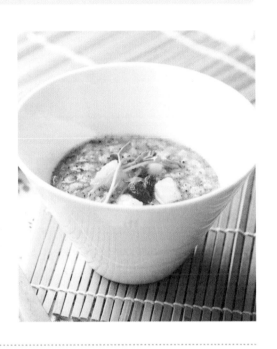

泽泻枸杞粥

材料 大米80克，泽泻、枸杞、青菜丝各适量，盐1克。

做法

1. 大米洗净，放入锅中，加适量清水熬煮。
2. 泽泻煎煮取汁。
3. 粥将熟时加入枸杞、泽泻汁、盐及青菜丝，稍煮即可。

功效解读 泽泻有显著的利尿作用，能增加尿量、尿素与氯化物的排泄，对慢性肾炎患者能起到较好的利尿作用。

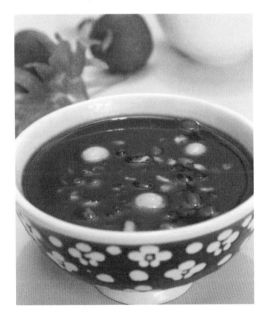

粥疗骨质疏松

骨质疏松患者应加强钙质的摄入，多食具有滋补肝肾、益气养血功效的食物，因此在熬粥时可以加入一些含钙丰富的食材或具有滋补作用的药材，如桑葚、桂圆、黑豆、山楂、枸杞、杜仲、葛根、何首乌等。

猪骨黄豆粥

材料 大米、黄豆、猪骨各适量，盐、姜丝、生抽、葱花各适量。

做法

1. 大米洗净熬煮。
2. 加入黄豆、用生抽腌好的猪骨与大米同煮。
3. 加入盐、姜丝、葱花，煮沸即可食用。

功效解读 黄豆含有丰富的植物雌激素和钙，猪骨含有丰富的骨胶原，两者合煮成粥，适合骨质疏松、动脉硬化、营养不良、腰酸体虚等患者食用。

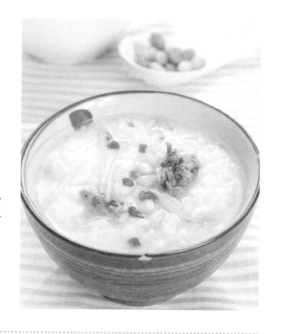

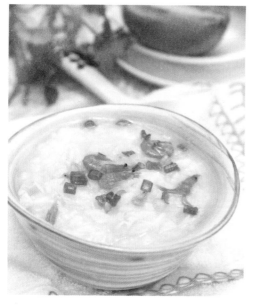

虾米粥

材料 虾米30克，粳米100克，油、盐、味精、葱花各适量。

做法

1. 虾米洗净后加水浸泡；粳米淘洗干净，用清水浸泡30分钟备用。
2. 虾米与粳米共放入锅中，加水煮粥。
3. 粥熟时加入适量油、盐、味精、葱花即可。

功效解读 虾米与粳米合煮为粥，不仅可以壮阳补肾，由于虾米中富含钙质，长期食用，还有助于缓解骨质疏松症状。

粥疗肩周炎

肩周炎多由风湿寒邪侵袭所致，因此祛散寒湿、活血化淤、通络止痛是治疗此病的关键，熬粥时可以加入白芍、桃仁、桑枝、川乌等中药材。

山楂苹果大米粥

材料 山楂干20克，苹果50克，大米100克，冰糖5克，葱花少许。

做法

1. 大米淘洗干净，用清水浸泡；苹果洗净切成小块；山楂干用温水稍泡后洗净。
2. 锅置火上，放入大米，加入适量清水煮至粥八成熟。
3. 再放入苹果、山楂干煮至米烂，放入冰糖熬溶后调匀，撒上葱花便可。

功效解读 此粥性温和，有益气和胃、消食化积、活血化淤的功效，长期食用对缓解肩周炎有一定食疗功效。

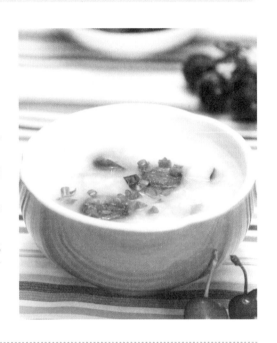

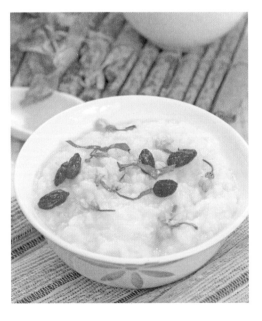

枸杞茉莉花粥

材料 茉莉花、枸杞各适量，青菜10克，大米80克，盐适量。

做法

1. 大米淘洗干净，用清水浸泡30分钟；茉莉花、枸杞均洗净；青菜择洗干净，切丝。
2. 砂锅置火上，入水适量，下入大米，大火煮沸后转小火熬煮至粥八分熟。
3. 加入枸杞同煮片刻，再小火煮至浓稠状，撒上茉莉花、青菜丝，调入盐即可。

功效解读 枸杞与茉莉花同煮为粥，能祛湿补气、保暖防寒，对缓解肩周炎有辅助治疗作用。

粥疗风湿性关节炎

新鲜青菜、水果可以满足人体对维生素、微量元素和纤维素的需求，同时具有改善新陈代谢的功能，可起到清热解毒、消肿止痛的作用，从而缓解局部的红肿热痛症状。因此，蔬果粥对风湿性关节炎患者有利。

羊肉枸杞姜粥

材料 羊肉100克，枸杞、生姜各30克，大米80克，盐3克，味精1克，葱花少许。

做法

1. 大米淘净，泡半小时；羊肉洗净，切片；生姜洗净，去皮，切丝；枸杞洗净。
2. 大米入锅，加水用大火煮沸，下入羊肉、枸杞、姜丝，转中火熬煮至米粒软散。
3. 小火熬煮成粥，加盐、味精调味，撒上葱花即可。

功效解读 本品益气补虚、散寒止痛，适合寒邪外侵型风湿性关节炎患者食用。

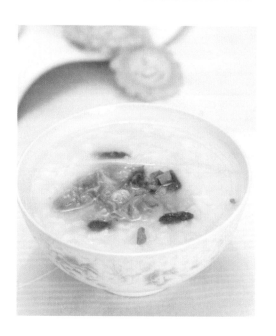

红豆燕麦粥

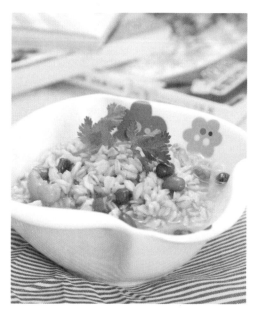

材料 红豆、燕麦片各50克，糖15克。

做法

1. 红豆洗净，泡水约4小时。
2. 将泡软的红豆、燕麦放入锅中，加入适量的水后用中火煮，水滚后，转小火，煮至熟透。
3. 调入糖即可。

功效解读 燕麦可以促进胆固醇排泄，红豆益脾除湿，此粥有温补之效，能祛湿补气，适合风湿性关节炎患者食用。

粥疗慢性咽炎

慢性咽炎患者熬粥适宜添加富含 B 族维生素的食物，如大麦、小麦、荞麦、黑米、大米、玉米、豆类及其制品等，可缓解呼吸道黏膜的炎症。同时，添加猪蹄、猪皮、蹄筋、海产品、奶类等，有利于慢性咽炎患者损伤部位的修复。

麦冬石斛粥

材料 麦冬、石斛各10克，西洋参、枸杞各5克，粳米70克，冰糖50克。

做法

1. 西洋参磨成粉末状；麦冬、石斛分别洗净，放入棉布袋中包起；枸杞洗净后用水泡软备用。
2. 粳米洗净，然后和枸杞、药材包一起放入锅中，加水800毫升熬煮成粥。
3. 再加入西洋参粉、冰糖，煮至冰糖溶化后即可食用。

功效解读 本品清热生津、滋阴益气，适合阴虚津亏型慢性咽炎患者食用。

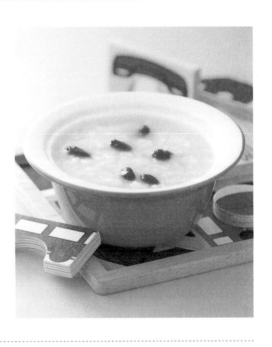

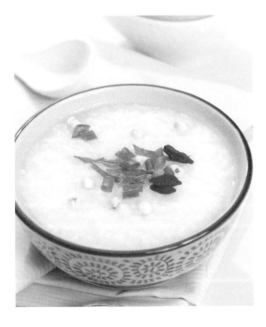

川贝冰糖粥

材料 川贝适量，大米80克，葱1棵，枸杞、冰糖各8克。

做法

1. 大米泡发洗净；川贝、枸杞分别洗净；葱洗净切末。
2. 锅置于火上，倒入清水，放入大米，以大火煮开。
3. 加入川贝、冰糖煮至粥呈浓稠状，撒入葱末即可食用。

功效解读 此粥可化痰止咳、滋阴生津，适合阴虚火炎及阴虚津枯型慢性咽炎患者食用。

粥疗 皮肤瘙痒症

皮肤瘙痒症患者的粥中宜添加富含维生素 A 和 B 族维生素的食物。补充维生素 A，粥中可添加动物肝脏、胡萝卜、油菜、芹菜、禽蛋、鱼肝油等食物；补充 B 族维生素，可在粥中添加土豆、白菜、香蕉、香菇、黄豆等。

薄荷西米粥

材料 嫩薄荷叶15克，西米100克，枸杞适量，盐3克，味精1克。

做法

1. 西米洗净，用温水泡至透亮；薄荷叶洗净，切碎；枸杞洗净。

2. 锅置火上，注入适量清水后，放入西米用大火煮沸。

3. 放入薄荷叶、枸杞，改用小火煮至粥成，调入盐、味精即可。

功效解读 此粥具有疏风散热、辟秽解毒、滋阴清热的功效，适合风热犯表以及血热风燥型皮肤瘙痒症患者食用。

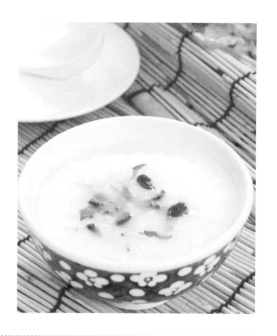

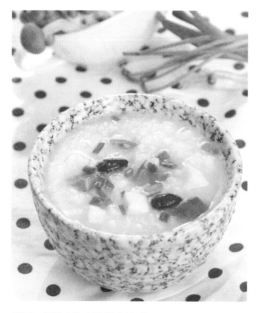

扁豆山药粥

材料 扁豆20克，山药30克，红腰豆10克，大米90克，葱少许，盐2克。

做法

1. 扁豆洗净，切段；红腰豆洗净；山药去皮洗净、切块；大米洗净，泡发；葱洗净，切花。

2. 锅置火上，注水后，放入大米、红腰豆、山药，用大火煮至米粒开花，放入扁豆。

3. 用小火煮至粥浓稠时，放入盐调味，撒上葱花即可食用。

功效解读 此粥营养丰富，有排出身体毒素的功能，适合皮肤瘙痒症患者食用。

粥疗湿疹

湿疹患者煮粥时宜多用红豆、绿豆、薏米、白扁豆。红豆具有利水消肿、解毒排脓、清热去湿的功用；绿豆有清热、利水、解毒之功，急性皮肤湿疹者宜食；薏米具有健脾、利湿、清热的作用；皮肤湿疹患者，常食白扁豆，脾健运而湿热去。

黑米红豆茉莉粥

材料 黑米50克，红豆30克，茉莉花适量，莲子、花生仁各20克，白糖5克。

做法

1. 黑米、红豆均泡发洗净；莲子、花生仁、茉莉花均洗净。
2. 锅置火上，倒入清水，放入黑米、红豆、莲子、花生仁煮开。
3. 加入茉莉花同煮至浓稠状，调入白糖拌匀即可食用。

功效解读 本品具有滋阴润燥、养血生津的功效，适合血虚风燥型的湿疹患者食用。

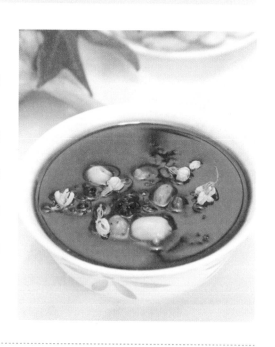

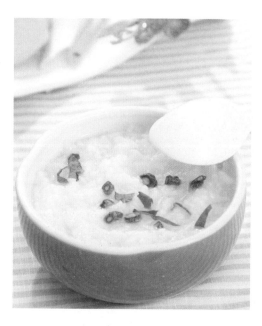

白芷防风青菜粥

材料 白芷、防风各10克，青菜少许，大米100克，盐2克。

做法

1. 将大米泡发，洗净；白芷、防风洗净，用温水稍微泡至回软后，捞出沥干水分；青菜洗净，切碎。
2. 锅置火上，倒入清水，放入大米，以大火煮至米粒绽开。
3. 加入白芷、防风同煮至浓稠状，再下入青菜煮5分钟，调入盐拌匀即可。

功效解读 此粥有祛风解表、祛湿止痒的功效，适合脾虚湿盛型湿疹患者食用。

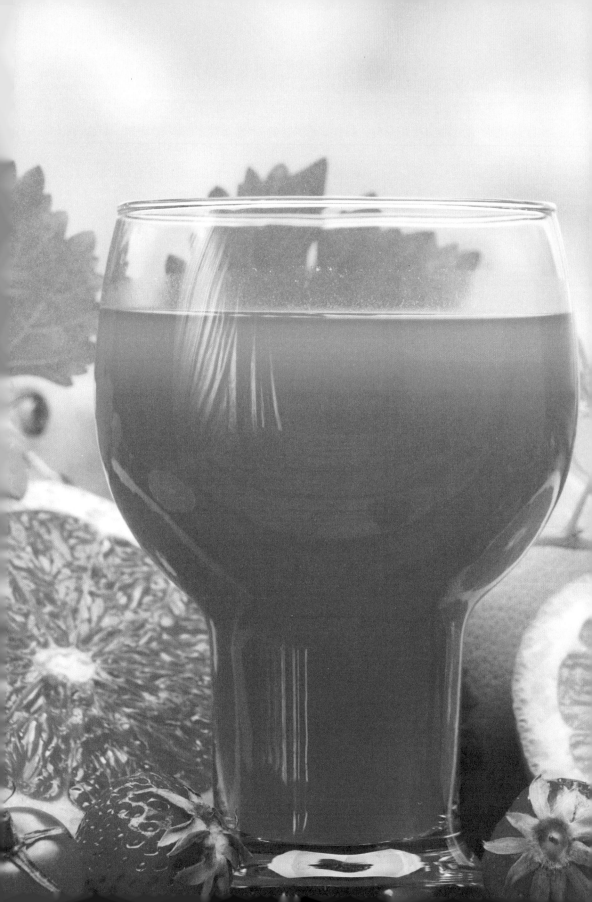

第六章

饮疗慢性病，
"饮"而不发

在中医传统疗法中，"药茶"是一种常用的疗法。所谓"药茶"就是将中草药经过煎、煮、泡等手法而制作成的茶饮。如菊花茶清肝明目而降压，山楂茶活血化淤而降脂，决明子茶润肠通便而利水，陈皮茶健脾燥湿而化痰等。

饮疗慢性胃炎

中医调理慢性胃炎有较好的疗效，常用有清热理气和调理脾胃功效的中药煎汤代茶饮用，如蒲公英、黄芩、白芍、陈皮、乌药、山药、香附、延胡索、枳壳、木香、北沙参等。

月季玫瑰红糖饮

材料 月季花6克，玫瑰花5克，陈皮3克，红糖适量。

做法

1. 将月季花、玫瑰花、陈皮分别洗净，放入锅中，加水适量，大火煮开后转小火煮5分钟。
2. 滤去药渣，留汁，再放入适量红糖搅拌均匀后，趁热服用。

功效解读 本品具有疏肝解郁、理气宽中的功效，适合肝胃不和型慢性胃炎患者饮用。

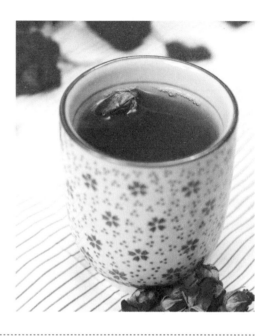

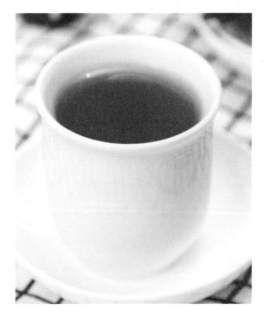

神曲厚朴木香饮

材料 神曲、厚朴各10克，木香5克，陈皮3克，麦芽糖适量。

做法

1. 将神曲、厚朴、木香、陈皮均洗净备用。
2. 先将神曲、厚朴、木香放入锅中，加水适量，煮沸后转小火煮10分钟。
3. 再放入陈皮煮沸，加入麦芽糖至溶化即可。

功效解读 本品具有健脾化湿、清热泻火的功效，适合肝胃郁热型慢性胃炎患者饮用。

饮疗胃及十二指肠溃疡

蜂蜜可以促使胃酸正常分泌，还有增强肠蠕动的作用，慢性胃肠病患者可以经常喝蜂蜜水，搭配雪梨、枇杷等功效更佳。当归、白芍、蒲公英、陈皮等中药具有理气健胃的作用，适合胃及十二指肠溃疡患者煎汤代茶饮用。

佛手青皮饮

材料 青皮、佛手各10克，生麦芽30克，白头翁6克，冰糖20克。

做法

1. 把青皮洗净，切碎；佛手、白头翁洗净，备用；生麦芽洗净，去杂质。
2. 将青皮、佛手、生麦芽、白头翁放入炖锅内，加入250毫升水。
3. 把炖锅置大火上烧沸，再用小火炖煮25分钟，去渣，加入冰糖拌匀即成。

功效解读 本品疏肝解郁、理气止痛，适合肝郁气滞型的消化性溃疡患者饮用。

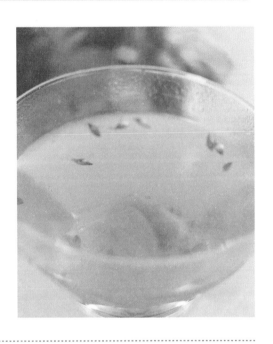

灵芝玉竹麦冬茶

材料 灵芝、玉竹、麦冬各10克。

做法

1. 灵芝、玉竹和麦冬洗净。
2. 将灵芝、玉竹、麦冬放入杯中。
3. 加入沸水冲泡10分钟即可。

功效解读 本品可滋阴润燥、补气生津，适合阴虚胃热型胃及十二指肠溃疡患者饮用。

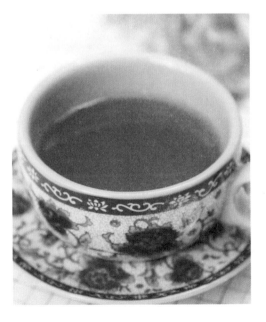

饮疗慢性肠炎

适度饮茶对人体有一定的保健作用，除了可以提神去疲劳外，还能消炎杀菌、防治肠道传染病。慢性肠炎患者喝清淡的茶一般不会对肠胃造成不良的影响，如菊花茶、野菊花等，但一定不要喝太浓的茶，也不要在吃药前后1小时内喝茶。

大蒜银花茶

材料 金银花30克，甘草3克，大蒜20克，白糖适量。

做法

1. 将大蒜去皮，洗净捣烂。
2. 金银花、甘草分别洗净，与大蒜一起放入锅中，加水600毫升，用大火煮沸即可关火，滤去渣。
3. 调入白糖即可饮用。

功效解读 本品具有清热解毒、止痢疾的功效，适合湿热型慢性肠炎患者饮用。

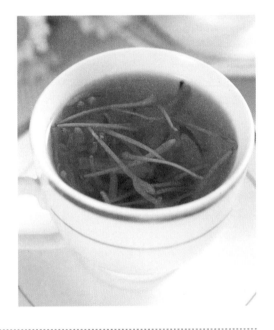

石榴胡萝卜包菜汁

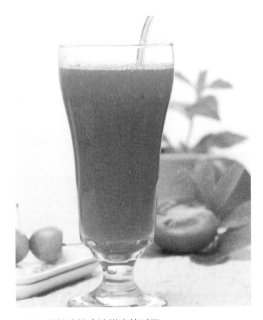

材料 胡萝卜1根，石榴子少许，包菜2片，凉开水适量，蜂蜜少许。

做法

1. 将胡萝卜清洗干净，去皮，切条备用；将包菜清洗干净，撕碎。
2. 将胡萝卜、石榴子、包菜放入榨汁机中搅打成汁，加入蜂蜜、凉开水即可。

功效解读 本品具有清热利湿、健脾止泻的功效，适合湿热型的慢性肠炎患者饮用。

饮疗痔疮

痔疮患者可以多喝茶，喝绿茶，或用菊花、槐花用开水冲泡代茶喝，对便秘、痔疮都有很好的防治效果。特别是炎热的夏季，容易上火，痔疮患者要特别注意降火，多喝茶是一种不错的方法。

丹参赤芍饮

材料 丹参、天麻、钩藤、何首乌各5克，赤芍3克。

做法

1. 将丹参、天麻、钩藤、赤芍、何首乌先用消毒纱布包起来。
2. 再把纱布包放入装有500毫升沸水的茶杯内。
3. 盖好茶杯盖，约10分钟后即可饮用。

功效解读 本品具有活血化淤、凉血解毒的功效，适合淤毒内阻型的痔疮患者饮用。

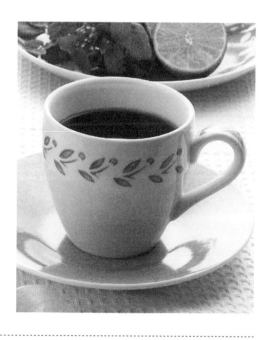

黄柏黄连生地饮

材料 黄柏、黄连、生地各8克，蜂蜜适量。

做法

1. 将黄柏、黄连、生地洗净，备用。
2. 将洗好的药材放入杯中，以开水冲泡，加盖闷10分钟。
3. 加入蜂蜜调味即可。

功效解读 本品具有清热利湿、凉血消肿的功效，适合湿热下注型的痔疮患者饮用。

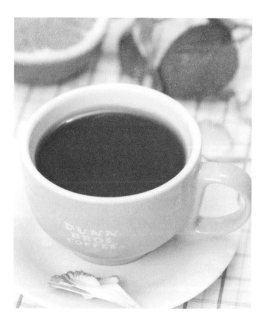

饮疗慢性支气管炎

蔬果汁对慢性支气管炎有较好的疗效，它不仅能止咳化痰，而且还能补充维生素与矿物质，对疾病的康复非常有益。可以将生萝卜、鲜藕、梨切碎绞汁，加蜂蜜调匀服用，对慢性支气管炎的热咳有非常好的疗效。

苏子牛蒡茶

材料 苏子、牛蒡子各10克，枸杞5克，绿茶水20毫升，冰糖适量。

做法

1. 枸杞洗净后与苏子、牛蒡子一起放入锅中，加500毫升水用小火煮至沸腾。
2. 倒入杯中后，再加入冰糖、绿茶水搅匀即可饮用。

功效解读 本品具有燥湿化痰、理气止咳的功效，适合痰湿蕴肺型的慢性支气管炎患者饮用。

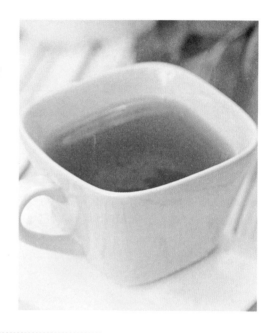

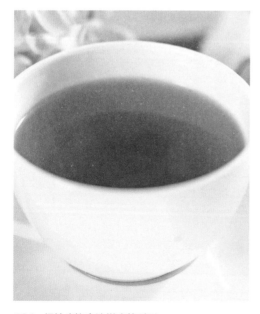

桑白皮杏仁茶

材料 桑白皮、南杏仁、枇杷叶各10克，绿茶2克，红糖20克。

做法

1. 南杏仁洗净，磨碎。
2. 将桑白皮、绿茶、南杏仁、枇杷叶加水煎汁，去渣。
3. 加入红糖溶化，即可饮服。

功效解读 本品具有泻肺平喘、清肺止咳的功能，适合痰湿蕴肺型、痰湿郁肺型的慢性支气管炎患者饮用。

饮疗哮喘

哮喘患者平时应注意多喝水，少吃易致敏的食物，冷饮、汽水等碳酸饮料、酒、咖啡、浓茶等都不宜饮用。

天南星冰糖水

材料 天南星10克，冰糖适量。

做法

1. 天南星洗净，备用。
2. 锅中加200毫升水，放入天南星煎煮20分钟，取汁。药渣留在砂锅内，加水200毫升，按照同样的方式再次煎汁。
3. 将两次药汁兑在一起，加入适量冰糖，调匀即可饮用。

功效解读 本品具有宣肺散寒、化痰平喘的功效，适合冷哮型的哮喘患者饮用。

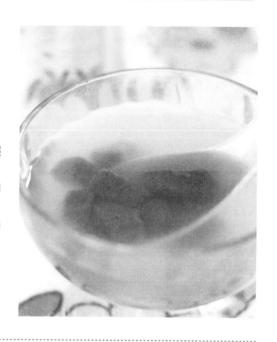

蛤蚧酒

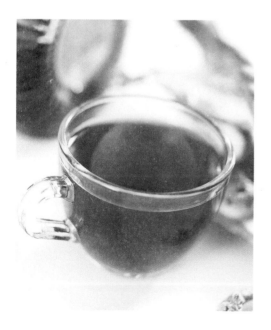

材料 蛤蚧1对，白酒2000毫升。

做法

1. 将蛤蚧洗净，去头足。
2. 将准备好的蛤蚧浸入酒中，密封后置于阴凉处，半月后即可饮用。

功效解读 本品具有健脾益气、补肺定喘的功效，适合虚哮型的哮喘患者饮用。

饮疗慢性肺炎

慢性肺炎患者的体内往往会出现水、电解质及酸碱平衡失调，因此应吃一些含铁丰富的食物，如动物的肝脏、蛋黄等；还有含铜量高的食物，如牛肝、芝麻酱、猪肉等；也可给予虾皮、奶制品等高钙食品。

川贝梨子饮

材料 川贝10克，鸭梨1个，冰糖适量。

做法

1. 将川贝冲洗干净，备用。
2. 鸭梨去皮、核，切成块。
3. 把川贝、鸭梨放入锅中，加适量的水和冰糖，煮开后再煲10分钟即可。

功效解读 本品有清热止咳、顺气降火的功效，适合痰热郁肺、肝火犯肺型的慢性肺炎患者饮用。

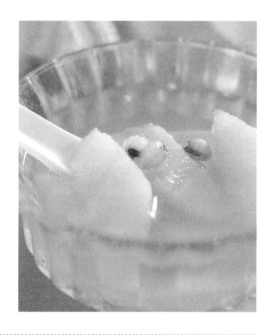

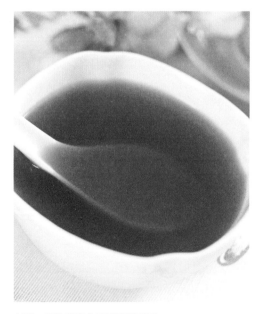

丹参冰糖水

材料 丹参15克，栀子10克，冰糖适量。

做法

1. 将丹参、栀子用水洗净。
2. 加水200毫升，煎煮20分钟。
3. 去渣，加冰糖适量搅拌即可。

功效解读 本品具有补肺、益气、养阴等功效，适合肺气阴两虚型的慢性肺炎患者饮用。

饮疗头痛

若是睡眠不佳引起的头痛，可吃莲子、桂圆肉、猪心、百合等养心安神的食物；若是血管性头痛，宜吃通行血脉的食物，如山楂、当归、丹参、香菜、韭菜、大蒜等；若是痰湿引起的头痛，宜吃天麻、薏米、茯苓、红豆等食物。

钩藤天麻白术饮

材料 钩藤15克，天麻、白术各10克。

做法

1. 钩藤、天麻、白术分别用清水洗净，备用。
2. 将洗净的钩藤、天麻、白术一起放入锅中，注入适量清水，煮沸取汁。药渣留锅中再加适量清水，按照同样的方式煎汁，滤去药渣。
3. 将两次药汁兑在一起拌匀，即可饮用。

功效解读 本品有平肝潜阳、息风止痛、健脾燥湿的功效，适合肝阳、痰浊型头痛患者饮用。

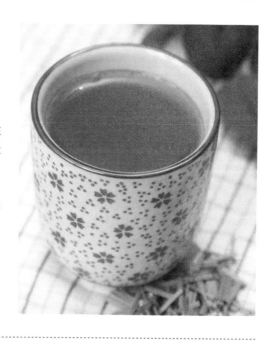

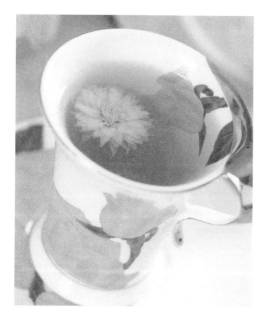

菊花决明饮

材料 菊花10克，决明子15克，白糖适量。

做法

1. 将决明子洗净磨碎。
2. 将菊花和决明子一同放入锅中，加水600毫升，煎煮成400毫升即可。
3. 过滤，取汁，加入适量白糖即可饮用。

功效解读 此饮具有清热解毒、清肝明目、利水通便之功效，适合肝阳型头痛患者饮用。

饮疗神经衰弱

神经衰弱患者适宜白天喝茶，每天中午和下午各喝一次，这样可以保持白天大脑皮层兴奋，而到了晚上就不宜再喝茶了，这样有利于快速入睡。薰衣草泡水喝，或放少量在枕头里都可以，长期使用可以安神，缓解压力有助睡眠，夜晚能睡得香。

栀子菊花茶

材料 栀子、枸杞、白菊花各适量。

做法

1. 先将枸杞、栀子洗净备用。
2. 将枸杞、栀子与菊花同时加入杯中，加沸水冲泡，盖上盖。
3. 待10分钟后即可饮用。

功效解读 本品具有疏肝泻热、镇心安神的功效，适合肝火扰心型的神经衰弱患者饮用。

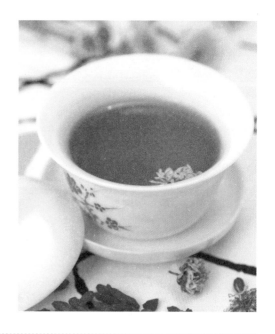

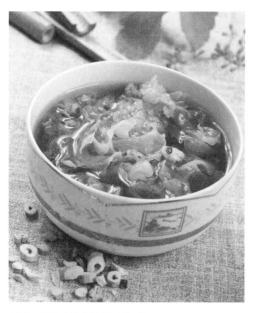

赤芍银耳饮

材料 赤芍、白芍、知母、麦冬各15克，牡丹皮、玄参各10克，梨子1个，白糖120克，罐头银耳300克。

做法

1. 将所有药材洗净；梨子洗净切块，备用。
2. 锅中加入所有药材，加入适量的清水煎煮成药汁。
3. 去渣取汁后加入梨、罐头银耳、白糖，煮熟即可。

功效解读 本品具有清热凉血、养血滋阴的功效，适合痰热扰心型神经衰弱患者饮用。

饮疗冠心病

茶中含有的咖啡因、茶碱等成分，具有兴奋心脏、扩张冠状动脉等作用，可以提高心脏的功能。因此，饮茶对防治冠心病有一定的作用。另外，将一些对心脏有利的药材加工成饮品饮用也适合冠心病患者，如川芎、丹参、知母等。

知母玉竹饮

材料 知母10克，玉竹20克，蜂蜜适量。

做法

1. 将知母、玉竹分别洗净，放入锅中，加水500毫升。
2. 大火煮开后再转小火煮5分钟即可关火。
3. 将药汁倒入杯中，待温度低于60℃时，加入蜂蜜，搅拌均匀即可饮用。

功效解读 本品具有安神宁心、养阴生津的功效，对气阴两虚型冠心病以及热病伤阴的干渴、烦渴有良好的食疗作用。

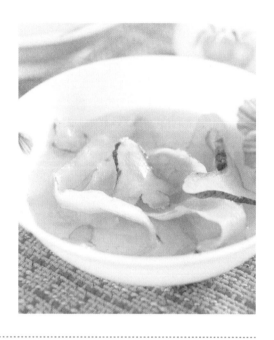

丹参红花酒

材料 丹参30克，红花20克，白酒800毫升。

做法

1. 将丹参、红花洗净，泡入白酒中。
2. 约7天后即可饮用。
3. 每次20毫升左右，饭前服。

功效解读 本品具有活血化淤、通脉止痛的功效，适合心血淤阻型的冠心病患者饮用。

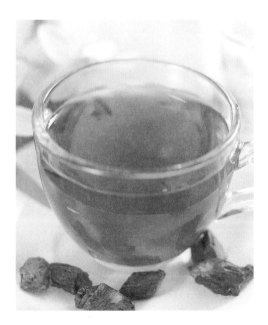

饮疗 高血压

很多食材都具有降压的功效，并且非常适合泡茶饮用，如经常饮用山楂茶，对于治疗高血压具有明显的辅助疗效；菊花加金银花、甘草同煎代茶饮用，具有平肝明目、清热解毒之特效。

决明子菊花茶

材料 决明子6克，菊花9克，白糖30克。

做法

1. 将决明子、菊花去杂质、洗净，放在锅中，加入适量水。
2. 将锅放在火上煎煮15分钟后将汁水倒出。
3. 锅中加水，再煎10分钟后取汁。
4. 将两次煎出的汁合并，放入白糖搅匀即可。

功效解读 此品具有清肝泻火、平肝潜阳的作用，对于肝阳上亢型高血压所致的头目胀痛、面红目赤、胸胁胀痛、口苦咽干、大便秘结等症具有较好的调理作用。

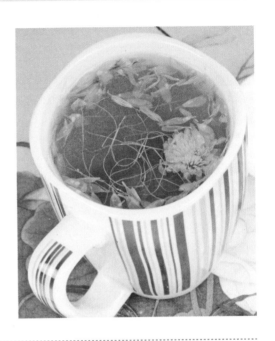

桂花普洱茶

材料 干燥桂花2小匙，普洱茶叶1小匙。

做法

1. 将干燥桂花及普洱茶叶先用热开水浸泡30秒，冲净。
2. 将冲净的桂花和普洱茶叶放入壶中，冲入500毫升热开水。
3. 浸泡约3分钟后即可饮用。

功效解读 本品具有提神健脑、降压降脂、美容养颜的功效，可用于高血压、高脂血症、神疲困倦等症。

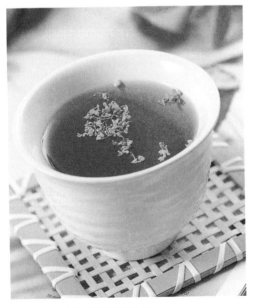

饮疗心律失常

一些中药有抗心律失常的功效，可煎汤代茶饮用，如桑寄生，能对抗心律失常、增加冠脉流量、改善冠脉循环、增强心脏收缩力；玉竹，具有保护心脏，治疗心力衰竭的功效；山楂，对心脏衰弱、冠心病、阵发性心动过速等有较好的疗效。

柴胡香附茶

材料 香附10克，玫瑰花、柴胡各5克，冰糖1大匙。

做法

1. 玫瑰花剥瓣，洗净，沥干。

2. 香附、柴胡以清水冲净，加2碗水熬煮约5分钟，滤渣，留汁。

3. 将备好的药汁再烧热，放入玫瑰花瓣，加入冰糖，搅拌均匀，待冰糖全部溶化后，药汁变黏稠时，搅拌均匀即可。

功效解读 本品具有疏肝理气、活血通络的功效，适合淤阻心脉型心律失常患者饮用。

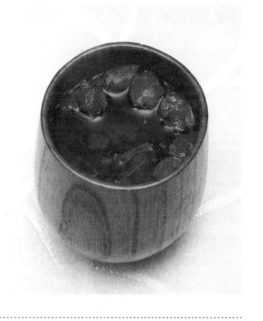

桂枝二参茶

材料 北沙参10克，丹参、桂枝各15克，白糖少许。

做法

1. 将药材放入砂锅，加水1000毫升，煮沸，续煮15分钟，取汁倒入茶杯。

2. 放入白糖，搅匀待温饮用。

功效解读 本品具有活血化淤、通络定惊的功效，适合淤阻心脉型的心律失常患者饮用。

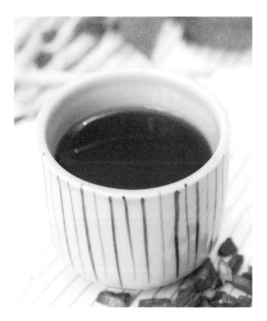

饮疗高脂血症

高脂血症患者血液浓缩、血液黏度增高，流速减慢，促使血小板在局部沉积，易形成血栓。多饮水有利于冲淡血液，缓解血液黏稠的程度，保持体内血液循环顺畅。平时还可以多喝一些蔬果汁，山楂、苹果、梨、柑橘等均有一定的降脂作用。

柠檬薏米豆浆

材料 红豆、薏米各50克，柠檬2片。

做法

1. 红豆、薏米用清水浸泡2~3小时，捞出洗净。
2. 将红豆、薏米、柠檬片放入豆浆机中，加水搅打成豆浆并煮沸。
3. 滤出豆浆，装杯即可。

功效解读 本品具有补气健脾、利水化湿的功效，适合脾虚湿盛型的高脂血症患者饮用。

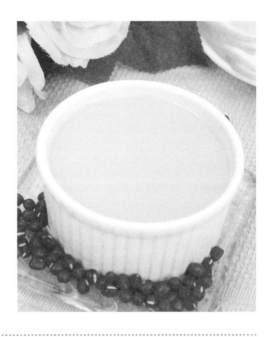

菠萝柠檬汁

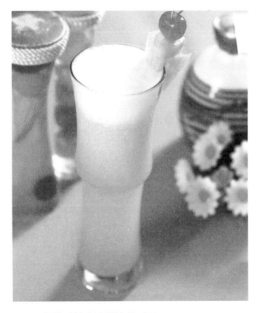

材料 柠檬半个，菠萝150克，蜂蜜适量。

做法

1. 柠檬切开去皮；菠萝去皮，洗净后切块。
2. 将柠檬、菠萝块放入搅拌机中。
3. 加入蜂蜜后搅拌均匀即可。

功效解读 本品滋阴润燥、化痰祛淤，适合肝肾阴虚型以及痰淤阻络型高脂血症患者饮用。

饮疗糖尿病

菊槐绿茶饮适用于糖尿病伴高血压患者；苦瓜茶饮适用于轻型糖尿病患者；槐花茶可扩张冠状动脉，可防治动脉硬化，常服有预防中风的作用；乌梅茶、麦冬茶、枸杞茶等适合糖尿病患者经常饮用。

玉竹西洋参茶

材料 玉竹、麦冬各20克，西洋参3片。

做法

1. 玉竹、西洋参冲净；麦冬洗净捣碎，与玉竹、西洋参一起用600毫升沸水冲泡。
2. 加盖闷15分钟。
3. 滤渣待凉后即可饮用。

功效解读 本品可滋阴益气、补虚生津，适合肺热伤津、肝肾阴虚及气阴两虚型糖尿病患者饮用。常喝此茶也可强身健体、延年益寿。

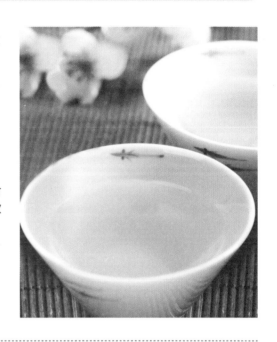

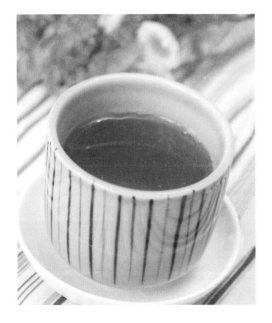

莲心决明茶

材料 莲心2克，决明子10克。

做法

1. 将莲心与决明子分别洗净，放入杯中。
2. 用沸水冲泡，加盖闷10分钟，代茶饮用，一日1杯即可。

功效解读 本品清热泻火、润肠通便，适合肺热伤津、胃热炽盛的糖尿病患者饮用。

饮疗甲亢

甲亢患者常有心神不安、失眠、疲乏无力、烦躁易怒、口干咽燥等表现，针对这些症状，选用具有镇静安神、理气解郁、清肝泻火作用的中药材，将其加工成饮品适量饮用，有一定的防治作用。

鳖甲灵杞酒

材料 鳖甲20克，灵芝、枸杞各50克，冰糖100克，白酒500毫升。

做法

1. 灵芝洗净，切薄片；鳖甲、枸杞洗净。
2. 将所有药材置于酒罐中，加入冰糖、白酒，密封罐口，浸泡15天即成。

功效解读 本品具有益气养阴、软坚散结的功效，适合气郁痰凝、阴虚火旺以及气阴两虚型甲亢患者饮用。

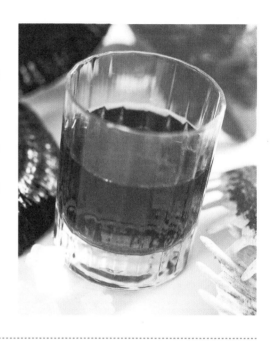

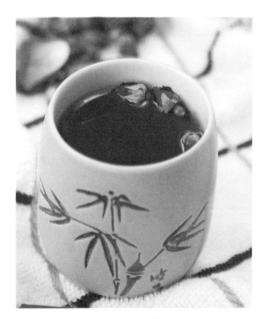

玫瑰夏枯草茶

材料 玫瑰、夏枯草、蜂蜜各适量。

做法

1. 玫瑰、夏枯草洗净，放进杯碗中。
2. 往杯碗中注入沸水冲泡。
3. 稍凉后加入蜂蜜调味即可。

功效解读 本品有行气解郁、清肝火、散结肿的功效，适合气滞痰凝、肝火旺盛的甲亢患者饮用，还能调节内分泌，缓和甲亢引起的情绪躁动、眼突眼干等症。

饮疗慢性盆腔炎

对慢性盆腔炎患者而言，热毒壅盛型适宜用鲜果汁、西瓜汁、藕汁代茶服；湿毒壅阻型可以用薏米、冬瓜仁煎水代茶饮，亦可用金银花、甘草煎汤饮用；肝郁脾虚型适宜喝红枣桂圆茶；寒凝气滞型适宜食用姜汤、红糖水等温热性食物。

薏米黄芩酒

材料 薏米50克，黄芩30克，黄柏15克，枳壳20克，白酒500毫升。

做法

1. 以上中药均冲洗干净，沥干，共捣粗末。

2. 将粗末用白纱布袋包裹住，将袋口扎紧，置于干净容器中，倒入白酒浸泡，封口，置于阴凉干燥处。

3. 7日后开取，过滤去渣备用。每于食前，取30毫升饮用。

功效解读 本品具有清热燥湿、活血化淤、行气止痛的功效，适合湿热淤结型慢性盆腔炎患者饮用。

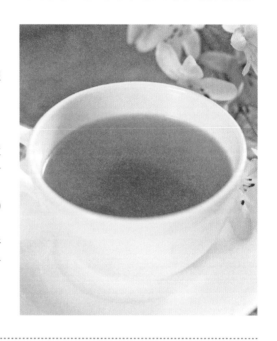

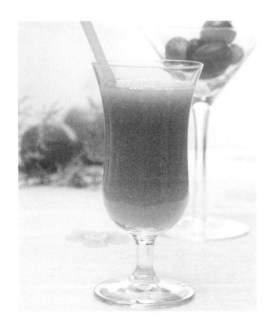

马齿苋荠菜汁

材料 鲜马齿苋、鲜荠菜各500克，益母草15克，冰糖适量。

做法

1. 将马齿苋、荠菜洗净，切碎，放入榨汁机中榨成汁。

2. 把马齿苋、荠菜渣用适量温开水浸泡，重复绞榨取汁，合并两次汁液，用纱布过滤。

3. 把滤后的汁液倒在锅里，加入益母草，小火煮沸，加入冰糖即可。

功效解读 本品具有清热解毒、利湿泻火、活血化淤的功效，对湿热淤结型慢性盆腔炎有很好的食疗作用。

饮疗慢性前列腺炎

慢性前列腺炎患者可以适度饮茶，并且有一定的医疗保健作用。茶能提精神、去疲劳、助消化，还能消炎杀菌、防治肠道传染病。绿茶清热利尿，尤其适合慢性前列腺炎患者饮用。

何首乌泽泻茶

材料 何首乌、泽泻、丹参各8克，绿茶3克。

做法

1. 何首乌、泽泻、丹参洗净，备用。
2. 将所有材料放入锅中，加水500毫升共煎。
3. 滤去药渣后饮用。

功效解读 本品滋阴补肾、利水化淤，适合阴虚火旺型慢性前列腺炎患者饮用。

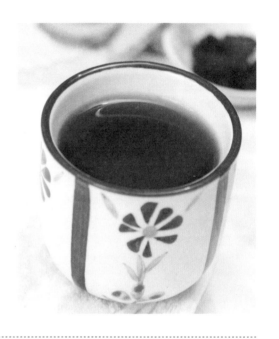

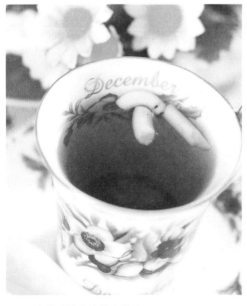

通草车前子茶

材料 通草6克，车前子、玉米须各5克，砂糖15克。

做法

1. 将通草、车前子、玉米须洗净，放入锅中，加350毫升水煮茶。
2. 大火煮沸后，转小火续煮15分钟，取药汁，留药渣于锅中。
3. 锅中再加水350毫升，以同样的方式再次煎水，取药汁，将两次药汁兑在一起拌匀，加入砂糖即成。

功效解读 本品有清泄湿热、通利小便的作用，可治尿道炎、小便涩痛、慢性前列腺炎等症。

饮疗慢性肾炎

在中医中慢性肾炎属"水肿""虚痨"范畴，应从肺、脾、肾三脏上去调理，其标在肺，其制在脾，其本在肾。枸杞、菊花、锁阳、当归、鹿角、黄芪、茯苓等中药适宜慢性肾炎患者煎汤代茶饮用。

钩藤白术饮

材料 钩藤50克，白术30克，冰糖20克。

做法

1. 钩藤、白术用清水洗净，浸泡1个小时左右。
2. 锅洗净置于火上，加入300毫升水，将白术放入，小火煎半小时。
3. 加入钩藤，再煎煮10分钟，加入冰糖调匀后即可服用。

功效解读 本品具有温肾健脾、行气利水、益气养阴等作用，适合脾肾阳虚型、脾肾气虚型、气阴两虚型慢性肾炎患者饮用。

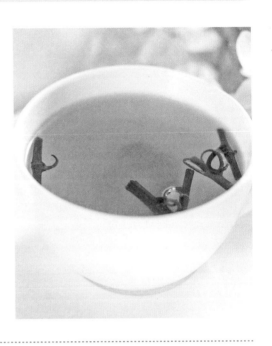

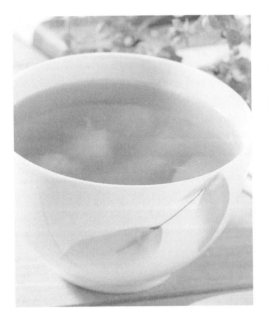

冬瓜玉米须饮

材料 冬瓜肉、冬瓜皮、冬瓜籽合计2碗，老玉米须25克，老姜2片。

做法

1. 将冬瓜皮、冬瓜肉、冬瓜籽分别洗净，并将冬瓜籽剁碎（因为冬瓜籽中有利尿成分，若不剁碎无法释出）。
2. 将玉米须放入纱布袋中，扎紧。
3. 将所有材料放入锅中，加水煮开后改小火再煮20分钟，捞去药袋即可。

功效解读 本品具有利尿消肿、加速代谢体内废物的功效，适合慢性肾炎患者饮用。

饮疗骨质疏松

一般来说，女性35岁、男性45岁以后骨钙就开始流失，随着年龄的增加，流失的速度也会加快。骨质疏松患者补钙是关键，而饮品中牛奶无疑是最佳的补钙食物，因此每天喝一杯牛奶可以强健骨骼，延缓骨钙流失速度。

养生黑豆豆浆

材料 青仁黑豆200克，党参、麦冬各10克，熟地8克，糖30克。

做法

1. 青仁黑豆洗净，浸泡至豆子膨胀，沥干备用。
2. 全部药材置于锅中，加水600毫升，煎取药汁300毫升备用。
3. 将黑豆与药汁混合，放入果汁机内搅拌均匀，过滤出黑豆浆倒入锅中，以中火边煮边搅拌至沸腾，最后加糖即可。

功效解读 本品具有补肾健脾、强壮筋骨的功效，适合各个证型的骨质疏松患者饮用。

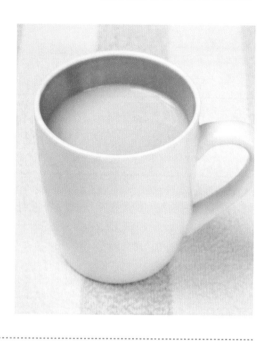

杏仁核桃牛奶饮

材料 杏仁10克，核桃仁20克，牛奶200毫升，蜂蜜适量。

做法

1. 将杏仁、核桃仁放入清水中洗净，与牛奶一起放入炖锅中。
2. 加适量清水后将炖锅置于火上烧沸，再用小火煎煮20分钟即可关火。
3. 待牛奶稍凉后放入蜂蜜搅拌均匀即可饮用。

功效解读 本品具有滋补肝肾、强健筋骨的功效，适合肾虚精亏型骨质疏松患者饮用。

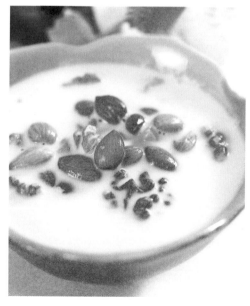

饮疗肩周炎

肩周炎患者可以少量佐餐饮用白酒，因为白酒具有活血舒筋、祛寒健胃、振奋神情的功效，但一定不要过量，且平时不会饮酒者或没有饮酒习惯者要慎饮。

杜仲白酒

材料 杜仲100克，白酒500毫升。

做法

1. 杜仲洗净备用。
2. 将杜仲放在白酒中浸泡10天。
3. 每日服3次，每次服10毫升。

功效解读 此品具有补益肝肾、强健筋骨的作用，尤其适合肩部肌肉较硬、疼痛持续的肝肾亏虚型肩周炎患者饮用。

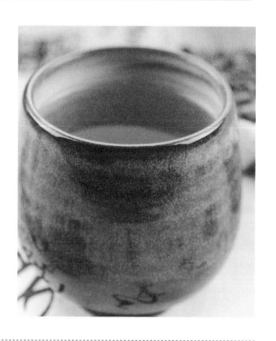

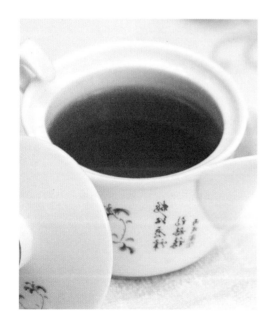

威灵仙牛膝茶

材料 威灵仙、牛膝各10克，茶水、白砂糖各适量。

做法

1. 将威灵仙和牛膝拍碎，备用。
2. 把威灵仙和牛膝一起放进热茶水里。
3. 加入白砂糖10克调味，稍闷即可。

功效解读 此品具有强筋骨、通经络、止痹痛的功效，适用于肩周关节麻痹肿痛者及经络拘急等症者。

饮疗风湿性关节炎

风湿性关节炎患者尽量不要食用寒凉的食物，如冰冻食物，因为外界环境越热，人体内就越寒，寒凉的食物可能会加重病情，像冰冻果汁、绿豆汤等，最好温热了再喝。

川芎桂枝茶

材料 川芎、丝瓜络各10克，桂枝8克，冰糖适量。

做法

1. 将川芎、桂枝、丝瓜络洗净，一起放入锅中。
2. 往锅里加入适量水，煲20分钟，加入冰糖。
3. 将煮好的茶倒入壶中即可饮用。

功效解读 本品具有行气活血、温经散寒的功效，适合寒邪外侵和痰淤痹阻型的风湿性关节炎患者饮用。

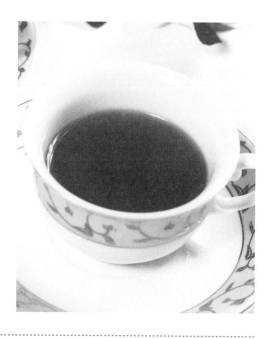

樱桃苹果汁

材料 樱桃300克，玫瑰花10克，苹果1个。

做法

1. 将苹果洗净，去子，榨汁；玫瑰花泡开。
2. 将樱桃洗净，与玫瑰花一起放入榨汁机榨汁，以滤网去残渣。
3. 将苹果汁和樱桃玫瑰花汁混合拌匀即可。

功效解读 本品具有祛风除湿、益气活血的作用，对痰凝血淤型以及湿邪浸渍型风湿性关节炎有很好的食疗作用。

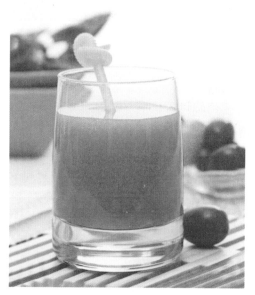

饮疗慢性咽炎

慢性咽炎患者适宜选用具有清热生津、利咽消炎作用的中药材，如板蓝根、山豆根、甘草、胖大海、乌梅肉、沙参、麦冬、桔梗、玄参等，可以之煎汤代茶饮用。平时还应注意多喝水。

罗汉果银花玄参

材料 罗汉果半个，金银花6克，玄参8克，薄荷3克，蜂蜜适量。

做法

1. 将罗汉果、金银花、玄参、薄荷均洗净备用。
2. 锅中加水600毫升，大火煮开，放入罗汉果、玄参煎煮2分钟，再加入薄荷、金银花煮沸即可。
3. 滤去药渣，加入适量蜂蜜即可饮用。

功效解读 本品可清热润肺、润喉利咽、化痰止咳，适合阴虚火旺型慢性咽炎患者饮用。

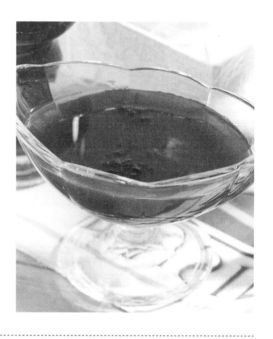

麦冬竹茹茶

材料 麦冬20克，竹茹10克，三棱8克，冰糖10克。

做法

1. 麦冬、竹茹洗净备用。
2. 将麦冬、竹茹、三棱放入砂锅中，加400毫升清水。
3. 煮至水剩约250毫升，去渣取汁，再加入冰糖煮至溶化，搅匀即可。

功效解读 此茶具有养阴生津、止咳化痰、除烦止呕的功效，对痰阻血淤型的慢性咽炎患者有食疗作用。

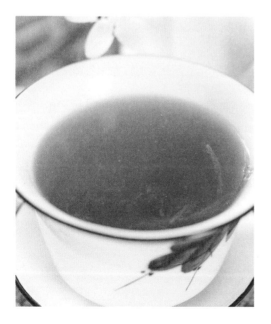

饮疗 皮肤瘙痒症

多吃含锰丰富的食物能够缓解皮肤瘙痒症状，茶叶中含锰非常丰富，因此饮茶是补充微量元素锰的很好方法。红枣山药茶能健脾利湿、山楂玫瑰茶能疏肝理气、红枣甘麦茶能宁心安神，都非常适合皮肤瘙痒症患者饮用。

生地茯苓饮

材料 生地20克，茯苓15克。

做法

1. 将生地、茯苓分别洗净，放入锅中，加水400毫升。
2. 大火煮开后转小火续煮5分钟即可关火。
3. 滤去药渣，将药汁倒入杯中饮用即可。

功效解读 本品具有清热利湿、凉血止痒的功效，适合血热风燥以及湿毒内蕴型皮肤瘙痒症患者饮用。

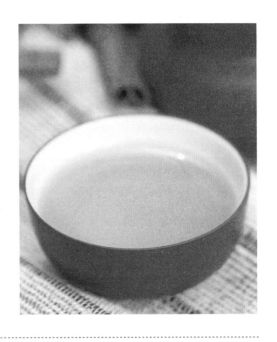

荆芥白芷防风饮

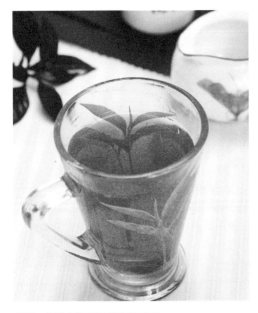

材料 荆芥15克，白芷、防风各10克。

做法

1. 将荆芥、白芷、防风分别洗净，放入锅中，加水500毫升。
2. 用大火煮开后转小火续煮5分钟即可关火。
3. 滤去药渣，将药汁倒入杯中饮用即可。

功效解读 本品具有发散风寒、祛风止痒的功效，适合风寒外袭型皮肤瘙痒症患者饮用。

饮疗湿疹

湿疹患者要加强维生素和矿物质的补充，平时可多喝蔬果汁，如荠菜汁、胡萝卜汁、鲜果汁、西红柿汁等，能减轻皮肤过敏反应。荷叶、金银花、夏桑菊等中药材煮茶饮用，具有清热解毒、降火的功效，可以缓解湿疹症状。

西瓜木瓜汁

材料 西瓜100克，木瓜1/4个，柠檬1/8个，冰水200毫升，低聚糖1小勺，生姜适量。

做法

1. 将木瓜与西瓜去皮去籽，生姜、柠檬洗净后去皮，将这几种原料均切成适当大小的块。
2. 将所有材料放入榨汁机一起搅打成汁，滤出果肉即可。

功效解读 本品具有清热泻火、祛湿止痒的功效，适合湿热浸润型的湿疹患者饮用。

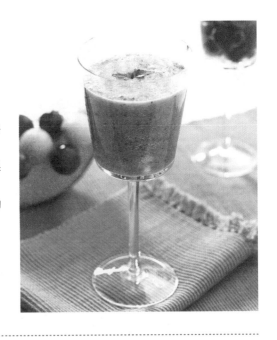

桑葚黑豆汁

材料 桑葚50克，黑豆150克。

做法

1. 将桑葚洗净备用；黑豆洗净，提前用清水浸泡约1小时。
2. 将桑葚与黑豆一起放入豆浆机中，添水搅打煮沸成汁。
3. 滤出，装杯即可。

功效解读 本品具有滋阴生津、凉血祛风的功效，适合血虚风燥型湿疹患者饮用。

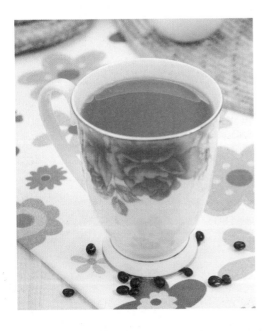

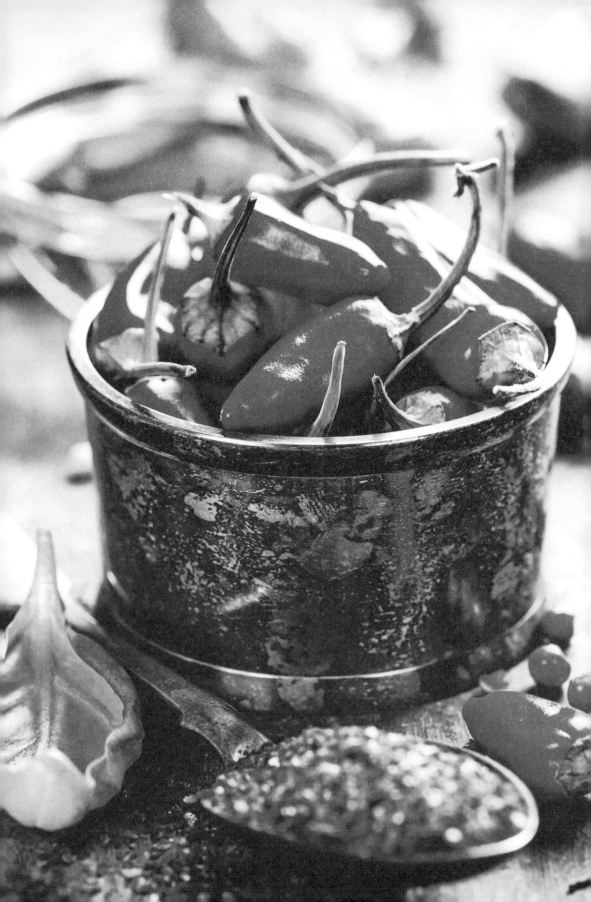

第七章

慢性病饮食禁忌，令行"禁"止

生活中，有很多得了慢性病的人因为病情轻微，所以不太放在心上。很多慢性病患者在病情有所好转或者心情愉悦之时，很容易就将饮食宜忌抛之脑后，从而导致旧病复发或者带来更为严重的后果。慢性病又称为生活方式病，一个重要的方面就是不合理的饮食造成的，所以对于已患慢性病的人来说，要更加注意日常的饮食，一切对病情不利的食物都应忌食。

慢性胃炎患者饮食禁忌

慢性胃炎患者要戒除不良饮食习惯，如进食过快、进食过热食物、暴饮暴食等，也要戒烟酒、饮料、辛辣食物、浓茶、咖啡等。主食宜选择软米饭、面条、馄饨等易于消化的食物，最好不要吃过硬食物。有的慢性胃炎如不及时治疗，有可能导致胃癌，所以应忌食一切对病情不利的食物，以下食物绝对禁食。

🔍 忌食关键词

➔ **粗纤维**：粗纤维营养含量较少，而且不易消化，而慢性胃炎患者由于肠道的消化能力和杀菌能力减弱，经常食用过硬的粗纤维食物会使胃黏膜受到摩擦而造成损伤，加重黏膜的炎性病变，因此像玉米饼、煎饼、麦麸、米糠等粗纤维含量较高的食物不宜食用。

➔ **酒精**：胃黏膜会合成一种叫作前列腺素E的物质，这种物质可以抑制胃酸分泌，保护胃黏膜；反之，如果前列腺素E的分泌缺乏，就可能引起胃黏膜的损害。而现代研究证明，饮用一定量的酒，特别是饮用白酒这样的烈酒，可以抑制或减少胃黏膜合成前列腺素E，损害胃黏膜，使慢性胃炎患者的病情加重。

➔ **咖啡因**：咖啡因是一种中枢神经兴奋剂，可兴奋人的中枢神经，兴奋心肌，人们常把它作为提神醒脑之物，但是，咖啡因会刺激胃黏膜，促进胃酸的分泌，容易导致消化不良和泛酸，慢性胃炎患者应忌食，有胃溃疡和烧心症状的人要少喝咖啡。

➔ **辣椒素**：辣椒素是辣椒中的一种成分，食用辣椒后，可在口腔中产生灼热感，辣椒素会剧烈刺激胃黏膜，使胃黏膜高度充血，胃蠕动加快，易引起胃疼、腹痛、腹泻等症状，甚至可诱发慢性

胃炎急性发作。肝胃郁热型的急性胃炎多由嗜食烈酒、燥热性食物所致，所以辣椒是慢性胃炎患者应该忌吃的食物。

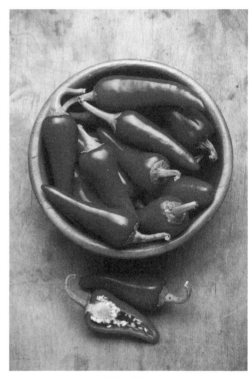

慢性胃炎患者要坚决杜绝食用辣椒。

生活保健指南

少用对胃黏膜有损害的药物

如阿司匹林、保泰松、消炎痛、甲苯磺丁脲、激素等，如果必须应用这些药物，一定要饭后服用，或者同时服用抗酸剂及胃黏膜保护药，以防止它们对胃黏膜的损害。

🔍 忌食食物大解析

牛奶　牛奶中含有较多的脂肪，含量可在3.5%以上，而脂肪较难消化，可加重胃的消化负担，而且由于脂肪具有润滑肠道的作用，肠胃较弱的慢性胃炎患者过多饮用牛奶后还可能引起腹泻。

牛奶中含有较多乳糖，乳糖在进入肠道之后，会发酵产生大量的气体，从而引起腹胀、腹痛等症状，不利于慢性胃炎患者的病情。

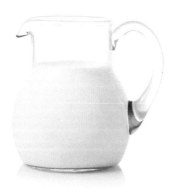

芸豆　芸豆营养丰富，蛋白质、钙、铁、B族维生素的含量都很高，但是芸豆在消化吸收的过程中会产生过多的气体，导致腹胀，不利于慢性胃炎患者控制病情。

芸豆的籽粒中含有一种毒蛋白，生吃或夹生吃都会导致腹泻、呕吐等现象，加重急性胃炎患者的病情。芸豆在高温的作用下可把毒素完全破坏掉，所以在烹煮芸豆时，最好在100℃的温度，焖炒30分钟以上。

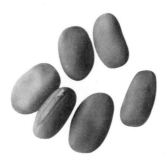

煎饼　慢性胃炎患者不适宜食用过硬的食品，否则会使胃黏膜受到摩擦而造成损伤，加重黏膜的炎性病变，而煎饼由粗粮烙制而成，其韧性和硬度较其他面食都要高。

煎饼的主要原料一般为白面粉、玉米粉、高粱粉等，这些都是粗纤维食物，每百克中的粗纤维均在2克以上，粗纤维很难被消化吸收，这些食物在胃中滞留时间过久，还有可能因为产气过多而引起腹胀，所以慢性胃炎患者不宜食用煎饼。

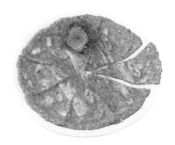

油条　油条经过高温油炸而成，油温可高达190℃，在如此高温下，油脂中所含的营养物质如人体必需脂肪酸、各种维生素等基本上或者全部被氧化破坏了，不饱和脂肪酸发生聚合，形成二聚体、多聚体等大分子化合物，这些物质不易被消化，慢性胃炎患者食用后无疑会加重胃的消化负担。

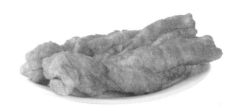

螃蟹　蟹肉性寒，不宜多食，胃肠功能较弱的慢性胃炎患者应忌食，否则容易引起饭后胃痛、腹泻、呕吐等症状。对于脾胃虚寒型的慢性胃炎患者来说，蟹肉更是大忌，食用后可加重其胃痛、泛吐清水、神疲乏力、食欲不振、手足冰凉、怕冷等症状。

蟹肉属于过敏性食物，胃肠较敏感的患者食后会引发急性胃肠炎，慢性胃炎患者更应禁食。

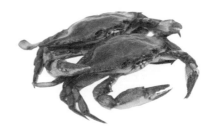

胃及十二指肠溃疡患者饮食禁忌

胃及十二指肠溃疡易反复发作，因而要真正治愈溃疡病，需要一个较为艰难持久的历程。溃疡病的发病、症状的轻重，溃疡的愈合均与一日三餐有密切关系，在平时，要养成合理的饮食习惯，忌吃富含粗纤维、酸、糖分、茶碱等的食物。提倡细嚼慢咽，切忌暴饮暴食。

🔍 忌食关键词

→ **粗纤维**：粗纤维质地粗糙，不易被人体消化，胃及十二指肠溃疡患者若是摄入粗纤维，无疑会加重胃的消化负担，而且粗纤维在胃中的长久滞留，会刺激胃酸分泌增加，胃酸会侵蚀胃黏膜，使溃疡病患者病情加重。

→ **酸**：包括烟酸、有机酸、鞣酸等酸性物质。过酸的食物会对胃产生刺激，使胃酸的分泌增加，而过多的胃酸会侵袭胃黏膜，引起胃溃疡、胃炎。另外，胃黏膜遭到刺激以后，会影响溃疡的愈合，甚至使溃疡程度加重，故胃及十二指肠溃疡患者和胃炎患者均不宜食用富含烟酸、有机酸、鞣酸等酸性物质的食物。

→ **糖分**：胃及十二指肠溃疡患者食用过多糖分会刺激胃酸分泌，多余的糖分会在胃内发酵，刺激胃酸的增加，使胃及十二指肠溃疡患者出现胃痛加剧，甚至诱发胃穿孔、出血等。因此，胃及十二指肠溃疡患者忌食过多糖分或者含糖分较高的食物。

→ **茶碱**：茶碱会刺激胃的腺体分泌胃酸，损害胃黏膜屏障，使胃黏膜出现炎性改变或溃疡性病变，加重胃及十二指肠溃疡患者的病情。而且茶碱会稀释胃液，降低胃液的浓度，使胃的消化功能不能正常运作，加重了消化不良症状。另外，茶碱还有兴奋中枢神经的作用，多饮会影响睡眠，长此以往还会导致神经衰弱，对于胃及十二指肠溃疡患者的病情不利。

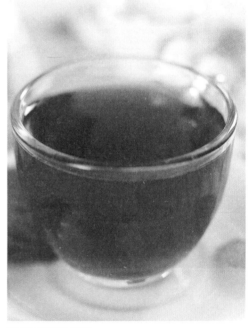

浓茶中含有较多茶碱。

生活保健指南

定期检查，忌空腹上班、空腹就寝

有胃癌家族遗传史的患者要定期去医院检查，必要时做胃镜检查，遇有症状加重、消瘦、厌食、黑便等情况时，应及时就医。另外，由于消化性溃疡的形成与胃液中的胃酸和胃蛋白酶的消化作用有关，故切忌空腹上班和空腹就寝。

忌食食物大解析

糯米 《本草纲目》中有记载："糯米黏滞难化，小儿、病人最宜忌之。"现代研究发现，糯米的主要成分——淀粉中葡萄糖分子缩合时的链接方式与其他粮食的有所不同，其属于支链淀粉，人食用后很难消化，胃及十二指肠溃疡患者食用会增加胃的消化负担，加重消化不良症状。

糯米难以被消化，于是会滞留在胃内，胃及十二指肠溃疡患者食后可使疼痛加剧，甚至诱发胃穿孔、出血等。

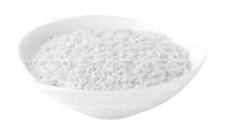

红薯 《本草纲目拾遗》中指出："中满不宜多食，能壅气。"现代研究证明，红薯中含有氧化酶，这种酶易在人的胃肠道产生大量的二氧化碳气体，对胃及十二指肠溃疡患者的病情不利。

红薯含有大量的不易被消化的膳食纤维，在胃中滞留可刺激胃酸的分泌，而同时红薯的含糖量较高，也会刺激胃酸分泌，胃酸分泌过多会刺激溃疡面，使胃及十二指肠溃疡患者出现胃痛加剧，甚至诱发胃穿孔、出血等。

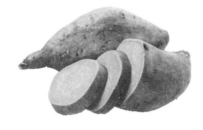

山楂 山楂含有大量的有机酸、果酸、山楂酸、柠檬酸等，食用后可刺激胃酸的分泌，使胃酸增加，从而刺激胃黏膜，影响溃疡的愈合，甚至使溃疡程度加重。若空腹食用，更会令胃酸猛增，使胃部胀满、泛酸，加重胃及十二指肠溃疡患者胃痛的症状。

生山楂中含有鞣酸，这种鞣酸可与胃酸结合而形成胃石，胃石很难消化，其在胃中滞留时间过久，就会引起胃溃疡、胃出血甚至胃穿孔。

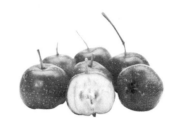

咖啡 咖啡中含有咖啡因，咖啡因能够促进胃酸的分泌，提高胃酸的浓度，故胃及十二指肠溃疡患者不适合饮用咖啡，否则增多的胃酸会增强对溃疡面的刺激，引起胃部疼痛，使病情加重。

咖啡因同时也是一种中枢神经兴奋剂，有提神醒脑之功用，但是如果长期饮用或饮用过多，可影响睡眠的质量，对于胃及十二指肠溃疡患者的病情不利。

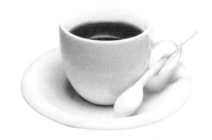

芹菜 胃及十二指肠溃疡患者的主要症状为腹部疼痛或消化不良，而芹菜是高纤维食物，含有大量的粗纤维，这些粗纤维不易被消化，无疑会加重患者胃的消化负担。

芹菜性凉，偏微寒，脾胃虚弱者食用后容易引起腹痛、腹泻等症状，脾胃虚寒型的胃及十二指肠溃疡患者食之更会加重其胃痛、乏力、食欲不振、大便溏稀等症状。

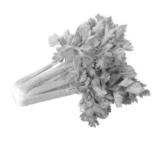

慢性肠炎患者饮食禁忌

慢性肠炎患者多半身体虚弱、抵抗力差，因此在平时更应注意饮食卫生，不吃高油脂、生冷、坚硬食物，不吃辛辣刺激性强的食物，还应少吃蔗糖及易产气发酵的食物，如土豆、红薯、牛奶、白萝卜、黄豆、南瓜等。慢性肠炎患者应食用含维生素丰富的食物。

忌食关键词

高油脂：油脂脂肪含量极高，慢性肠炎患者若过多摄入脂肪，由于脂肪有润肠的作用，这样就会诱发大便次数增多、腹泻等，可能会造成身体虚弱或者其他不适。另外，过多脂肪的摄入会影响其他营养物质的摄入，从而影响身体的康复，对于身体较虚弱、抗病能力较差、需补充营养的慢性肠炎患者来说，并不适宜。所以，慢性肠炎患者不宜食用油脂量高、脂肪含量高的食物。

刺激性：中医认为，慢性肠炎的发生以先天之气不足、肝失疏泄、脾胃失和、气机升降逆乱为主。慢性肠炎患者如果食用刺激性的食物，如辛辣物、烈酒等，会对身体造成不良影响，不利于身体恢复，更有甚者会造成病情加重。所以，慢性肠炎患者不宜食用带有刺激性的食物。

性寒：食用性寒的食物后会损及脾阳，滋生湿邪，影响胃肠的功能，而慢性肠炎患者多脾虚，这无疑是雪上加霜，甚至可诱发或加重腹泻、腹痛等症状，加重患者的病情。所以，慢性肠炎患者不宜食用性寒的食物，如香蕉、西瓜等。

糖分：如果过量摄入糖分，对于胃肠功能较为虚弱的慢性肠炎患者来说，可能会因一时吸收不了而发生酵解。这样，患者体内会产生大量气体，从而引起腹胀、腹痛等，对于慢性肠炎患者来说是不好的。所以，慢性肠炎患者在平时的饮食中要忌食过多糖分或者含糖分较多的食物。

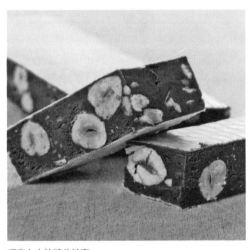

巧克力中的糖分较高。

生活保健指南

保持心情舒畅，避免紧张情绪

慢性肠炎患者应保持心情舒畅，因为紧张的情绪会造成神经功能紊乱，从而导致胃壁的血管痉挛性收缩，诱发胃炎、胃溃疡等病症。所以，慢性肠炎患者保持良好的心情对于病情的好转非常有利。

🔍 忌食食物大解析

⊙ **红薯** 红薯含有大量的纤维素和果胶，这些物质不容易被消化吸收，可刺激消化液的分泌以及肠胃蠕动，对慢性肠炎患者不利。

红薯含较多糖分，每 100 克中含有 24.7 克，食用后身体一时吸收不完，剩余部分会在肠道里发酵，产生大量气体，引起腹胀、腹痛等。

红薯中含有一种氧化酶，易在人的胃肠道产生大量二氧化碳气体，食后易胀气、打嗝，对消化性肠炎患者不利。

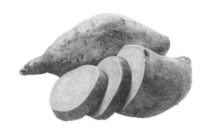

⊙ **蜂蜜** 蜂蜜具有润肠通便的作用，对于习惯性便秘等症具有良好的功效，但是对于慢性肠炎尤其是伴随有腹泻症状的患者并不适宜，可加重腹泻程度。

蜂蜜的主要成分是糖分，虽然其中主要是容易被消化吸收的葡萄糖和果糖，但是如过量摄入，对于胃肠功能较为虚弱的慢性肠炎患者来说，可能会因一时吸收不了而发生酵解，产生大量气体，从而引起腹胀、腹痛等。

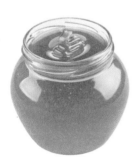

⊙ **香蕉** 香蕉性寒，食用后可损及脾阳，滋生湿邪，影响胃肠的功能，而慢性肠炎患者多脾虚，食用香蕉，无疑是雪上加霜，可诱发或加重腹泻、腹痛等症状。

香蕉含有丰富的镁、钾等元素，这些元素对于人体来说是有益的，但是若摄入过多，会造成体内微量元素比例的失调，从而引起脾胃功能紊乱和情绪波动，这些对于慢性肠炎患者都是十分不利的。

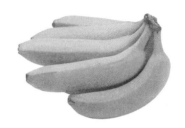

⊙ **肥肉** 肥肉脂肪含量极高，慢性肠炎患者若过多地摄入脂肪，由于其具有润肠的作用，可诱发大便次数增多、腹泻等。

过多的摄入肥肉会影响其他营养物的摄入，从而影响身体的康复，对于身体较虚弱、抗病能力较差、需补充营养的慢性肠炎患者来说，并不适宜。

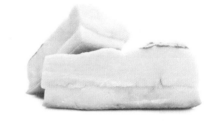

⊙ **白酒** 白酒的刺激性很强，它可直接破坏胃肠黏膜，使胃肠黏膜的炎性病变加重，从而引发腹痛、腹胀、腹泻等相关症状。

中医认为，慢性肠炎的发生以先天之气不足、肝失疏泄、脾胃失和、气机升降逆乱为主，而烈酒可影响肝脾胃的功能，长期饮用还会使其发生严重的损害，造成严重的胃肠功能障碍。

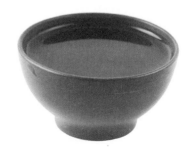

痔疮患者饮食禁忌

痔疮的成因及迁延不愈都与饮食不节有一定的关系。如平时过食炙烤、肥腻、生冷、辛辣食物，或饮酒过量等，均可诱发痔疮。痔疮患者为了避免病情加重，在日常饮食中应忌暴饮暴食、节制辛辣刺激性食物，多吃富含纤维素的蔬菜，如芹菜、青菜、菠菜、卷心菜、丝瓜等以增加胃肠蠕动，对习惯性便秘者更为适宜。

🔍 忌食关键词

➲ **酒精：**痔疮患者在平时的饮食中应该忌饮酒。中医认为痔疮患者多属湿热，酒精是湿热物，而且酒精会使患者静脉充血、扩大而舒曲，使痔核肿胀。临床上发现多数痔疮患者对酒特别敏感，一般在饮酒后半小时就会感到肛门不适，次日即可便血。因此，患痔疮者应忌酒。

➲ **发物、炙烤物：**痔疮患者在平时的饮食中不宜吃容易产生过敏的发物，因为发物会加重病情，做完痔疮手术后的患者食用发物更可能使痔疮复发。所以痔疮患者忌食发物，如海鲜、芥菜等。另外，痔疮患者还应忌食炙烤食物，这类食物可刺激肠黏膜，使充血明显，导致痔疮发生，更有甚者会让痔疮患者排便困难，这对痔疮患者而言是不利的。常见的炙烤食物有油炸食品、烤肉、各种烧烤等。

➲ **辛辣刺激物：**痔疮患者应忌食辛辣刺激性食物，如辣椒、胡椒、生葱、蒜、生姜等，因为这些食物会刺激直肠肛门部位血管充血和扩张，造成排便困难或者排便时刺痛和坠胀感，从而诱发痔疮。

➲ **油腻：**痔疮患者不宜吃油腻的食物，因为油腻的食物在食用后较难消化，导致胃肠功能紊乱，从而加重痔疮患者的病情。另外，油腻的食物在患者体内积存，会影响患者对其他营养物的摄入和吸收。故痔疮患者在平时的饮食中不宜吃油腻的食物，如油条、肥肉等。

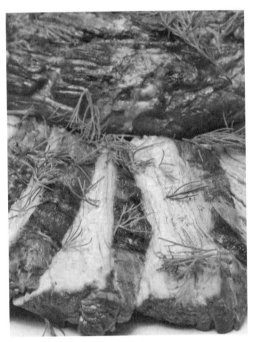

烤肉难以消化，不适合痔疮患者食用。

生活保健指南

加强体育锻炼，忌久坐久蹲

痔疮患者要加强体育锻炼，如做工间操、练习太极拳等。这样，可以改善盆腔长时间充血的状况，对预防痔疮有帮助。忌久坐、久站、久蹲，长时间不起来活动，因为这样会导致肛周血液循环不畅，加重痔疮患者的病情。

忌食食物大解析

⊙ 油条　痔疮患者宜清淡饮食，应少吃油腻、不易消化的食物，否则会导致肠胃功能紊乱而加重病情。油条属于高热量高油脂的食物，食用后较难消化，故痔疮患者不宜食用。

油条中含有铝，铝是一种非人体必需的微量元素，它是多种酶的抑制剂，可抑制脑内酶的活性，影响人的精神状态，对痔疮患者的病情不利。

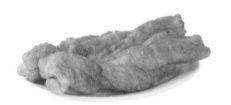

⊙ 生姜　生姜含有姜酚等挥发油成分以及姜辣素等，有较强烈的刺激性，痔疮患者食用后，对肛门和直肠的刺激会使痔静脉丛充血情况加重，影响痔疮患者的病情。

中医认为，生姜辛辣助火，故痔疮患者应当忌食。在《本草纲目》中还有记载曰："食姜久，积热患目。"

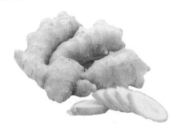

⊙ 辣椒　辣椒含有辣椒素等，具有强烈的刺激性，可刺激肛门和直肠，使痔静脉丛充血，影响静脉的血液回流，久之就会形成一个柔软的静脉团，即痔疮。

关于辣椒的食用禁忌，许多古书中均有记载，认为辣椒性热，味辛，痔疮患者不宜食用。

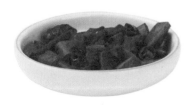

⊙ 大葱　大葱含有特有的葱素，葱素是一种挥发性的硫化物，它使葱具有独特的香辣味，可刺激直肠和肛门，使痔静脉丛充血，静脉血回流受阻，减慢血液循环，从而加重痔疮患者的病情。

大葱性温，味辛，中医认为，痔疮多由湿热淤滞而致，应忌食性温热以及辛辣刺激的食物，故痔疮患者不宜食用大葱。

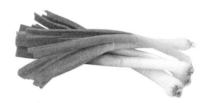

⊙ 羊肉　羊肉性热，湿热下注型的痔疮患者食用后可加重其湿热的程度，从而加重其便血、便质秽臭、肛门灼痛、小便黄等症状。

便秘是发痔的原因之一。《诸病源候论》中提到："忍大便不出，久为气痔。"所以痔疮患者应保持排便通畅，而羊肉易耗损津液，使大便干结，从而引发排便不畅。

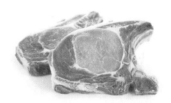

⊙ 榴莲　榴莲性热而滞，如过多食用会导致身体燥热积聚，引起上火，可加重痔疮患者的湿热程度，还可以使大便燥结，导致便秘而使痔疮患者病情加重。

榴莲含有大量的纤维素，这些纤维素可在胃肠中吸水膨胀，如摄入过多，就会阻塞肠道，引起便秘，从而加重痔疮患者的病情。

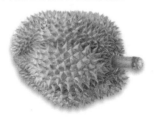

慢性支气管炎患者饮食禁忌

慢性支气管炎的康复需要多方面的配合，尤其需要注意的是，在饮食上有许多的禁忌，忌生冷及咸食，忌食腥发及油炸肥腻之物，忌食辛辣刺激性食物，如果能在饮食上远离这些食物，慢性支气管炎其实可以得到很大的缓解。

🔍 忌食关键词

荤腥油腻：慢性支气管炎患者如果食用荤腥油腻的食物，可能会助湿生痰，还可能引起过敏反应，使咳嗽加重，加重病情。另外，荤腥油腻的食物具有难消化、润滑肠道的特点，长期咳嗽的慢性支气管患者的脾肺已经很虚弱了，再食用这种难消化的东西无异于火上加油。因此，在日常饮食中，慢性支气管炎患者不宜多食荤腥油腻的食物。

易过敏物：慢性支气管炎患者不宜食用易过敏食物，特别是对于一些过敏体质的人，过敏食物会诱发人体的过敏反应。过敏因素是慢性支气管炎发病的一个重要因素，尤其是喘息型的慢性支气管炎。慢性支气管炎患者食用易过敏物后可能导致病情加重，这对于患者而言是不利的。

寒凉物：慢性支气管炎患者，病程较长，大多脾、肺、肾的阳气不足，对寒凉食品反应较大。因为寒性凝滞，寒主收引，过食寒凉食品可使气管痉挛，不利于分泌物的排泄，从而加重咳喘，使痰不易咳出。此外，寒凉食品损伤脾胃阳气，脾胃受寒则运化失职，导致痰浊内生，阻塞气道，喘咳加剧。所以，慢性支气管炎患者在平时的饮食中不宜食用寒凉食物。

辛辣刺激物：辛辣刺激食物如辣椒、洋葱、蒜、胡椒粉等，吃后可助热生痰，并可刺激支气管黏膜，使局部水肿，咳喘加重。因此，慢性支气管炎病人应忌食辛辣刺激食物。

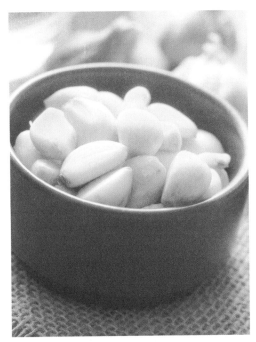

患者日常饮食中不宜放蒜末、辣椒等。

生活保健指南

忌长期服用抗菌药物

慢性支气管炎患者不能长期服用抗菌药物，口服抗菌药物的疗程为 5 ~ 7 天。许多慢性支气管炎患者经常不恰当地长期使用抗菌药物，结果使病情愈来愈严重。

忌食食物大解析

肥肉 中医认为，肥肉作为荤腥、油腻的食物，慢性支气管炎患者食用可能助湿生痰，还可能引起过敏反应，使咳嗽加重，加重病情。

肥肉的脂肪含量很高，一般的肥猪肉的脂肪含量可达88.6%。脂肪具有难消化、润滑肠道的特点，而长期咳嗽的慢性支气管患者的脾肺已经很虚弱了，再食用这种难消化的东西无异于火上加油。

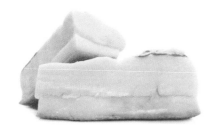

薄荷 薄荷具有特殊的芳香和辛辣味，它和辣椒、桂皮一样，也具有一定的刺激性，可刺激支气管黏膜，使其充血、水肿，慢性支气管炎患者食用后可导致病情加重，加剧咳嗽等症状。

关于薄荷的食用禁忌，《本草从新》中早有记载："辛香伐气，多服损肺伤心，虚者远之。"而《本经逢原》中也有记载说："多服久服，令人虚冷。"《本草经疏》亦云："咳嗽若因肺虚寒客之而无热证者勿服。"

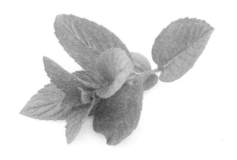

马蹄 马蹄味甘、性寒，具有凉血化湿、生津润肺、化痰利肠的功效，对于热证引起的支气管炎有一定的疗效，但是，马蹄对于由寒湿积聚引起的寒痰蕴肺型的慢性支气管炎患者却不适宜，还会加重其病情。

关于马蹄的食用禁忌，在《本经逢原》中早有记载："虚劳咳嗽切禁，以其峻削肺气，兼耗营血。"而唐代的孟诜也有记载说："有冷气，不可食。"故久咳的慢性支气管炎患者不宜食用马蹄。

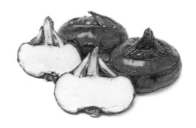

虾 中医认为，虾为海鲜发物，体质过敏，如患有过敏性鼻炎、支气管炎、反复发作性过敏性皮炎的老年人不宜吃虾，故慢性支气管炎患者不宜食用，否则可能会引起病情加重。

虾性温，多食可积温成热，且其可助湿生痰，慢性支气管炎患者尤其是痰热郁肺型的患者应尽量不吃或少吃。

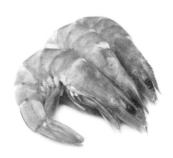

辣椒 辣椒含有辣椒素，它具有强烈的刺激性，可刺激支气管上皮，使其黏膜充血、水肿，加重慢性支气管炎患者的炎症病情。

辣椒属于大辛大热之品，故凡有热证者不宜食用，所以痰热郁肺、肝火犯肺、肺阴亏虚型的慢性支气管炎患者均不宜食用。

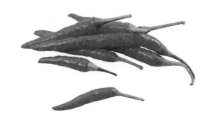

哮喘患者饮食禁忌

哮喘患者的饮食一般宜偏温，不宜过饱、过咸、过甜，忌生冷、海腥、油腻、辛辣、烟酒等。少数患者对某些食物过敏，多见的诱发哮喘的食物有麦类、蛋类、牛奶、海鲜，也有食猪肉、西红柿、巧克力等发生过敏的，一旦确认哪种食物是诱发哮喘的过敏原，应立即避免食之。

🔍 忌食关键词

寒凉生冷物： 中医学认为，哮喘缓解期正气多虚，或肺或脾或肾，尤以肺气虚为主，最怕感寒受凉。因为寒凉生冷的食物(如生冷瓜果、炙烩腌菜等)最易损伤肺脾阳气，食后会加重虚寒的症状。呼吸系统最忌寒凉与燥热食物，肺气虚、脾气虚、肾阳虚的患者，更应特别注意，应在饮食中忌食寒凉生冷食物，以防止哮喘的复发。

刺激性油腻物： 哮喘患者要少吃肥腻、辛辣、煎炸等食物，因容易生痰，热助邪盛，邪热郁内而不外达，久之可酿成痰热上犯于肺，诱发哮喘。热喘者不宜食羊肉、鹅肉、辣椒、胡椒、姜、桂皮、八角、茴香等辛辣燥热之品，哮喘伴有腹胀者，应该忌食豆类、山芋等食物。

酸咸食物： 古书记载："食味酸咸太过，渗透气管，痰入结聚，一遇风寒，气郁痰壅即发。"又如清代沈金鳌《沈氏尊生书》记载，哮病"大都感于童稚之时，客犯盐醋，渗透气腕，一遇风寒，便窒塞道路，气息喘促"。明代《赤水玄珠》一书亦有"自童幼时，被酸咸之味"而发的记载。哮喘患者应尽量减少盐的摄入量，切忌吃得过咸。

海腥物： 哮喘多数由过敏因素而诱发，有些过敏体质者，常因吃了鱼、虾、蟹等海腥类的食品而诱发哮喘。因此哮喘患者平时应少吃或不吃鱼、虾等海腥食物，如虾皮、虾米、带鱼、螃蟹等，以避免哮喘的发生。

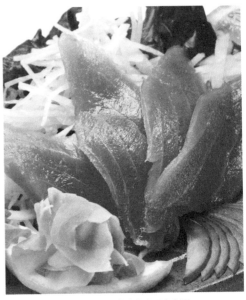

金枪鱼虽然营养价值高，但哮喘患者不宜食用。

生活保健指南

避免接触过敏原，不要自行停药

尽量避免接触过敏原，如花粉、粉尘，家人要禁止吸烟，避免患者被动吸烟而刺激支气管。

哮喘急性发作通常都有诱发因素，很多患者是因自行减量或停用哮喘控制药物而导致，所以治疗要坚持、彻底。

忌食食物大解析

黄豆 黄豆属于容易导致胀气的食物，它含有的部分糖类可以结合形成黏质半纤维，这种黏质半纤维会在消化道内发酵，产生气体，从而使腹部胀气，横膈上抬，胸腔缩小，影响肺通气，加重哮喘患者呼吸困难的症状。

黄豆性平，但是也有记载曰，其偏寒，故一般人食用无大碍，但是脾胃虚寒等本身有寒证者不宜食用，故哮喘冷哮证及虚哮证者不宜食用。

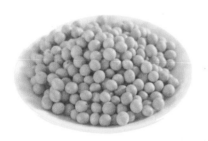

带鱼 带鱼的脂肪含量高于一般鱼类，且其性温，哮喘患者尤其是热哮证患者不适宜食用，否则可加重其胸胁胀满、痰浊稠厚、烦闷不安、面赤口苦、口渴喜冷饮等症状。

大多数的哮喘患者属于过敏体质，本身可能伴有过敏性鼻炎或者特应性皮炎，又或者会对某些变应原、食物、药物过敏。而带鱼、海鳗、黄鱼等许多无鳞鱼很可能是哮喘的重要过敏原，哮喘患者应特别注意。

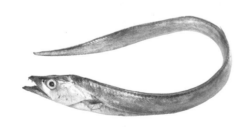

韭菜 韭菜含有大量的粗纤维，如大量摄入不容易消化，在胃肠道里产生大量的气体，出现腹部胀气的症状，腹部的胀气可使横膈上抬，胸腔缩小，从而使肺通气功能受到阻碍，加重哮喘患者呼吸困难的症状。

韭菜性温，多食可积温成热，热哮证患者不宜食用，否则可加重其胸胁胀满、咳呛阵作、痰浊稠厚、烦闷不安、舌红、舌苔黄腻、脉滑数或弦滑等症状。

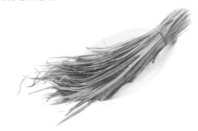

肥肉 现代医学认为，哮喘患者饮食的最基本原则是清淡、松软，适宜多吃容易消化而且含纤维素丰富的食物，但是肥肉含脂肪量很多，属于油腻、难消化的食物，故哮喘患者不宜食用。

俗话说："鱼生火，肉生痰。"肥肉中的脂肪含量极高，哮喘患者食用后容易助湿生痰，从而加重其痰鸣音、咳嗽等症状。

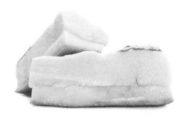

辣椒 辣椒属于大热大辛的食物，其具有非常强烈的刺激性，食用后可使支气管等气道的黏膜受到刺激，使其充血、水肿，加重炎症病情，从而使哮喘患者的病情加重。

中医认为，辣椒性热，热哮证患者尤其不宜食用辣椒，否则会加重烦闷不安、面赤口苦、口臭、咳吐黄痰、舌苔黄等症状。

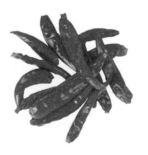

慢性肺炎患者饮食禁忌

慢性肺炎在生活中很常见，是指人体终末气道、肺泡和肺间质的炎症。长期吸烟等都可能导致该病。慢性肺炎的症状如发热、呼吸急促、持久干咳等，会给患者带来严重的影响。对于患者来说，慢性肺炎的治疗是必须的，同时生活中也要注意一些饮食上的问题。

忌食关键词

→ **咖啡因：** 咖啡因是一种黄嘌呤生物碱化合物，它可刺激支气管引起支气管痉挛从而加重咳嗽，故慢性肺炎患者不宜饮用含咖啡因的饮品。咖啡因同时也是一种中枢神经兴奋剂，有提神醒脑之功用，但是如果长期摄入或摄入过多，会影响睡眠质量，对慢性肺炎患者的病情不利。因此，慢性肺炎患者不宜饮用含咖啡因较多的饮料。

→ **生冷食物：** 生冷食物与人体悬殊的温差会刺激内脏血管，从而加重炎症病情。另外，生冷食物摄入体内，会对患者身体产生较大刺激，还可能引起支气管痉挛，从而加重慢性肺炎患者的咳嗽症状，不利于慢性肺炎的好转。因此，慢性肺炎患者忌吃生冷的食物。

→ **碳酸饮料：** 碳酸饮料在人体内会发生一系列的化学反应，从而破坏人体的正常代谢，影响机体对营养物质的吸收，从而加重慢性肺炎患者营养不良的程度，不利于早日康复。因此，慢性肺炎患者应忌喝碳酸饮料。

→ **辛辣油腻物：** 慢性肺炎属于急性热病，消耗人体正气，影响脏腑功能，易导致消化功能降低，所以慢性肺炎患者的食物应以高营养、清淡、易消化为宜，不要吃大鱼、大肉、过于油腻之品，以免中焦受遏，运化不利，营养反而不足。油腻之品大多性属温热，可以生内热，湿滞为痰，不利于慢性肺炎的早日康复。因此，慢性肺炎患者在平时的饮食中不宜食用辛辣油腻的食物。

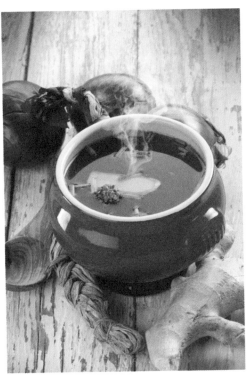

姜、洋葱等属于典型的辛辣食物。

生活保健指南

慢性肺炎患者应对症饮食

慢性肺炎患者要对症饮食，慢性肺炎属痰热郁肺者应多食清热化痰的药膳；痰浊阻肺者多食化痰止咳的食物；肺气阴两虚者应多食补益肺气的食物；肾虚不纳者应以补肺固肾的食物为主。

忌食食物大解析

● 油条 中医认为，慢性肺炎患者应忌食油腻食物，否则可导致中焦受遏，运化不利，从而加重慢性肺炎患者的病情。油条属于油腻食物的代表，慢性肺炎患者不宜食用。

油条经高温油炸而成，油温可高达190℃，在如此高温下，油脂中所含的营养物质如人体必需脂肪酸、各种维生素等基本上或者全部被氧化破坏了，这对需要营养支持的慢性肺炎患者非常不适宜。

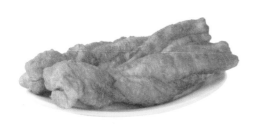

● 桃子 桃子中含有大分子物质，不易消化，慢性肺炎患者由于病程较长，胃肠功能较弱，食用桃子无疑会增加胃肠的负担，易出现消化不良、腹胀等症状，不利于慢性肺炎患者的病情。

桃子性温，多食易助热上火，痰热郁肺型的慢性肺炎患者不宜食用，否则可加重其咳嗽咯痰、胸部膨满、胸中烦热、身热、有汗、渴喜冷饮、小便黄赤、大便干燥、脉滑数等症状。

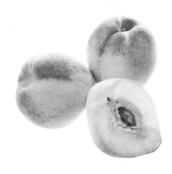

● 芥末 芥末是日本料理中常用的重要调味料之一，由于其有很强的解毒功能，能解鱼蟹之毒，所以常用于搭配生鱼食用，但因芥末富含芥子油，使得它有催泪性的强烈刺激性辣味，这种强烈刺激性辣味对于慢性肺炎患者也是很不利的，它可刺激呼吸道的黏膜，使其充血、水肿。

芥末性温，慢性肺炎患者要慎食，特别是痰热郁肺型的慢性肺炎患者，食用后可加重其胸中烦热、小便黄赤、大便干燥等症状。

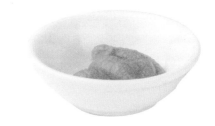

● 浓茶 茶叶中含有咖啡因，浓茶中的咖啡因浓度很高，它也像咖啡一样，有刺激支气管痉挛的作用，故慢性肺炎患者不宜饮用。

另外，浓茶中还含有大量茶碱，茶碱有兴奋中枢神经的作用，多饮会影响睡眠，长此以往还会导致神经衰弱。

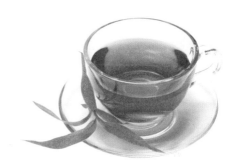

● 杏 杏性温，慢性肺炎患者食用后会助热生痰，尤其是痰热郁肺型的慢性肺炎患者食用后，会加重其咳嗽咯痰、胸部膨满、胸中烦热、身热、有汗、小便黄赤、大便干燥等症状。

关于杏的食用禁忌，古人早有多食可"伤筋骨，生痰热，发疮痈，动宿疾"的说法，故慢性肺炎患者尤其是痰热郁肺型的患者不宜食用杏。

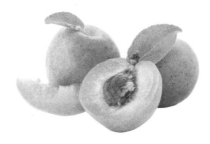

头痛患者饮食禁忌

头痛是临床常见的症状，可伴发于全身性疾病，亦可作为某些疾病的特发症状，后者在诊断上具有重要的意义。头痛患者在饮食上应少吃以下食物：血虚及血淤头痛患者应禁食寒凉生冷食物；肝阳上亢头痛患者忌食燥热性食物；痰浊型头痛患者忌食高胆固醇食物。

忌食关键词

高脂肪食物： 丰富的脂肪不容易被消化，从而加重头痛患者恶心呕吐的症状。另外脂肪含量高，经常食用会使血脂水平升高，使血液黏稠度升高，从而影响脑部的血液循环，加剧头痛的症状。再者，患者若是摄入了过多高脂肪的食物，在一定程度上会影响对其他营养物质的吸收，不利于患者身体健康。所以，头痛患者应该忌食高脂肪的食物。

亚硝酸盐、5-羟色胺： 亚硝酸盐、5-羟色胺等成分都能影响机体而产生头痛。如火腿中含有亚硝酸盐，能引起脑血管扩张；海产品、咖啡、茶叶等进入人体后会产生5-羟色胺，导致颅脑血管舒缩功能失调而致头痛。因此，在平时的饮食中，头痛患者不宜食用含有亚硝酸盐、5-羟色胺的食物。

酒精： 酒精可通过血液循环进入大脑，损伤脑动脉内膜，刺激脑干神经元兴奋及递质释放，从而诱发或加重头痛。中医学认为，酒精易损伤脾胃，脾失健运，痰湿内生，阻遏清阳则引起痰湿头痛；若痰湿内蕴化火，上扰清阳则引起肝火头痛；火盛伤阴，致使阴血亏虚，不能上荣于脑，又可导致血虚头痛。因此，头痛患者在平时的生活中不宜饮酒。

寒凉食物： 头痛患者不宜食用性寒凉食物。因为寒凉食物不利于血液的流通，并且会对机体的新陈代谢有一定的阻碍，减少脑部供血，从而加重头痛症状，还有可能引发其他疾病。

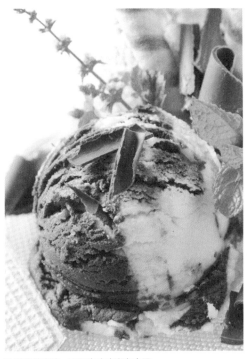

冰激凌性寒凉，不适合头痛患者食用。

生活保健指南

及时就医，合理添加衣服

出现持续头痛，相应的治疗不能缓解，应尽早上医院做头部 CT 检查，看看是不是有肿瘤等恶性病变，以便尽早采用综合方法进行及时治疗。在气候多变无常的季节，要适应天气的变化随时添加衣服，避免受风受寒，诱发或加重头痛。

忌食食物大解析

香肠 由于香肠的原料的关系，它的脂肪含量极高，一般的香肠脂肪含量可高达40.7%，食用后不容易被消化，从而加重头痛患者恶心呕吐的症状。另外，香肠的胆固醇含量也很高，经常食用会使血脂水平升高，使血液黏稠度升高，从而影响脑部的血液循环，加剧头痛的症状。

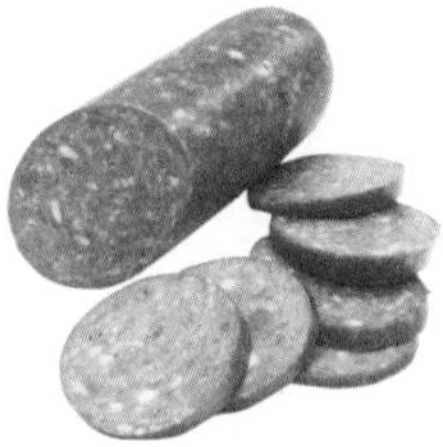

黄瓜 黄瓜有利水消肿的作用，可使血容量减少，导致脑部血液供应不足，从而加重头痛的症状，故头痛患者不宜食用黄瓜。另外，黄瓜属于凉性食物，对血液流通不利，基于此，头痛患者也不宜食用。

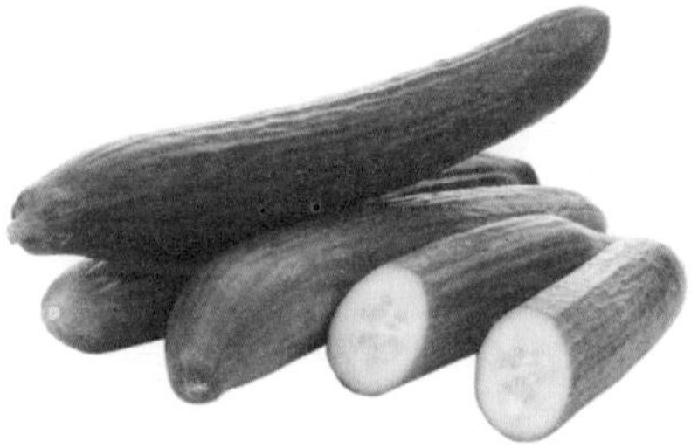

皮蛋 皮蛋在加工制作过程中加入了大量的盐腌渍，食用后可引起血管内水分的潴留，使血容量增加，从而加重头痛患者的病情。

皮蛋中的胆固醇含量很高，食用后会使血脂水平升高，使血液黏稠度增大，而且低密度胆固醇在血管内皮的堆积可使管腔狭窄，影响血液循环，加剧头痛的症状。

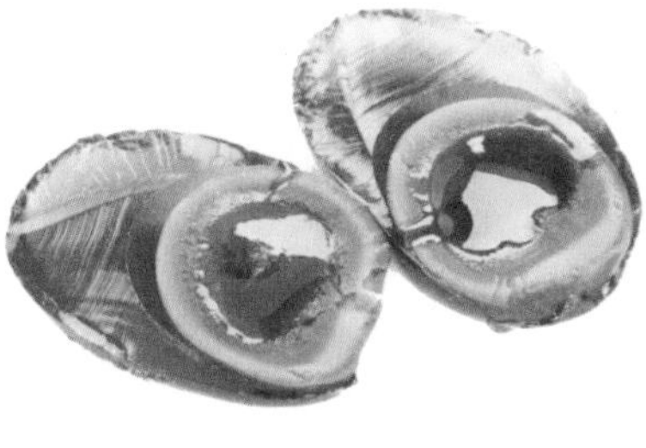

冰激凌 有头痛史或者头痛的人应尽量不吃或少吃冰激凌。因为冰激凌的温度和人体的温度相差甚大，如此悬殊的温度差，会对口腔黏膜造成很强的刺激，使腭部皮肤的神经产生放射性的疼痛，导致有头痛史的患者头痛症状的急性发作，出现头痛难忍等症状。

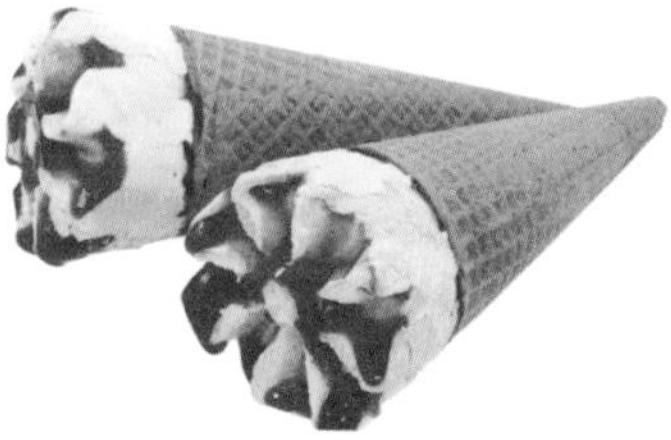

白酒 白酒中酒精的浓度很高，酒精分解形成的乙醛，会刺激神经，还会扩张血管，从而引起头痛。

白酒中富含杂醇油，它的中毒和麻醉作用比酒精强，在人体内的氧化速度比酒精慢，它可以让人在酒醒之后仍然存在头痛的症状。

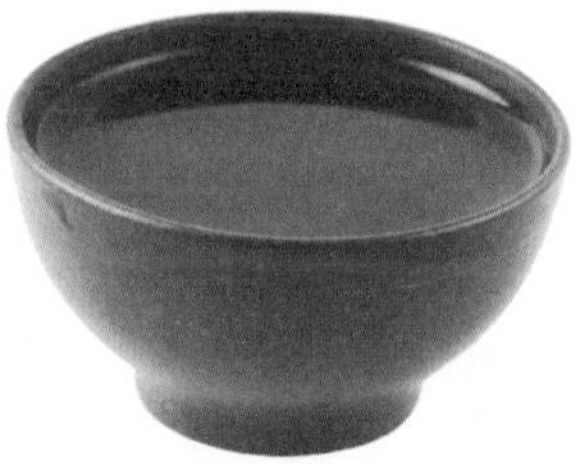

浓茶 浓茶中含有茶碱，茶碱具有较强的刺激性，长期饮用会使脑血管长时间处于充血状态，可导致心跳加快，小动脉痉挛，从而导致头痛症状加重。

浓茶具有兴奋神经中枢的作用，长期饮用会影响睡眠质量，甚至导致神经衰弱，不利于头痛患者的病情。

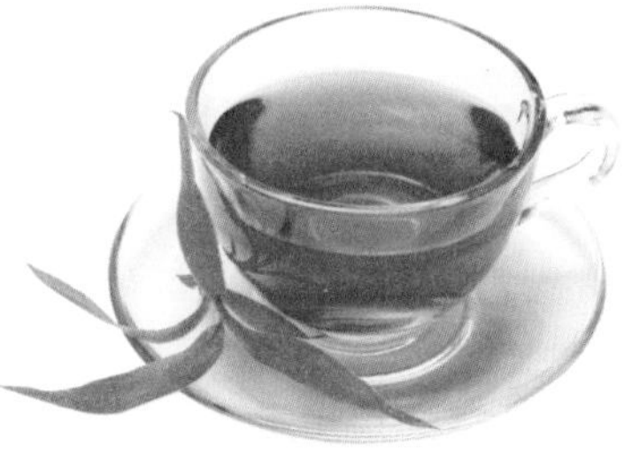

神经衰弱患者饮食禁忌

神经衰弱其实是心理疾病的一种，患者除了必要的药物治疗外，还需要在日常生活中进行自我调节，这样才能达到最佳的治疗效果，因此患者在饮食上一定要合理调整，忌吃肥腻、胀气、刺激性的食物。

🔍 忌食关键词

➡ **胀气类**：胀气之物可引起肠腔胀气，神经衰弱患者无法安睡，这对神经衰弱患者而言是不利的。此外像槟榔、萝卜籽等破气耗气的食物也是神经衰弱病人忌食的食物。

➡ **兴奋神经类**：神经衰弱患者忌饮用兴奋神经类的饮料，因为此类饮料容易提高神经系统兴奋性，进而导致自主神经紊乱诱发失眠。神经衰弱患者饮用这类饮料后，在短时间内有一定的提神作用，但是长期饮用，会对此形成依赖，引起精神、心理上的恶性循环，从而加重神经衰弱患者的病情。神经衰弱患者往往伴随精神状态的不佳，饮用兴奋神经类的饮料会影响患者的睡眠质量，久之会加重神经衰弱症状。因此，神经衰弱患者不宜食用兴奋神经类的食物。

➡ **辛辣刺激类**：神经衰弱患者忌食辛辣刺激类食物，因为这类食品可使患者"火气"加大，以致心血不足、心神失养，容易加重失眠问题，因此这类食品是神经衰弱患者需禁食的。其中大葱尤其不适合记忆衰退者多食。

➡ **糖分**：神经衰弱患者要少吃糖，这是因为若过多食用糖，多余糖分会消耗人体内本已缺乏的维生素B_1，干扰神经系统的功能，进而加重神经衰弱患者的病情。过多摄入糖分，还可能减少其他营养成分的摄取，加重由于营养障碍而引起的神经衰弱的症状。因此，神经衰弱患者不宜食用过多糖分或者含糖分较多的食物。

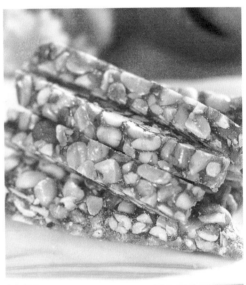

花生糖中糖分含量很高。

生活保健指南

老年神经衰弱应尽快检查

老年神经衰弱往往表现得比较复杂，并可能伴有其他老年人常见疾病。因此，如果出现老年神经衰弱的症状，一定要尽快上医院检查，请求医生的帮助。

🔍 忌食食物大解析

⊙ 蚕豆　蚕豆质地较硬，不容易消化，如过多食用，它们在胃内长时间积留，不仅会加重神经衰弱患者的胃的负担，而且还有可能影响睡眠，不利于神经衰弱患者的病情。

蚕豆含有钙、锌、锰、磷脂等可调节大脑组织和神经功能的物质，但是它同时也是产气食物，多食容易引起腹胀，不利于神经衰弱患者的病情。

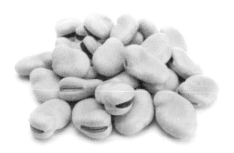

⊙ 咖啡　咖啡中含有咖啡因，咖啡因是一种黄嘌呤生物碱化合物，是一种中枢神经兴奋剂，也是一种新陈代谢的刺激剂，对于一般人来说有提神的作用，但是对于有焦虑倾向的人来说，咖啡因可使其病情加重，导致手心冒汗、心悸、耳鸣等症状加重。

上面提到，咖啡中含有的咖啡因是一种中枢神经兴奋剂，如果饮用过多或不正当地饮用就会影响睡眠质量，造成失眠，而恶劣的精神状态可加重神经衰弱患者的病情。

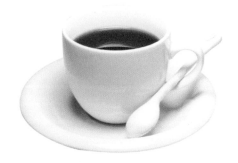

⊙ 白萝卜　中医认为，白萝卜性凉，属破气耗气之物，久食会损伤正气，心脾两虚以及心胆气虚型的神经衰弱患者均不宜食用，否则可加重其失眠多梦、心悸、眩晕、健忘、食少、大便溏稀等症状。

白萝卜也可用来生吃，但生白萝卜属于产气食物，食用后容易引起腹胀等消化不良症状，许多人食用后胃肠多有不适，夜间容易醒来，从而影响睡眠质量，不利于神经衰弱患者的病情。

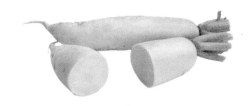

⊙ 白酒　白酒中的酒精会损害人的中枢神经系统，使神经系统出现兴奋状态，然后转归到高度的抑制状态，严重破坏神经系统的正常功能，从而引发焦虑、抑郁、意识障碍等病症，加重神经衰弱患者的病情。

白酒中通常还含有铅，长期饮酒，可导致慢性铅中毒，从而导致头痛、睡眠不好、记忆力减退等症状，加重神经衰弱患者的病情。

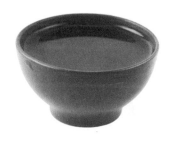

⊙ 辣椒　辣椒含有辣椒素，具有强烈的刺激性，它会刺激交感神经，使神经衰弱患者处于兴奋状态，不利于神经衰弱患者的病情。

辣椒性大热，肝火扰心、痰热扰心型的神经衰弱患者均不宜食用，否则可加重其失眠多梦、性情急躁易怒、不思饮食、口渴喜饮、目赤口苦、小便黄赤、大便秘结等症状。

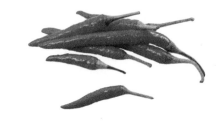

冠心病患者饮食禁忌

冠心病患者在选择食物时，应忌食具有高脂肪、高胆固醇、高糖分食物，忌食对心脏有刺激的食物。提倡饮食清淡，多食维生素C（如新鲜蔬菜、瓜果）和植物蛋白（豆类及其制品）含量丰富的食物。尽量以植物油为食用油。

🔍 忌食关键词

➡ **高脂肪：** 冠心病患者经常食用高脂肪类食物，可致体重增加，肥胖程度增加，从而不利于冠心病患者的病情。另外，食用过多高脂肪食物，脂肪一时消化不了，多余的脂肪堆积在体内，可直接导致血脂升高，从而加速动脉硬化。所以，冠心病及动脉硬化患者，均应慎食高脂肪食物。

➡ **咖啡因：** 咖啡因是一种中枢神经兴奋剂，它可以引起兴奋、失眠、心跳加快、心律不齐，诱发冠心病的急性发作。此外，多饮含有咖啡因成分的饮料还有可能影响睡眠质量，对于冠心病患者的病情不利。因此，冠心病患者在平时的生活中不宜饮用含咖啡因的饮品。

➡ **烟酒：** 香烟中的有害物质对循环系统有直接损害作用，可使人体的外周血管收缩、血压升高、心跳加快、心肌耗氧量上升、心律失常。吸烟时大量的一氧化碳进入血液，使血红蛋白与氧气的结合能力下降，从而使心肌发生缺氧，可以诱发心绞痛、心肌梗死、心律失常、猝死。而长期大量饮酒，则会加速动脉硬化，所以冠心病人应严格戒烟限酒。

➡ **盐和糖：** 血糖升高与冠心病密切相关，并且可以使甘油三酯的合成增加。所以，冠心病患者应忌高糖饮食。过多地摄入食盐是高血压的主要致病原因之一，而高血压是冠心病的主要危险因素。所以，冠心病患者还应控制钠盐的摄入量。

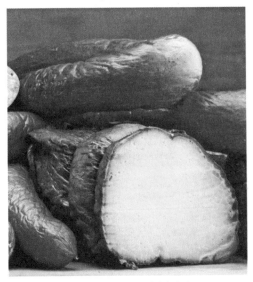

火腿肠属于高盐食物，不适合冠心病患者食用。

生活保健指南

运动量力而行

坚持体育锻炼，如打太极拳、乒乓球或做健身操，但要量力而行，适量的运动可使全身气血流通，减轻心脏负担。忌暴怒、惊恐、过度思虑以及过喜等情绪刺激。

🔍 忌食食物大解析

➲ 白酒 白酒属于高浓度烈酒，冠心病患者不宜饮用。这是因为白酒具有强烈的刺激性，它可使心率增快，长期饮酒会使心脏扩大，导致心脏收缩功能减退，从而会加重冠心病患者的病情。

　　研究显示，白酒能够促使 β 脂蛋白的产生，升高血液中的胆固醇和甘油三酯的浓度，大量的脂类物质沉积在动脉内膜，导致动脉粥样硬化，从而加重冠心病患者的病情。

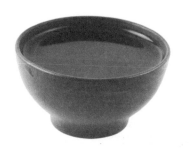

➲ 咖啡 许多人都有喝了咖啡后因精神亢奋而睡不着的经验，这是因为咖啡中含有咖啡因这种中枢神经兴奋剂，易引起人兴奋、失眠、心跳加快、心律不齐，有诱发心脏病的危险。研究显示，1杯咖啡中含咖啡因100～150毫克，而长期每天喝2杯咖啡者，其冠心病的发病率比每天喝1杯以下者明显增高。因此，冠心病患者不宜饮用咖啡。

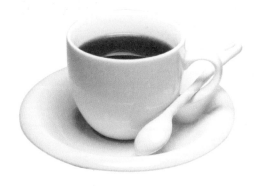

➲ 猪肝 猪肝的胆固醇含量很高，每100克猪肝中含胆固醇可高达288毫克，这些脂类物质在体内的堆积，沉积在动脉内膜，直接促使了冠心病的发生，所以冠心病患者应忌食猪肝。

冠心病患者宜食用富含维生素 C 的蔬菜和水果，维生素 C 有预防血栓形成的作用，但是如果在补充维生素 C 的同时食用猪肝，猪肝中富含的微量元素铜、铁等就会使维生素 C 氧化成为去氢抗败血酸，从而失去原本的药理作用。

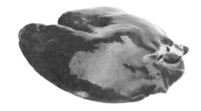

➲ 肥肉 肥胖是冠心病的危险因子之一，而肥肉的热量以及脂肪含量都极高，冠心病患者经常食用，可致体重增加，肥胖程度增加，从而不利于冠心病患者的病情控制。

　　有些肥猪肉的脂肪含量可高达 90.8%，冠心病患者经常食用，多余的脂肪堆积在体内，可直接导致血脂升高，从而引起动脉硬化，所以，冠心病及动脉硬化患者，均应慎食肥肉。

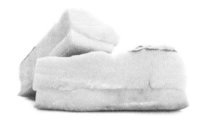

➲ 螃蟹 螃蟹的胆固醇含量很高，每100克蟹中含有胆固醇142毫克，经常食用，大量的脂质堆积在体内，沉积在动脉内膜，容易导致动脉硬化，从而加重冠心病患者的病情。

　　蟹肉性寒，中医认为，寒凝心脉型的冠心病多由气候骤冷或骤感风寒而发病或加重，故冠心病患者不宜食用螃蟹等生冷、性寒的食物，否则会使病情加重，不利于病情的控制。

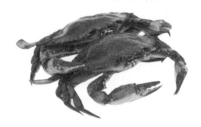

高血压患者饮食禁忌

高血压患者宜"三多三少"，即多维生素，多无机盐，多纤维素，少盐，少脂肪，少热量。多吃新鲜水果、蔬菜，少吃动物内脏如肝、心、肾等。另外还要禁烟忌酒，长期饮酒可促使儿茶酚胺、皮质激素水平升高而诱发高血压。肥胖患者要限制饮食，防止体重超重。

🔍 忌食关键词

腌制食品： 血压高的人需要尽量远离过咸的食物，因为在临床研究中发现盐量摄入过多是导致高血压的重要因素。高血压患者不应常吃腌制食品，控制每天盐的摄入量不超过5克，这其中包括通过酱油、咸菜、味精等调味品摄入的盐量。食盐的主要成分是氯化钠，钠可引起细胞外液增加，心排出血量增多，血压上升。另外，吃盐过多，会促使血管硬化和加重肾脏负担，这对高血压患者而言是极为不利的。因此，高血压患者应限制盐量的摄入。

高糖食物： 食物中如果糖分含量过高就会使人体血管的黏稠度增加，从而影响血压的不断上升。所以，高血压患者在平时要注意饮食限糖，尽量不吃或少吃含糖量高的甜点。建议主食要粗细搭配，不要仅限于吃大米、白面，也要经常吃玉米、豆类、小米等。最好不吃或少吃油饼、油条、炸糕、奶油蛋糕、巧克力、奶类雪糕等。

辛辣、精细物： 辛辣、精细食物可使大便干燥难排，易导致大便秘结，更有甚者，患者排便时，会使腹压升高，血压骤升，诱发脑出血，这对高血压患者而言都是极为不利的，所以高血压患者要少食辛辣和精细食物。

高脂肪食品： 即脂肪含量高的食品，含油量高的和油炸过的食物都属于高脂肪食物。过多摄入高脂肪食品，除了因脂肪沉积导致肥胖以外，还会增加人体内饱和脂肪酸的含量，易导致高血压。

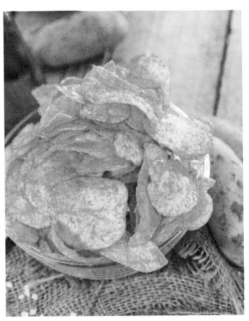

油炸食品脂肪含量较高。

生活保健指南

保持大便通畅

保持大便通畅，一日一次，排便时勿要用力屏气，以免血压升高引发猝死。老年人在洗热水浴时水温不能过高，时间也不能过长，以免发生虚脱。防止情绪激动，要保持心情舒畅。

忌食食物大解析

榴莲 榴莲热量较高，高血压患者不宜大量食用。榴莲属于高脂肪水果，含有大量的饱和脂肪酸，高血压患者多吃会使血液中的总胆固醇含量升高，导致血管栓塞、血压升高，甚至可导致冠心病、中风。

榴莲性热而滞，初期高血压患者多为肝阳上亢，不宜过多食用，否则可引发和加重头目胀痛、口苦咽干、大便秘结等症状。

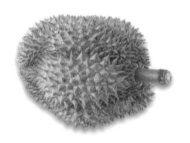

羊肉 羊肉中的蛋白质含量较多，每100克羊肉中含有蛋白质14.6克，过多摄入动物性蛋白质可能引起血压波动，对高血压患者的病情控制不利。

羊肉是助元阳、补精血、疗肺虚、益劳损之佳品，是一种优良的温补强壮剂，但是高血压患者多属肝阳上亢体质，多食会助阳伤阴，加重高血压患者的病情。

羊肉本身的嘌呤含量虽然不高，但是人们常常喜欢在涮火锅的时候吃羊肉，这样会摄入更多的嘌呤，对于并发有高尿酸血症的患者不利。

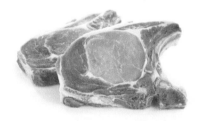

火腿 火腿的热量很高，每100克火腿可产生330千焦热量，不利于体重的控制，高血压患者尤其是合并有肥胖症的患者应忌吃。

火腿的脂肪含量很高，每100克火腿中含有脂肪4.8克，多食可引起肥胖，甚至引发高脂血症、动脉粥样硬化、中风等心脑血管并发症。

火腿中钠的含量也非常高，每100克火腿中含钠940毫克，食用后可使血压升高，不利于高血压患者的病情控制。

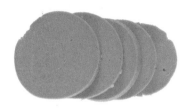

柚子 柚子中含有一种活性物质，对人体肠道的一种酶有抑制作用，从而干扰药物的正常代谢，令血液中的药物浓度升高，高血压患者需长期服用降压药，如同时食用柚子，则相当于服用了过量的降压药，引起血压的大幅度波动，不利于高血压患者的病情，甚至还可诱发心绞痛、心肌梗死或中风。

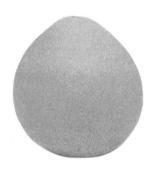

巧克力 巧克力是高糖高油高热量食物，典型的增重食物。医学界将超重和肥胖确认为高血压发病的重要原因之一，虽然并非所有肥胖者都有高血压，但总体上来说，体重越重，平均血压也越高，而且肥胖也和高血压一样，是引发心脑血管病的一个危险因素。所以，控制体重已经成为高血压患者降低血压的一个重要途径。

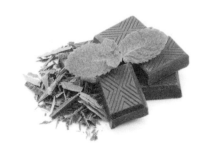

心律失常患者饮食禁忌

心律失常患者安排好日常的饮食，对疾病的康复起着重要作用。心律失常常由冠心病、高心病、风心病、心肌病等多种原因引起。在饮食中应避免食用促使高血压、动脉硬化等病情发展及加重的食品，同时还应限制热量供给，降低肥胖者的体重，减轻其心脏负担。

忌食关键词

高胆固醇： 胆固醇水平升高，导致胆固醇在动脉壁上沉积，易诱发动脉硬化、冠心病等，从而加重心律失常患者的病情。低密度胆固醇在血管内皮的堆积还可诱发动脉硬化、冠心病等心血管并发症，从而加重心律失常。

性温助火： 心律失常患者应忌食性温、助火的食物，因为性温物多食可积温成热，阴虚火旺型的心律失常患者食用后会加重其"虚火"的症状，加剧心悸、心烦失眠、头晕目眩、手足心热、潮热盗汗、耳鸣腰酸、舌质红、舌少苔或无苔、脉细数等症状。

咖啡因： 咖啡因有兴奋神经中枢的作用，它可刺激心脏，甚至导致心率过速，加重心律失常患者的病情，严重者还有可能诱发心脏病发作，所以心律失常患者不宜饮用含有咖啡因的饮品。由于咖啡因兴奋神经中枢的作用，它常被人们作为提神之用，但是，如果过多饮用，会影响人们的睡眠质量，久之还有可能导致神经衰弱，对心律失常患者的病情不利。

辣椒素： 辣椒素具有强烈的刺激性，它会刺激心血管系统，使人出现短暂性的血压下降以及心跳减慢，使心肌细胞的自主性和心肌血液供应发生改变，从而引发心律失常或加重病情。

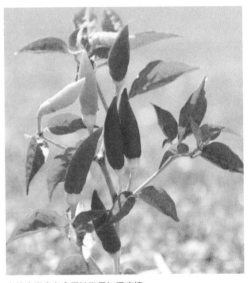

心律失常患者食用辣椒易加重病情。

生活保健指南

洗澡水温不宜太高

保持良好的心情，忌过度紧张、愤怒，忌过度操劳。

不要用太热的水洗澡，洗澡时间不宜过长。养成按时排便的习惯，保持大便通畅。饮食要定时定量。

忌食食物大解析

→ **肥肉** 肥肉的脂肪含量很高，一般的肥猪肉，每100克中含有脂肪65.7克，其产生的热量也很高，每100克肥肉可产生807千焦，食用后容易使血脂升高，增加血液黏稠度，影响心脏的血液供应，从而加重心律失常患者的病情。

肥肉中含有大量的饱和脂肪酸，它可以与胆固醇结合沉淀于血管壁，诱发动脉硬化等心脑血管并发症，加重心律失常患者的病情。

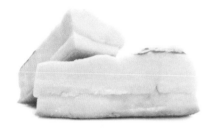

→ **辣椒** 辣椒性大热，食用后可使胃肠中积聚燥热，并且耗损大肠津液，使大便干燥积滞，从而导致便秘，便秘患者在屏息排便时可能会使心脏的负荷增大，从而影响心肌的血液供应，使心律失常患者的病情加重。

另外，辣椒中还含有强烈刺激性物质辣椒素。心律失常主要是因为心肌细胞自主性异常和心肌细胞缺血缺氧而导致的，辣椒素会刺激心血管系统，使人出现短暂性血压下降，进而改变心肌细胞自律性和心肌血液供应，诱发心律失常。

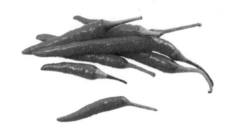

→ **咖啡** 咖啡中含有具有兴奋神经中枢作用的咖啡因，它可引起大脑神经兴奋，血液流速加快，从而使心脏泵血功能加强，刺激心跳，导致人的精神兴奋、心跳过速，加重心律失常患者的病情，严重时甚至会诱发心脏病，故心律失常患者不宜饮用咖啡。一旦喝咖啡出现心脏不适，就要多喝白开水来稀释体内咖啡因，或立刻就医。

研究还发现，每天摄入咖啡超过300克，很有可能诱发心律不齐。

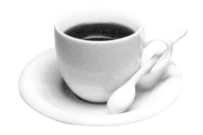

→ **鱼子** 鱼子胆固醇含量很高，每100克鱼子中含有胆固醇374毫克，不但可使血清胆固醇水平升高，而且低密度胆固醇在血管内皮的堆积还可诱发动脉硬化、冠心病等心血管并发症，从而加重心律失常的症状。

鱼子虽然很小，但是很难煮透，食用后也很难消化，肠胃功能不好的心律失常患者要忌吃。

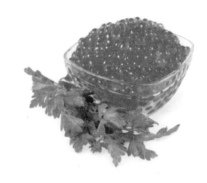

→ **螃蟹** 螃蟹的胆固醇含量很高，每100克蟹中含有胆固醇125毫克，经常食用，大量的脂质堆积在体内，沉积在动脉内膜，容易导致动脉硬化，从而加重心律失常患者的病情。

蟹肉性寒，中医认为，心阳不足、痰阻心脉型的心律失常患者应忌食生冷性寒凉的食物，否则会加重其心悸、胸闷等症状。

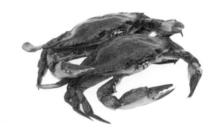

高脂血症患者饮食禁忌

高脂血症对身体的损害是一个缓慢的、逐渐加重的隐匿过程。高脂血症本身多无明显的症状，不做血脂化验很难被发现。高脂血症患者如果同时有高血压或伴有吸烟，就会加速动脉粥样硬化的进程，导致血管狭窄和阻塞。此时病人可有头晕、胸闷，严重者则突然发生脑卒中、心肌梗死，甚至心脏性死亡。正因为高脂血症是悄然无息地逐渐吞噬着生命的疾病，人们形象地把它称为"隐形杀手"。

🔍 忌食关键词

➡ **高热量、性黏滞：** 过多食用高热量的食物容易引起肥胖，不利于高脂血症患者体重的控制。另外，高脂血症患者也不宜食用黏度较高的食物，因为如果食物黏度高，就不易被消化吸收，所以肠胃不好的高脂血症患者要慎用。

➡ **酒精：** 酒精的最大损害是损害肝脏，导致脂肪肝，严重者还会造成酒精性肝硬化。

酒精可抑制脂蛋白脂肪酶，从而使甘油三酯浓度升高，加速动脉粥样硬化，引发心脑血管并发症。因此，对于高脂血症患者而言，在平时的生活中，应该忌酒。

➡ **高糖：** 过量的糖分摄入会在体内转化为内源性甘油三酯，使甘油三酯水平升高，不利于高脂血症患者病情。另外，糖分过多摄入，在体内转化为脂肪蓄存起来，容易使患者发胖，体重增加也会影响患者的血脂。再者，过多糖分在体内的累积会影响患者对其他营养物质的摄入和吸收，这对患者来说也是不利的。因此，高脂血症患者不宜食用含糖分高的食物。

➡ **饱和脂肪酸：** 饱和脂肪酸主要存在于肉、蛋、乳脂等食品中，这些食品中也含有丰富的胆固醇。患者每日摄入的胆固醇不应超过300毫克（相当于1个鸡蛋的胆固醇含量），如已患冠心病或其他动脉粥样硬化症，每日摄取的胆固醇应减少至200毫克。动物内脏及肉皮、羊油、牛油、猪油、蛋类，海产品中墨鱼、干贝、鱿鱼、蟹黄等均含胆固醇很多，应加以必要限制。

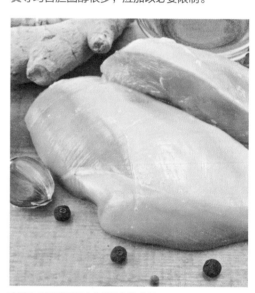

高脂血症患者尽量少食用动物性食品。

生活保健指南

加强体力活动，逐步减轻体重

加强体力活动和体育锻炼，不仅能增加热能的消耗，而且可以增强机体代谢，提高体内某些酶的活性，有利于降低血液中甘油三酯和胆固醇的含量。体重超标的患者，应在医生指导下逐步减轻体重。

🔍 忌食食物大解析

糯米 糯米的热量很高，每100克糯米可产生348千焦的热量，过多食用容易引起肥胖，不利于高脂血症患者体重的控制。

糯米，特别是冷的糯米制品的黏度较高，不易被磨成"食糜"而消化吸收，所以肠胃不好的高脂血症患者要慎用。

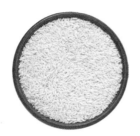

猪肝 猪肝中胆固醇含量较高，多食可使血液中的胆固醇水平升高，导致胆固醇在动脉壁上沉积，诱发动脉硬化、冠心病等。

长期大量食用猪肝会使维生素 A 过多积聚，从而出现恶心、呕吐、头痛、嗜睡等中毒现象，久之还会损害肝脏，导致骨质疏松、毛发干枯、皮疹等。

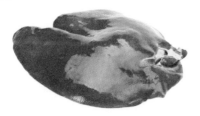

鲍鱼 每100 克鲍鱼中，含胆固醇量为242毫克，高脂血症患者不宜食之。

鲍鱼含钠量极高，每100 克鲍鱼中的钠含量为2011.7 毫克，食用后易造成血压升高，引发心脑血管并发症，并发有高血压病的高脂血症患者尤其要注意。

鲍鱼肉难消化，肠胃功能较弱的高脂血症患者应慎食。

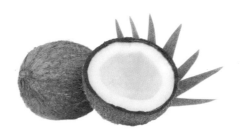

柚子 柚子中含有一种活性物质，对人体肠道的一种酶有抑制作用，从而干扰药物的正常代谢，令血液中的药物浓度升高。高脂血症患者需长期服用降脂药，如同时食用柚子，则相当于服用了过量的降脂药，影响血脂的控制，对高脂血症患者的病情不利。所以高脂血症患者应尽量避免在服用药物期间吃柚子。

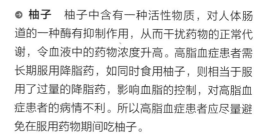

椰子 椰子是热量最高的几种水果之一，高脂血症患者多食不利于体重的控制。

椰子含糖量很高，过量的糖分摄入会在体内转化为内源性甘油三酯，使甘油三酯水平升高，不利于高脂血症患者的病情。

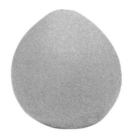

腊肉 腊肉多用五花肉制成，其热量和脂肪含量都非常高，每100克腊肉可产生498千焦热量，含有68克脂肪，食用后容易引起血脂升高。另外，腊肉中的含钠量很高，每100克腊肉中含钠量为763.9毫克，高脂血症患者过食，会使血压升高，易使身体出现水肿，长期食用会诱发高血压。

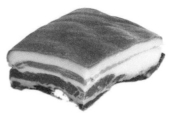

第七章
令行『禁』止

慢性病饮食禁忌，

糖尿病患者饮食禁忌

得了糖尿病，饮食控制是关键，因为吃下去的东西都要经过消化变为可供身体消耗的能量，但是由于糖尿病患者胰腺出了问题，无法消耗糖分，因此对于饮食一定要严格控制。糖尿病患者应忌食高糖、高钾、高热量、高脂肪食物，如糯米、芋头、荔枝等。

🔍 忌食关键词

➡ **高胆固醇**：糖尿病患者在平时的饮食中不宜食用含高胆固醇的食物及动物脂肪，如动物的脑、肝、心、肺、腰、肥肉，黄油，猪牛羊油，以及蛋黄等，这些食物胆固醇含量高，多食易使血脂升高，易发生动脉粥样硬化，这对糖尿病患者来说都是极为不利的。

➡ **油腻食物**：糖尿病患者在平时的饮食中应注意少吃或者忌吃油腻的食物，如牛油、羊油、猪油、黄油、奶油、肥肉等油腻的食物。它们能使血脂升高，这些都是糖尿病患者的饮食禁忌。另外，糖尿病患者若食用了油腻物，这些油腻物会在其体内存积，一定程度上会影响患者对其他营养物质的摄取和吸收。因此，糖尿病患者应特别注意，尽量不食用或者少食用油腻食物，以防止动脉粥样硬化性心脏病的发生。

➡ **酒**：酒性烈火热，糖尿病等阴虚火旺者不宜饮用。酒中的甲醇成分可加重糖尿病患者的周围神经损害。酒热量高，可致肥胖，增加心脑血管并发症的风险。酒可抑制肝糖原分解和糖异生作用，可引起低血糖。因此，糖尿病患者在平时的饮食中应该提高警惕，注意忌酒。

➡ **高糖**：糖尿病患者不宜吃糖、糖果、蜂蜜和甜食以及含糖饮料，这些食物含糖量高，多食对患者严重不利。另外，这些高糖食物容易被机体吸收，从而促使血糖升高、增加胰腺负担，以致病情加重。

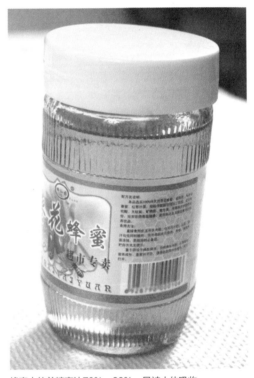

蜂蜜中的单糖高达70%～80%，易被人体吸收。

生活保健指南

保持良好的生活习惯

保持良好的生活习惯，适量运动，保证充足的睡眠，不要熬夜。不要在空腹时或餐前运动，容易引发低血糖，一般在餐后1～2小时运动较佳。

忌食食物大解析

● **鲍鱼** 鲍鱼中胆固醇的含量较高，每100克鲍鱼含242毫克胆固醇，糖尿病患者不宜食用。

鲍鱼含钠量较高，每100克鲍鱼中，含有2011.7毫克钠，糖尿病患者多食易造成血压升高，引发心脑血管并发症。

鲍鱼肉难消化，肠胃功能较弱的糖尿病患者应慎食。

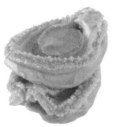

● **韭菜** 韭菜性温，有温肾助阳的功效，适合阳虚者食用，而早、中期糖尿病患者多属阴虚体质，不宜过多食用。韭菜能昏目，有眼部疾病者不适宜吃，否则会加重病情，所以糖尿病并发眼部疾病的患者更要禁吃。

韭菜的含钾量较高，每100克韭菜中含钾491毫克，糖尿病并发肾病的患者需慎食。

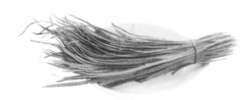

● **土豆** 土豆含淀粉量较高，糖尿病患者不宜多吃，食用时应该相应减少主食的进食量。

土豆中钾的含量很高，糖尿病并发肾病的患者食用后会增加肾脏负担，引起高钾血症。

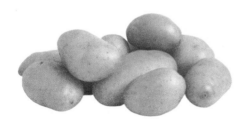

● **芋头** 芋头含淀粉量特别丰富，每100克芋头中可含69.6克的淀粉，淀粉在体内易转化成葡萄糖，糖尿病患者应慎食。芋头含有黏性多糖类物质，极易被消化和吸收，从而引起血糖快速上升，使血糖更难控制。

芋头的含钾量较高，糖尿病并发肾病的患者多食可能致钾堆积从而引起高钾血症。

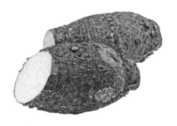

● **荔枝** 荔枝性质温热，易助热上火，加重糖尿病患者的病情。

荔枝中葡萄糖含量高达66%，果糖和蔗糖的含量也很高，易使血糖升高。

荔枝属于高血糖生成指数食物，食用后容易被吸收从而使血糖快速升高。

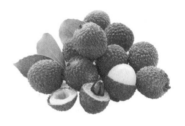

● **红薯** 红薯中淀粉和糖的含量都较高，而糖尿病患者不宜食用淀粉和糖含量过高的食物，因为淀粉和糖都极易使血糖升高，引起血糖的大波动，不利于糖尿病患者血糖的控制。

红薯中含有"气化酶"，多食可能出现烧心、腹胀排气等现象，不利于糖尿病患者病情的控制。

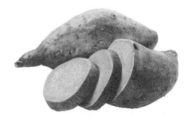

甲亢患者饮食禁忌

甲亢属于高代谢证候群，基础代谢率增高，蛋白质分解代谢增强，须供给高热能、高蛋白、高碳水化合物、高维生素饮食，以补偿消耗，改善全身营养状态。饮食原则是"三高一禁"，即高热量、高蛋白、高维生素饮食，忌碘饮食。甲亢患者除正常3餐外，另加副餐2～3次，一般一天应为5～6餐，避免一次性摄入过多。要及时根据病情，不断调整热能及其他营养素的供给量。

🔍 忌食关键词

➡ **高碘：**碘是合成甲状腺激素的原料，可诱发甲亢，因此甲亢患者应忌含碘高的食物，如海带、紫菜、海鱼、海马、海参、虾皮、发菜等，各种含碘的造影剂也应慎用。正常的机体可以将过剩的碘排出体外，但是甲亢患者的甲状腺功能亢进，自身的保护机制失调，不仅不能排出多余的碘，而且还会利用这些碘合成更多的甲状腺激素，进而加重病情。因此，甲亢患者在平时的饮食中，应该忌食含碘量高的食物。

➡ **性燥：**甲亢患者不宜食用性燥热的食物，性大热的食物，食用后可助热上火，肝火亢盛、阴虚火旺型的甲亢患者均不宜食用，否则可加重其烦躁易怒、失眠心悸、手指颤抖、舌质偏红等症状，甚至会加重患者的病情，这对患者而言是不利的。

➡ **酒：**甲亢患者常伴有心慌、多汗、心跳加快等代谢增高及交感神经高度兴奋的症状表现，而白酒中含有酒精，酒精可使神经系统出现兴奋状态，从而加剧甲亢患者的症状。李时珍记载曰："烧酒，纯阳毒物，与火同性。"可见，其性烈之程度，故肝火亢盛、阴虚火旺型的甲亢患者均不宜饮用。

➡ **油腻：**肥厚油腻之品，人长期食用后会助湿生痰，中医认为，痰邪内生结聚于颈前可引起甲亢，故甲亢患者尤其是气郁痰凝型的患者不宜食用，否则可加重其吞咽疼痛、烦躁易怒、胸闷气短、食欲不振等症状。

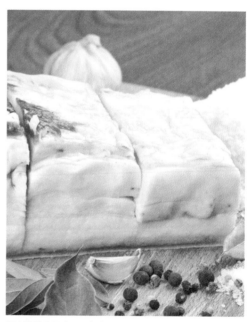

肥肉脂肪含量高，甲亢患者不宜食用。

生活保健指南

避免过度劳累，勿擅自使用药物

患者要保证充足的睡眠，适当休息，避免过度劳累。

不要擅自减少、增加或停用抗甲状腺药物，要在有经验的医生指导下合理用药，并定期上医院复查。

🔍 忌食食物大解析

➡ 狗肉 狗肉性温，偏热性，和羊肉一样，食用后可助热上火，肝火亢盛、阴虚火旺型的甲亢患者均不宜食用。

关于狗肉的食用禁忌，《本草纲目》中有记载曰："热病后食之，杀人。"《本草经疏》中也有告诫曰："凡病人阴虚内热，多痰多火者慎勿食之。"故有"内热"和"痰火"的热病甲亢患者不宜食用。

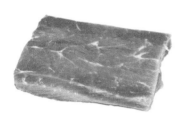

➡ 羊肉 羊肉属于性大热的食物，食用后可助热上火，肝火亢盛、阴虚火旺型的甲亢患者均不宜食用。

关于羊肉的食用禁忌，《金匮要略》中有记载曰："有宿热者不可食之。"《医学入门》中也有记载："素有痰火者，食之骨蒸。"所以，有"宿热"和"痰火"的甲亢患者应当忌食。

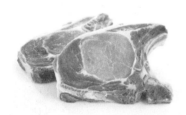

➡ 大蒜 大蒜中含有很多的含硫化合物，这些含硫化合物是构成大蒜独有辛辣气味的主要风味物质，这种辛辣的物质会刺激交感神经，使神经系统处于兴奋状态，不利于甲亢患者的病情。

大蒜性温，多食助热上火，肝火亢盛、阴虚火旺型的甲亢患者均不宜食用，否则会加重病情。

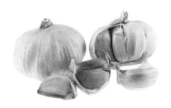

➡ 鹅肉 鹅肉性热、肥腻，多食能助热生痰，故气郁痰凝、肝火亢盛、阴虚火旺、气阴两虚型的甲亢患者均不宜食用，否则可加重病情。

关于鹅的食用禁忌，在《本草纲目》中早有记载："鹅，气味俱厚，发风发疮，莫此为甚。"而《饮食须知》中也提出："鹅卵性温，多食鹅卵发痼疾。"由此可见，鹅肉、鹅卵均为大发食物，甲亢等慢性病患者均不宜食用。

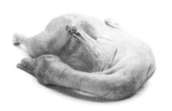

➡ 海产品 如海带、带鱼、紫菜等，这类食物碘含量比较高。80%～90%的甲亢患者血清中检测出甲状腺刺激性免疫球蛋白，这类蛋白易加强甲状腺细胞的功能，进而刺激增生，激发、增强甲状腺对碘的吸收，引起甲状腺功能亢进。因此，从某种程度上来说，碘摄入过量会引起甲亢，因此甲亢患者不宜摄入过多海产品。

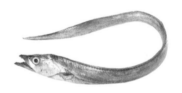

➡ 人参 现代药理学研究证实，人参对高级神经系统兴奋与抑制均有增强作用，即人参会增强甲亢患者的神经兴奋状态，不利于其病情。

人参有大补元气之功效，适宜虚证寒证，但对甲亢患者不适宜，因为甲亢多属于实证热证，食用人参会助热上火，加重病情。

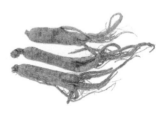

慢性盆腔炎患者饮食禁忌

慢性盆腔炎患者是有饮食禁忌的，食物不可以乱吃，以免乱了药性，甚至有可能会加重病情，患者最好选择清淡饮食，少吃腌腊、油腻食品，生冷、辛辣食物也应控制，宜选择清热、解毒、温通、散结的菜肴及中药药膳。

忌食关键词

油腻： 慢性盆腔炎患者在日常饮食中，不宜食用过多油腻物，如肥肉、油炸食品等。因为慢性盆腔炎的发病与体质因素甚为密切。油腻之物，往往会引起食欲下降，影响脾胃功能，阻碍营养物质的吸收，导致体质下降。这样不利于慢性盆腔炎患者的病情。另外，如果患者过多摄入油腻物，这些油腻物会在体内积存，影响患者的身体平衡，在一定程度上影响患者对其他营养物质的摄取和吸收，这样也不利于患者的病情恢复。

刺激： 慢性盆腔炎患者在日常饮食中不宜食用具有刺激性作用的食物，如辣椒、胡椒、咖啡、浓茶等。慢性盆腔炎是女性盆腔生殖器官、子宫周围的结缔组织及盆腔腹膜的炎症，此时再食用刺激性食物，容易引起急性炎症的加重和一些慢性炎症的复发，对患者的病情不利。

生冷： 慢性盆腔炎患者在平时的饮食中还应忌食生冷食物如冷饮、冰冷瓜果、凉拌菜等。慢性盆腔炎不仅与热有关，也与血液淤滞有密切关联，患者常常伴有少许腹痛等症状。患者如果多食生冷食物，就会加重淤滞的情况，导致病痛不止的后果。

温补： 慢性盆腔炎患者不宜食用过多温补的食物。温补食物有狗肉、羊肉、鹅肉、桂圆、红参、鹿角胶等。因为慢性盆腔炎病性属热居多，温热食物犹如火上加油，会出现带下黄稠、口苦、身热等现象，对慢性盆腔炎患者的病情非常不利。

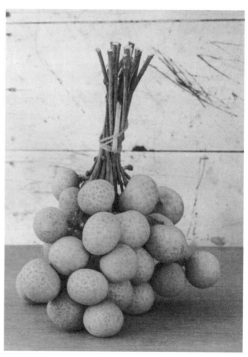

桂圆性温热，不适合慢性盆腔炎患者食用。

生活保健指南

注意日常消毒

勤洗澡，勤换衣服，内裤要经常加热消毒及进行日晒处理。可以用温热布包局部热敷小腹部，能缓解症状，有利于病情好转。成年女性应注意避孕，避免或减少人工流产手术及其他妇科手术对盆腔的损伤，避免病菌侵入盆腔内。

忌食食物大解析

鹅肉 鹅肉甘润肥腻，多食能生湿生痰，慢性盆腔炎患者尤其是湿热淤结型的患者不宜食用，否则可加重带下量多、色黄质稠、气味臭秽、小便短赤、舌质红、舌苔黄厚等症状。

关于鹅的食用禁忌，在《本草纲目》中早有记载："鹅，气味俱厚，发风发疮，莫此为甚。"

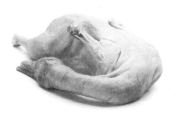

狗肉 狗肉性温，偏热性，食用后可助热上火，慢性盆腔炎患者尤其是湿热淤结型的患者不宜食用，否则可加重病情。

关于狗肉的食用禁忌，在《本草纲目》有记载曰："热病后食之，杀人。"《本草经疏》中也有告诫曰："凡病人阴虚内热，多痰多火者慎勿食之。"故湿热淤结型的慢性盆腔炎患者不宜食用。

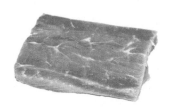

辣椒 辣椒含有辣椒素等，具有强烈的刺激性，可刺激盆腔里的炎症病灶，促使其局部充血、水肿，从而加重盆腔炎患者的病情。

辣椒属于大热之品，食用后可助热上火，慢性盆腔炎患者尤其是湿热淤结型的患者不宜食用，否则可加重其下腹部疼痛、胀满、带下量多、色黄质稠、气味臭秽、大便溏稀或燥结等症状。

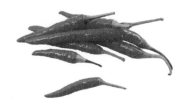

螃蟹 螃蟹性寒，寒湿凝滞、气虚血淤型的慢性盆腔炎患者均不宜食用，否则可加重其小腹冷痛、坠胀疼痛、经行加重、腰骶部冷痛、小便频数清长、舌质暗红、舌苔白腻、脉沉迟等症状。

螃蟹属于海鲜发物，慢性盆腔炎患者食用后容易导致病情加重或导致病情急性发作，不利于病情的控制与恢复。

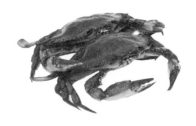

田螺 田螺性大寒，寒凝易致血淤，所以寒湿凝滞、气虚血淤型的慢性盆腔炎患者均不宜食用，否则可加重其小腹冷痛、坠胀疼痛、腰骶部冷痛、小便频数清长等症状。

关于田螺的食用禁忌，《本经逢原》指出："多食令人腹痛泄泻。"故慢性盆腔炎患者不宜多食。

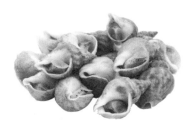

羊肉 羊肉属于性大热的食物，食用后可助热上火，慢性盆腔炎患者尤其是湿热淤结型的患者不宜食用，否则可加重其带下量多、色黄质稠、气味臭秽等湿热症状。

关于羊肉的食用禁忌，在《金匮要略》中有记载曰："有宿热者不可食之。"所以，湿热淤结型的慢性盆腔炎患者应当忌食。

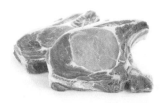

慢性前列腺炎患者饮食禁忌

很多朋友很想知道患上了前列腺疾病吃什么能控制病情，因为该病具有治愈难、易反复等特点，使患者深恶痛绝。慢性前列腺炎患者忌食狗肉、韭菜等热性发物；忌食湿热刺激性食物；忌冷饮冰冻食物。

🔍 忌食关键词

➡ **生冷**：生冷食物与人体温度相差悬殊，可对人体的内脏器官造成刺激，使前列腺收缩，导致尿液流通不利，加重慢性前列腺炎患者的病情。

➡ **酒**：饮酒能扩张脏器血管，增加血液灌注量，因此也能使前列腺的充血加重，导致治愈的慢性前列腺炎复发。酒为热性，食用后可助热上火，湿热蕴结、阴虚火旺型的慢性前列腺炎患者均不宜饮用，否则可加重其尿频尿急、尿道内灼热刺痛等症状。酒精具有一定的刺激性，它可刺激前列腺里的炎症病灶，促使其局部充血、水肿，致其小便不利，加重慢性前列腺炎患者的病情。

➡ **辛辣刺激**：患者应忌食辣椒、咖喱、生姜、花椒、芥末等辛辣刺激性食物。因为这些食物会刺激前列腺组织，加重不适。而且这些食物均是性温热之品，可使机体湿热加重，从而加重慢性前列腺炎患者的病情。研究发现，某些慢性前列腺炎患者有吃辛辣食物的饮食习惯，他们在前列腺炎急性发作的时候能够节制，但是病情稳定后又再吃辣，从而导致前列腺炎的急性发作。

➡ **燥物**：燥物如狗肉、牛肉、羊肉，海鲜等，有壮阳作用。中医认为前列腺炎是湿邪所致，因此壮阳的药物用到利湿上，其作用就有可能不如人意。另外，这些燥物食用后可助热上火，湿热蕴结、阴虚火旺型的慢性前列腺炎患者均不宜食用，否则可加重其症状。

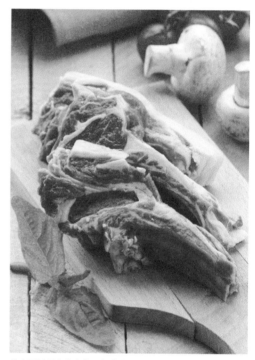

羊肉虽然是大补之物，慢性前列腺炎患者却不宜食用。

生活保健指南

纠正不良生活习惯，勿私自用药

起居要有规律，要纠正长期久坐不动、性生活过频、手淫过多、强忍精出等不良的生活习惯。

适当的前列腺按摩也是治疗方法之一，可促进前列腺腺管排空并增加局部的药物浓度，进而缓解慢性前列腺炎患者的症状。不可私自乱用补肾壮阳之品，用药适度，应详查病情，辨证施治。

忌食食物大解析

⊙ 狗肉 狗肉性温、燥，偏热性，食用后使机体湿热加重，从而加重前列腺炎患者的病情。

狗肉还属于中医学上所说的"发物"。临床实践发现，前列腺疾病患者对发物非常敏感，很多前列腺疾病患者在食用发物之后，会出现小便不遗等症状。普遍认为，之所以会发生这个反应，可能与发物进入人体后会对机体形成刺激，使原本存在病变的前列腺充血、水肿，最终压迫尿道，使尿不通有关。

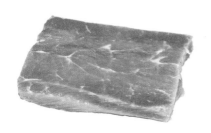

⊙ 韭菜 韭菜中含有的硫化物——硫化丙烯具有较强的刺激性，会刺激前列腺组织，加重其炎症程度，加重其尿频、尿急、尿痛、尿道灼热痛等不适症状。

另外，韭菜在某种程度上来说还是辛辣刺激食品，对前列腺和尿道具有刺激作用，慢性前列腺炎患者食用后可能会出现短暂的，或者排尿过程中出现尿道不适或灼热症状，引起前列腺的血管扩张、水肿或者致使前列腺的抵抗力下降，不利于病情恢复。

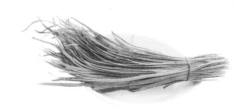

⊙ 辣椒 辣椒是属于大热大辛的食物，它含有辣椒素，具有非常强烈的刺激性，会刺激前列腺组织，加重其炎症程度，加重其尿频、尿急、尿痛、尿道灼热痛等不适症状。

中医认为，辣椒性热，食用后可助热上火，湿热蕴结和阴虚火旺型的慢性前列腺炎患者均不宜食用，否则可加重其尿频、尿急、尿道内灼热刺痛等症状。

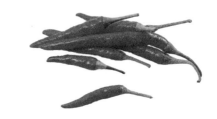

⊙ 冰激凌 冰激凌性寒凉，会加重对前列腺炎肾阳虚损者阳气的损害，从而加重病情。

而从另一个角度来说，冰激凌温度很低，甚至接近 0℃，而人体的正常体温为 37℃，如此悬殊的温差可对人体的内脏器官造成刺激，使前列腺收缩，导致尿液的流通不利，加重慢性前列腺炎患者的病情。

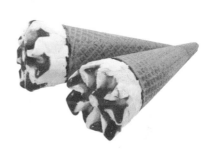

⊙ 羊肉 羊肉属于性大热的食物，食用后可助热上火，湿热蕴结，对有上火及有炎症的患者来说可加重上火或炎症症状，不适合慢性前列腺炎患者食用。

关于羊肉的食用禁忌，在《金匮要略》中有记载曰："有宿热者不可食之。"而《医学入门》中也有记载："素有痰火者，食之骨蒸。"所以，有"宿热"的慢性前列腺炎患者应当忌食。

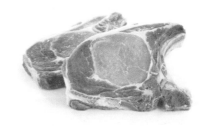

慢性肾炎患者饮食禁忌

慢性肾炎患者在治疗过程中要注意合理科学的饮食，因为饮食对正规治疗具有一定的辅助作用。科学的饮食关系到患者正规治疗的进行，反之，如果饮食不当很容易导致病情的反复或恶化，影响患者的身心健康。慢性肾炎患者饮食宜清淡，少食盐，忌食刺激性食物；忌食不易消化的食物。

🔍 忌食关键词

高蛋白质： 蛋白质摄入量应视肾功能的情况而定。若患者出现少尿、水肿、高血压和氮质滞留，每日蛋白质的摄入量应控制在20～40克，以减轻肾脏的负担，避免非蛋白氮在体内的积存。特别是植物蛋白质中含大量的嘌呤碱，能加重肾脏的中间代谢，故不宜用豆类及豆制品作为营养补充。豆类及豆制品包括黄豆、绿豆、蚕豆、豆浆、豆腐等。

高嘌呤： 为了减轻肾脏的负担，应限制刺激肾脏细胞的食物，如香菇、豆类、豆制品、沙丁鱼及鸡汤、鱼汤、肉汤等。因为这些食物中含嘌呤高、含氮高，在肾功能不良时，其代谢产物不能及时排出，对肾功能有负面影响，对慢性肾炎患者来说是不利的。

高盐： 水肿和血容量、钠盐的关系极大。每1克盐可带进110毫升左右的水，慢性肾炎患者如进食过量的食盐，而排尿功能又受损，常会加重水肿症状，血容量增大，造成心力衰竭，故必须限制食盐，给予低盐饮食。每日盐的摄入量应控制在2～4克以下，以防水肿加重和血容量增加。

刺激性调味品： 在平时的饮食中，慢性肾炎患者应该忌食或者少食刺激性调味品。如胡椒、芥末、咖喱、辣椒等。

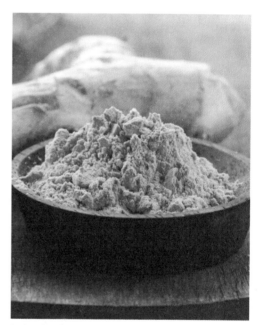

很多日常调味品都属于刺激性食物。

生活保健指南

切忌盲目进补药材

切忌盲目进补补肾药材，切忌使用庆大霉素等具有肾毒性的药物，以免引起肾功能的恶化。

忌憋尿、久坐及长时间骑车，避免加重水肿和少尿等症状。

水肿较重的患者夜间睡眠时采取平卧位时，应将双腿垫高，高于心脏，有利于下腔静脉血回流。睡前可用热水泡泡脚。

忌食食物大解析

➡ **黄豆** 黄豆及豆制品中含有大量的嘌呤，慢性肾炎患者的肾脏功能较差，不能及时排出代谢产物，使嘌呤在体内堆积，易引发痛风，会加重慢性肾炎患者的病情。

慢性肾炎患者需要控制蛋白质的摄入量，以达到低磷饮食的目的，而黄豆中的蛋白质含量很高，每100克黄豆含蛋白质36.49克，故慢性肾炎患者不宜食用黄豆。

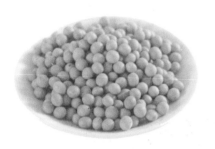

➡ **香蕉** 香蕉营养丰富，但患有急性肾炎、慢性肾炎以及肾功能不佳的人均不宜食用香蕉。

这是因为香蕉中含有丰富的钾和镁，这两种物质的代谢都需要肾脏的参与。肾炎患者及肾功能不佳的人食用后，相当于摄入大量钾和镁，致使肾脏代谢负担加重，易诱发浮肿，加重病情。

另外，香蕉中还含有四倍于苹果的蛋白质，蛋白质也会加重肾脏代谢的负担，基于这个原因，慢性肾炎患者也不宜食用香蕉。

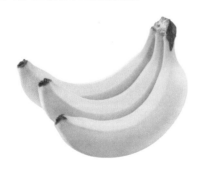

➡ **肥肉** 肥肉的胆固醇和蛋白质含量均很高，一般的肥猪肉中，每100克含有胆固醇72毫克，含有蛋白质9.25克，过多摄入会加重肾脏的负担，不利于慢性肾炎患者的病情。

肥肉作为肥厚油腻之品，其脂肪含量很高，而且难以消化，慢性肾炎患者尤其是脾肾阳虚型的患者不宜食用。

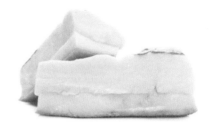

➡ **红薯** 红薯中的钾含量很高，每100克红薯中含有钾130毫克，钾需要通过肾脏排泄，过多摄入无疑会加重肾脏的负担，不利于慢性肾炎患者的病情。

《本草纲目拾遗》中指出："中满不宜多食，能壅气。"现代研究证明，红薯中含有氧化酶，这种酶容易在人的胃肠道产生大量的二氧化碳气体，使人出现腹胀、呃逆、排气等症状，从而加重慢性肾炎患者的不适。

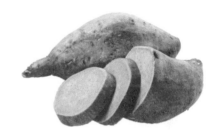

➡ **胡椒** 胡椒是一种含有刺激性成分的辛辣调味品。在人体代谢的过程中，这些刺激性成分往往通过肾脏排泄，容易对肾脏的一些细胞造成不同程度的刺激，严重时甚至会影响肾脏功能，使心跳加快，血压升高，从而加大心脏和肾脏的负担，不利于慢性肾炎患者的病情控制，因此慢性肾炎患者不宜食用。

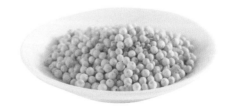

骨质疏松患者饮食禁忌

骨质疏松对人体危害较大，严重的骨质疏松可引发自发性骨折，患者除需进行积极治疗外，在饮食上还需注意，骨质疏松患者应忌食影响钙的吸收以及破坏成骨细胞的食物，如白糖、咖啡等。

🔍 忌食关键词

➡ **酸性：** 即酸性食物。防治骨质疏松，要少吃酸性食物，如咖啡、浓茶及碳酸饮料等。人体的正常环境是弱碱性，当人体摄入过多酸性物质时，机体为了维持相对平衡，会调动体内碱性物质来中和多余的酸，人体内含量最多的碱性物质就是钙质，主要存在于骨骼中。这样一来，就会导致人体钙质流失，易引发骨质疏松。

➡ **糖：** 糖在人体内代谢，会产生大量的丙酮酸和乳酸，这时为了维持体内的酸碱平衡，机体会消耗大量的钙质来中和多余的酸性物质，由此造成大量的钙质流失，从而促发或加重骨质疏松。过多地摄入糖等甜食，多余的糖分会消耗掉人体内的维生素B_1，从而干扰神经系统的正常功能，不利于骨质疏松患者的病情。

➡ **酒精：** 酒精可以与机体内的某些物质发生化学反应，从而产生一种可以抑制骨细胞功能的物质，导致骨质疏松的发生或加重骨质疏松患者的病情。酒精中含有酸性物质，为了维持体液的酸碱平衡，人体会自动地利用骨骼中的钙质来中和摄入的酸性物质，所以饮用酒精相当于间接消耗了钙质，从而引发骨质疏松或加重骨质疏松患者的病情。

➡ **咖啡因：** 咖啡因具有利尿的作用，能够增加尿钙的排泄，降低肠道对钙的吸收，从而使体内的钙相对缺乏，骨质疏松患者饮用含咖啡因的饮品后，会加重病情。咖啡因过量饮用还会使骨密度降低，使骨质对钙盐的亲和力降低，从而使骨质主动摄取钙质减少，引发骨质疏松或加重骨质疏松患者的病情。

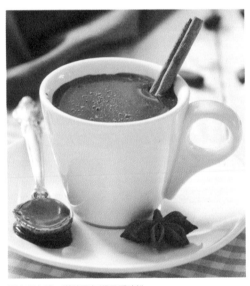

要少喝咖啡，谨防更年期骨质疏松。

生活保健指南

多做跳跃运动

适当做做跳跃运动可预防骨质疏松，因为进行跳跃时，不仅全身的血液循环速度加快，而且地面的冲击力可激发骨质的形成。

晚婚、少育，哺乳期不宜过长，尽可能保存体内钙质，丰富钙库，将骨峰值提高到最大值是预防生命后期骨质疏松的最佳措施。

忌食食物大解析

⊙ **白糖** 很多人爱吃甜食，却不知道甜食是诱发骨质疏松的重要原因之一。因为甜食中糖分较高，而糖分在人体代谢的过程中，会产生很多中间产物，如丙酮酸及乳酸等酸性物质，需要调用人体内的镁、碱性钙、钠等参加中和反应，导致钙的大量消耗，易造成人体缺钙，容易引起骨质疏松、骨折、脊柱侧弯等。骨质疏松患者本来就缺钙，吃糖会加剧钙的流失，使症状加剧。

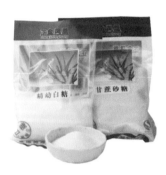

⊙ **白酒** 调查发现，嗜酒者也是骨质疏松的高发人群，嗜酒的人比普通人发生骨折的概率更大。因为酒精与骨代谢关系密切。

正常情况下，人体内血钙浓度和血磷浓度会维持在一定水平，这样才有助于形成磷酸钙，保持骨骼的坚硬度。嗜酒的人尿液中钙和磷酸盐均增加，骨骼中的钙和磷就被迫释放出来维持血液中钙磷浓度的相对恒定，导致骨骼坚硬度不够，造成骨质疏松。因此，骨质疏松患者常饮酒的话，会使症状加剧。

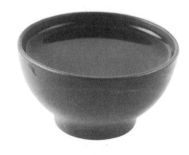

⊙ **咸菜** 咸菜在制作过程中加入了大量的盐腌渍，故其中的钠含量很高，可达4.1%，摄入盐分过多，会增加钙质的排泄，使钙质流失过多，从而促发或加重骨质疏松。

咸菜中含有大量的盐分，盐中的某些成分会与钙结合生成一种不溶性的物质，从而妨碍机体对钙质的吸收，促发或加重骨质疏松。

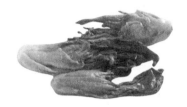

⊙ **可乐** 可乐中含有大量的磷酸，磷酸会阻碍人体对钙质的吸收，使机体的钙质缺乏，从而促发或加重骨质疏松患者的病情。

可乐像咖啡一样，也会使骨密度降低，使骨质对钙盐的亲和力降低，从而使骨质主动摄取钙质减少，引发骨质疏松或者加重骨质疏松患者的病情。

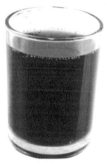

⊙ **咖啡** 骨质疏松多因缺钙引起，患者应忌食影响钙的吸收以及破坏成骨细胞的食物，咖啡就属于这类食物。

调查发现，常喝咖啡的女士比不喝咖啡的女士在更年期时患骨质疏松的概率更高。一直以来，咖啡因都被当作引起骨质疏松的重要危险因素，常喝咖啡会加剧体内钙质的流失。故骨质疏松患者不宜饮用咖啡，以免病情加重。

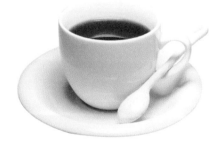

肩周炎患者饮食禁忌

肩关节周围炎简称肩周炎，又称漏肩风、五十肩、冻结肩，是以肩关节疼痛和活动不便为主要疗状的常见病症。本病的多发年龄在五十岁左右，女性发病率略高于男性，多见于体力劳动者。如得不到有效的治疗，有可能严重影响肩关节的功能活动，妨碍日常生活。肩周炎患者应忌食寒凉生冷食物，如绿豆、西瓜、冰激凌、海带、香蕉等食物；忌食肥猪肉、鹅肉、油条等食物。

🔍 忌食关键词

➡ **高脂肪：** 肩周炎患者忌食肥腻、脂肪含量高的食物，如油条、猪油、肥猪肉、奶油、鹅肉等。因为这些食物中的脂肪含量很高，脂肪在体内的氧化过程中会产生大量酮体，而过多的酮体会对关节形成刺激作用，从而加重肩周炎患者的炎症病情。中医认为，肩周炎属于"痹证"范畴，多由体内气血痹阻不畅而致，而这类食物属于肥厚油腻之品，可助湿生痰，湿乃阴邪，可加重气血痹阻，从而加重肩周炎患者的病情。

➡ **性寒生冷：** 肩周炎多是因为感受了外界风、寒、湿的三种邪气，居住环境或工作环境潮湿，邪气长久滞留在肩部的关节内等所致，再食用豆腐、绿豆、海带、香蕉、柿子、西瓜、冰激凌等寒凉食物，无疑会加重病情。因此，肩周炎患者在平时的饮食中，一定要注意忌食性寒的食物。

➡ **辛辣刺激：** 肩周炎患者不宜食用辛辣刺激性食物，如辣椒、胡椒、咖喱等，禁止饮用烈酒。这是因为，大多数辛辣食物都属温热性质，食用后会加速血液循环，致使一些急性炎症加重和一些慢性炎症复发。肩周炎是肩关节周围肌肉、肌腱、滑囊和关节囊等软组织的慢性无菌性炎症，作为炎症的一种，辛辣刺激食物同样会对这种疾病产生一定影响。因此，肩周炎患者也不宜食用辛辣刺激物。

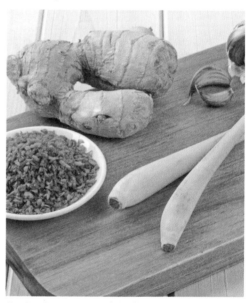

葱、姜、蒜、辣椒、胡椒粉等调料有刺激作用。

生活保健指南

不要长时间操作电脑

对肩周炎的治疗，服用止痛药物只能治标，暂时缓解症状，停药后多数会复发，若患者能坚持功能锻炼，预后相当不错。忌长时间操作电脑，如果你的工作离不开电脑，最好做到每小时休息 5 ~ 10 分钟，活动一下颈肩部和手腕。不要让手臂悬空，有条件的话，使用手臂支撑架，可以放松肩膀的肌肉。治疗期间，忌提重物，可适当做一些肩部运动。

忌食食物大解析

肥肉 肥肉属于属于肥腻食品、脂肪含量多。在中医上，肩周炎属中医的"痹症"范畴。痹症是因为体内气血痹阻不畅所致，肥腻食品容易影响脾胃的运化而积湿。湿属阴邪，容易加重气血痹阻，加重关节炎患者的病情。还有研究发现，关节炎每天摄入大量高脂肪类食物，容易出现关节强直、疼痛肿胀以及功能障碍等症，病情加重。

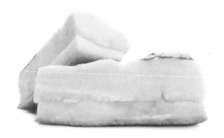

鹅肉 《济生方》说：肩周炎"皆因体虚、腠理空疏，受风寒湿气而成痹也"。即风寒湿邪等入侵肩部，致使经络阻滞、气血不畅、经筋作用失常而发病。

而鹅肉甘润肥腻，可以助湿生痰，湿乃阴邪，加重气血痹阻，从而加重肩周炎患者的病情。《本草纲目》中有记载："鹅，气味俱厚，发风发疮，莫此为甚。"由此可见，鹅肉、鹅卵均为大发食物，肩周炎患者应忌食。

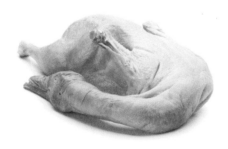

油条 油条经高温油炸而成，而且多数时候油是反复使用的，易造成油脂老化色泽变深，油脂中所含的脂肪酸、各种维生素等成分已基本全部被氧化和破坏，形成不易被机体消化和吸收的大分子化合物，脂肪含量很高。而肩周炎患者是不宜食用高脂肪食物的。

另外，油条中含有铝，铝是一种非人体必需的微量元素，它是多种酶的抑制剂，可抑制脑内酶的活性，影响人的精神状态，对肩周炎患者的健康不利。

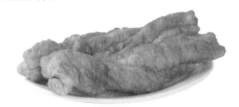

柿子 柿子的糖分含量很高，每100克柿子含糖可高达26克，糖分在人体内代谢的过程中会产生丙酮酸和乳酸，人体中的钙质与这两种酸性物质中和，致使钙质流失，肩关节的骨质更脆弱，肩周炎患者的病情会更严重。

另外，柿子属于性寒生冷之物，而肩周炎的治疗以温通经脉、散寒除湿为首要原则，食用生冷之物无疑不利于病情。

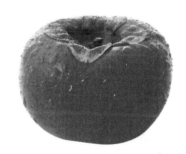

冰激凌 冰激凌的含糖量较高，一般的冰激凌每100克中含糖17.3克。肩周炎患者食用冰激凌后，会导致血液内丙酮酸和乳酸的激增，钙质的减少，而体内钙质流失也会导致肩周炎的发生，所以肩周炎患者不宜食用。

另外，冰激凌属于寒凉生冷之物，肩周炎患者不宜食用寒凉生冷之物，否则会加重病情。

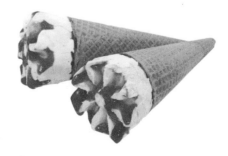

风湿性关节炎患者饮食禁忌

风湿性关节炎为一种慢性疾病，病人常因关节疼痛、活动减少、长年服药等因素影响食欲与消化功能。而食物又是日常生活所需的营养及能量的主要来源。如果病人饮食的营养及能量不能满足机体的需要，那么，不仅所服药物起不到治疗作用，而且病情还会进一步恶化。所以饮食调养对风湿性关节炎患者来说非常重要。

忌食关键词

酒： 因为酒性辛热，助阳生火，能祛散寒邪，所以一般若患者伴有寒湿的表现，可饮用一些药酒类的酒剂。而伴有湿热之象的患者，则不适宜饮酒，因为酒热伤肝，酒湿伤脾，如再浸入附子、肉桂、细辛一类的热药，会加重内热和肿痛。此类患者如欲服药酒，可选择清凉性的药物浸入酒中，使药酒性质偏凉。对于一些不会饮酒的患者，可以稀释或加入调料调味后饮用。

糖、脂肪： 糖类及脂肪也要少用，这是因为治疗风湿性关节炎常选用糖皮质激素，导致糖代谢障碍，血糖增高。而脂类食物多黏腻，可使血脂胆固醇升高，造成心脏、大脑的血管硬化，并且对脾胃功能也有一定损害。风湿性关节炎患者的食盐用量也应比正常人少，因为盐摄入过多会造成钠盐潴留。

海鲜发物： 风湿性关节炎患者在平时的饮食中要注意忌食海鲜发物，如螃蟹、虾、鱼子等。海鲜发物，在风湿性关节炎非急性期时食用可导致风湿性关节炎急性发作，甚至会加重风湿性关节炎患者的病情，这对患者来说是不利的。

性寒： 性寒的食物，如香蕉、柿子等。这些食物，寒邪外侵型的风湿性关节炎患者不宜食用，否则可加重其肢体关节疼痛剧烈的症状，不利于患者的病情恢复和好转。因此，风湿性关节炎患者在平时的饮食中应当忌食性寒的食物。

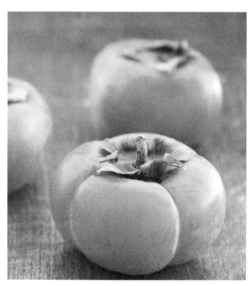

柿子性寒，寒邪外侵型风湿性关节炎患者忌食。

生活保健指南

避免受寒受潮，加强体育锻炼

要避免受寒、淋雨和受潮，关节处要注意保暖，不穿湿衣、湿鞋、湿袜等。注意预防感染和控制体内的感染病灶。

适当参加体育运动，加强锻炼，增强身体素质。

注意保证充足的睡眠，保持情绪乐观，这对疾病的治疗有积极作用。

忌食食物大解析

肥肉 肥肉的脂肪含量很高，脂肪在体内的氧化过程中会产生大量酮体，而过多的酮体会对关节形成刺激作用，从而加重风湿性关节炎患者的炎症病情。

肥肉属于肥厚油腻之品，可助湿生痰，湿乃阴邪，可加重气血痹阻，风湿性关节炎尤其是湿邪浸渍、风湿热痹型的患者不宜食用，否则可加重其肢体关节沉重、麻木、酸痛等症状。

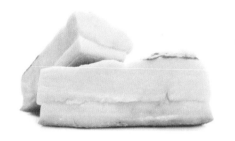

咖啡 咖啡能够增加尿钙的排泄，降低肠道对钙的吸收，从而使体内的钙相对缺乏，易发生骨质疏松，不利于风湿性关节炎患者的病情控制。

咖啡中含有一种黄嘌呤生物碱化合物——咖啡因，咖啡因是一种中枢神经兴奋剂，可兴奋人的中枢神经，兴奋心肌，人们常把它作为提神醒脑之物，但是，风湿性关节炎患者多伴有精神状况不佳，多饮咖啡会影响睡眠质量，久之还可引起神经衰弱。

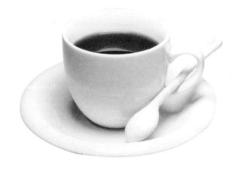

奶油 风湿性关节炎患者禁食奶油。中医认为，奶油属于肥甘厚味之品，可助湿生痰。湿乃阴邪，可加重气血痹阻，风湿性关节炎患者食用后可加重其肢体关节沉重、麻木、酸痛等症状，不利于病情的恢复。

现代医学也认为，奶油的脂肪含量很高，脂肪在体内的氧化过程中会产生大量刺激关节的酮体，从而加重风湿性关节炎患者的炎症病情。

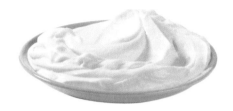

鹅肉 鹅肉甘润肥腻，可助湿生痰，风湿性关节炎尤其是湿邪浸渍型的患者不宜食用，否则可加重其肢体关节沉重、麻木、酸痛等症状。

关于鹅的食用禁忌，《本草纲目》中有记载："鹅，气味俱厚，发风发疮，莫此为甚。"而《饮食须知》中也提出："鹅卵性温，多食鹅卵发痼疾。"风湿性关节炎患者不宜食用，否则会加重其炎症及关节疼痛症状。

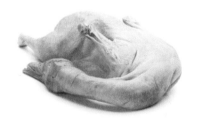

螃蟹 螃蟹为海鲜发物，在风湿性关节炎非急性期时食用可导致风湿性关节炎急性发作，病变部位疼痛加剧。

螃蟹属于性寒生冷食物，风湿性关节炎多因风、寒、湿、热邪外侵引起，不宜食用性寒生冷的食物，寒邪外侵型的风湿性关节炎患者尤其不宜食用，否则可加重其肢体关节疼痛剧烈的症状。

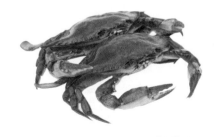

慢性咽炎患者饮食禁忌

中医认为，咽喉为肺胃的门户，如肺胃有蕴热，火热上炎，气血结于咽喉，可见局部慢性充血，黏膜干燥而发病。另外，肾水不足，虚火上炎，咽喉干燥，久而久之也可发展为咽炎。慢性咽炎患者应忌食辛辣食物，如生姜、大葱、辣椒等；忌食易致癌的食物；忌食刺激性食物。

🔍 忌食关键词

油腻： 肥厚油腻之品，可助湿生痰，痰阻血淤型的慢性咽炎患者食用后会加重其咽部干涩、刺痛感、恶心不适、舌质红、舌苔黄腻、脉滑而数等症状，这对慢性咽炎患者而言是不利的。因此，在平时的饮食中，慢性咽炎患者应当忌食油腻的食物。

高脂肪： 慢性咽炎患者在平时的饮食中，应当避免脂肪的过多摄入，少吃脂肪含量高的食物。因为脂肪摄入过多会造成消化不良，影响其他营养物质的摄入，从而加重消化不良、营养不良等，在一定程度上会影响患者的营养平衡，不利于慢性咽炎患者的病情控制。

咖啡因： 咖啡因是一种黄嘌呤生物碱，具有一定的刺激性，它会刺激咽部黏膜，使其充血、水肿，从而加重慢性咽炎患者的炎症病情。另外，咖啡因还是一种中枢神经兴奋剂，如果饮用过多就会影响睡眠质量，造成失眠，恶劣的精神状态可不利于慢性咽炎患者的病情。因此，慢性咽炎患者应该忌饮含咖啡因物质的饮料，如咖啡、浓茶等。

炸、烤、爆、炒： 即忌吃经过炸、烤、爆、炒等烹调方式制作出来的食物，如薯条、爆米花、炒花生等。这类食物表面较粗糙，下咽时会刺激咽喉的局部黏膜，加重咽部的不适感，此外，此类食品均属于性热之品，食用后可助热致燥，使津液亏损，从而加重慢性咽炎患者的病情。

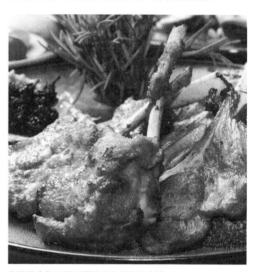

烧烤类食物不利于慢性咽炎患者的病情。

生活保健指南

积极治疗相关疾病

积极治疗可能引发慢性咽炎的局部相关疾病：如鼻腔、鼻窦、鼻咽部的慢性炎症，慢性扁桃体炎，口腔炎症，胃食道反流等。

避免接触粉尘、有害气体、刺激性食物、空气质量差的环境等对咽黏膜不利的刺激因素。

避免长期过度用声，避免接触导致慢性过敏性咽炎的致敏原。

忌食食物大解析

油条 油条经高温油炸而成，食用过多可助热伤阴，从而加重咽部的炎症病情，慢性咽炎尤其是阴虚火炎型的患者不宜食用。

油条中含有铝，铝是一种非人体必需的微量元素，它是多种酶的抑制剂，可抑制脑内酶的活性，影响人的精神状态，对慢性咽炎患者的健康不利。

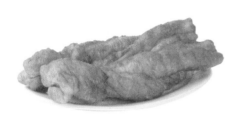

辣椒 辣椒中含有特有的辣椒素等，有刺激性，并且可在口腔中产生灼热感，食用辣椒后，辣椒素会剧烈刺激咽部黏膜，使咽部黏膜高度充血，引起咽部疼痛、干涩、恶心等症状，甚至可诱发慢性咽炎急性发作。

辣椒属于辛辣食物，易损伤脾胃，致使"脾胃运化失常"，水湿停聚为痰，痰凝结于咽喉，会加剧慢性咽炎患者咽喉的不适。

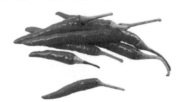

大葱 大葱含有特有的葱素，葱素是一种挥发性的硫化物，它使葱具有独特的香辣味，刺激咽部黏膜，使其充血、水肿，从而加重慢性咽炎患者的炎症病情。

大葱性温，味辛，多食可积温成热，助热上火，从而加重咽部的炎症，慢性咽炎尤其是阴虚火炎型的患者不宜食用。

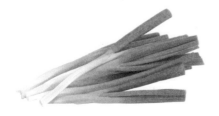

大蒜 大蒜中含有大蒜精油，也是构成大蒜独有辛辣气味的主要风味物质，会刺激咽部黏膜，使其充血、水肿，从而加重慢性咽炎患者的炎症病情。

大蒜是温热食物，在药理学常用于寒性病症，不适用于热性病症。而有些慢性咽炎患者是阴虚体质，食用大蒜助易助热上火，因此不宜食用。

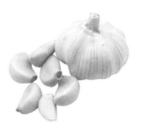

生姜 生姜含有姜酚等挥发油成分以及姜辣素等，有较强烈的刺激性，可刺激咽部黏膜，使其充血、水肿，加重慢性咽炎患者的炎症病情。

中医认为，生姜具有"发散"作用，容易"耗气"，易导致气虚，降低人体免疫力，致使隐匿在咽喉部的细菌乘虚而入，加剧慢性咽炎患者咽部的不适。

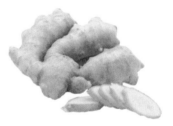

白酒 白酒中的酒精浓度很高，具有一定的刺激性，它会刺激咽部黏膜，使其充血、水肿，从而加重慢性咽炎患者病情。

白酒性温，多饮会积温成热，慢性咽炎尤其是阴虚火炎型的患者不宜食用。饮用白酒过多还可引起多发性神经炎、胰腺炎、胃炎、胃溃疡等，对于慢性咽炎、久病体虚者来说很不利。

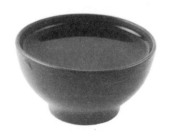

皮肤瘙痒症患者饮食禁忌

对于皮肤瘙痒症患者来说饮食是很重要的，日常生活中皮肤瘙痒症患者要少吃或者不吃辛辣刺激性的食品，这样可以大大减轻瘙痒症状。同时，在生活中也应注意戒烟，酒、辣椒、胡椒、大蒜、葱等这些食品也要尽量少食。皮肤瘙痒症患者应忌食易引起皮肤过敏以及诱发加重瘙痒的食物，如驴肉、茄子、鲢鱼等。

🔍 忌食关键词

➡ **发物**：很多人都喜欢吃鱼、虾、蟹等海产品，其实这些食物都是皮肤瘙痒的过敏原，过多地食用会加剧皮肤的瘙痒症状，最好避免食用这类食物。如果患者已经得了皮肤瘙痒症，更应当避免吃这类食物，因为这些发物会引起患者病情加剧，不利于患者的病情好转。

➡ **辛辣刺激**：皮肤瘙痒症患者在日常生活中要少吃或者不吃辛辣刺激性的食品，这样可以大大减轻瘙痒症状。同时，在生活中也应注意辣椒、胡椒、大蒜、葱等这些食品也要尽量少食。

➡ **酒精**：酒精是湿热助火之物，皮肤瘙痒症患者摄入酒精会加重皮肤的瘙痒程度，不利于病情。另外，酒精具有辛辣性，如果皮肤瘙痒症患者饮用酒精，在一定程度上会造成皮肤的瘙痒疼痛感，患者如果忍不住抓挠就会使皮肤不适或受伤，这对皮肤瘙痒症患者而言都是不利的。因此，在平时，皮肤瘙痒症患者应该忌酒。

➡ **油腻食物**：中医认为，风、湿、热邪的侵入以及血虚等为皮肤瘙痒的主要致病原因，肥腻之品，多食可助热生湿，助长湿热之邪，从而使病情加重，加剧皮肤瘙痒症患者的病情。另外，这些油腻食物在患者体内存积，短时间内不被消化排出，会造成皮肤瘙痒症患者身体不适，在一定程度上造成患者体内失衡。因此，皮肤瘙痒症患者在平时的饮食中，应当忌食或少食油腻食物。

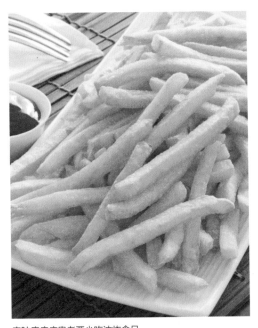

皮肤瘙痒症患者要少吃油炸食品。

生活保健指南

多穿棉织品，不可盲目用药

内衣的材质以棉织品为宜，不宜过紧，以宽松舒适、不与皮肤摩擦为佳。

使用西药必须经过专业医生的诊断、指导，不可盲目自行用药，尤其是含激素类的药物。

洗澡不宜过频，适当减少洗澡的次数，洗澡的时候不要过于用力搓洗皮肤，忌用碱性的肥皂。

忌食食物大解析

鹅肉 在中医学中，鹅肉属于发物，对创面有刺激性，容易使疮疖发生恶化，皮肤瘙痒症患者食用后容易旧病复发或加重病情。除了皮肤瘙痒症患者，温热内蕴者、皮肤疮毒等患者也不宜食用鹅肉。《本草纲目》中早有记载："鹅，气味俱厚，发风发疮，莫此为甚。"

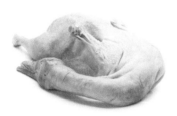

螃蟹 螃蟹味美，很多人都爱吃，但螃蟹属于现代医学所说的高敏食物，有荨麻疹、皮疹、过敏性皮炎等过敏史的人尤其不能食用，皮肤瘙痒作为皮肤病的一种，自然也要尽量避免。

关于螃蟹的食用禁忌，《本草衍义》中有记载曰："此物极动风，体有风疾人，不可食。"故皮肤瘙痒症患者不宜食用。

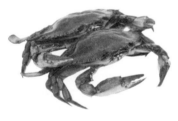

辣椒 辣椒性热味辛，口感辣，有刺激性，皮肤瘙痒症患者不宜食用辣椒。因为，辣椒含有辣椒素这种带有强烈刺激性作用的成分，会刺激人体其他器官，如肠道、肾脏等排泄或代谢器官。当排泄或代谢器官不堪重负时，就只能通过皮肤排泄，所以痤疮、皮肤瘙痒等皮肤病患者均不宜食用辣椒，以免病情加剧。

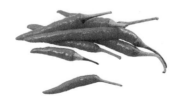

虾 中医认为，风、湿、热邪的侵入以及血虚等为皮肤瘙痒的主要致病原因，而虾性温，食用后可助长湿热之邪，从而使病情加重，加剧皮肤瘙痒症患者的病情。

关于虾的食用禁忌，《随息居饮食谱》中有记载："虾，发风动疾，生食尤甚，病人忌之。"故皮肤瘙痒症患者不宜食用。

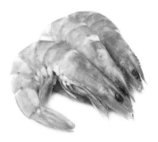

羊肉 羊肉性大热，属于"发物"，中医很重视"发物"与疾病的关系，认为皮肤瘙痒症患者不宜食用羊肉，否则会加重病情，瘙痒更严重。

关于羊肉的食用禁忌，《随息居饮食谱》中早有告诫曰："疮疖初愈忌吃羊肉。"而《金匮要略》中也有记载曰："有宿热者不可食之。"故风热犯表、湿毒内蕴、血热风盛等型的皮肤瘙痒症患者均不宜食用羊肉。

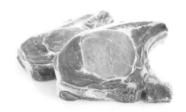

带鱼 带鱼为海鲜发物，皮肤瘙痒症患者食用后可使病情加重，加剧皮肤瘙痒等症状，不利于皮肤瘙痒症患者的病情。

关于带鱼的食用禁忌，《随息居饮食谱》有记载云："带鱼，发疥动风，病人忌食。"而《脉药联珠药性考》中也有记载曰："带鱼，多食发疥。"故皮肤瘙痒症患者不宜食用。

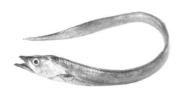

湿疹患者饮食禁忌

湿疹患者应忌吃能加剧疾病及引致敏感的刺激性食品，如酒、辛辣煎炸的食物、虾、蟹、牛肉等。有些蛋白质（蛋白质食品）丰富的食物令人体难以分解，如牛奶、豆类等，应少吃为佳。患者亦应避免各种刺激皮肤的因素，例如搔抓、用碱性强的肥皂或过热的水洗浴，还要注意不要让阳光直晒患湿疹的皮肤。

🔍 忌食关键词

➡ 海鲜发物： 尽量少食用贝壳类海鲜，例如海蟹海贝一类。此类海鲜易加重湿疹的症状。河鲜是可以适当食用的，即使是一些贝壳类，比起海里的同种生物也会好些。所谓的"毒性"没那么大。但都应适量食用。

➡ 肥腻壅滞食物： 湿疹患者应忌食糯米、羊肉、鸡肉、荔枝、大葱等肥腻壅滞以及助火性热的食物。中医认为，皮肤湿疹多为湿热之邪在体内滋生，缠绵不愈而致，湿疹患者食用后可助长湿热之邪，从而使病情加重，加剧皮肤瘙痒、神倦乏力、食欲不振等症状，不利于湿疹患者的病情。

➡ 高蛋白： 湿疹的引发因素有很多，但是多与变态反应有关，所以，湿疹患者应忌食可以引起变态反应的食物，而蛋白质具有抗原性，湿疹患者食用后容易引起变态反应使病情加重，故应少摄入高蛋白的食物。

➡ 刺激物： 生活中湿疹患者要忌吃刺激物，如辣椒、胡椒、大蒜、葱、酒精等。

辣椒类是辛辣刺激物，会引发加重皮肤湿疹症状。而酒精是湿热助火之物，如果湿疹患者摄入酒精，身体会感到不适，这不利于湿疹患者的病情。另外，酒精具有辛辣性，如果湿疹患者摄入酒精，在一定程度上会造成皮肤的瘙痒疼痛感，如果忍不住抓挠就会使皮肤不适或受伤，这对湿疹患者而言都是不利的。因此，在平时，湿疹患者应该忌酒。

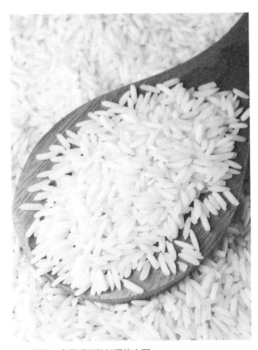

糯米性温，食用后可助长湿热之邪。

生活保健指南

远离化学用品，规范用药

可以用冰敷的方法来缓解湿疹所引起的皮肤瘙痒红肿，能起到抗炎抗过敏的作用。

尽量少接触化学成分用品，洗衣粉长期接触的话也会导致症状加剧。

忌食食物大解析

羊肉 中医认为,湿疹是因为胃肠湿热、风湿蕴肤、湿热蕴结、血虚风燥等引起湿毒过盛所致,在饮食上要控制偏于热性的食物,以免助热化湿,加重病情。羊肉过于辛热,常辅助治疗寒证,对湿疹患者却是大忌。

关于羊肉的食用禁忌,《金匮要略》中有记载曰:"有宿热者不可食之。"故湿热浸润、脾虚湿蕴型的湿疹患者不宜食用羊肉。

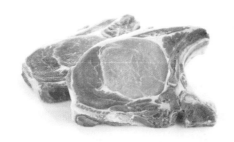

白酒 从中医的角度来看,酒,本身是液体的,有湿;酒又是发酵而成的,有热,所以热量很高的酒被称作"烈"酒。白酒就包含了形成湿热的两个因素,因此人若经常饮用白酒,无异于加倍地将湿邪和热邪导入体内。

湿疹多因体内湿邪、热邪滋生所致,所有滋生湿热的食物湿疹患者都不宜食用,故不宜饮用白酒,否则会加剧瘙痒症状。

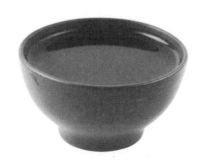

荔枝 中医认为,皮肤湿疹多为湿热之邪在体内滋生,缠绵不愈而致,荔枝性热,食用后容易"上火",《食疗本草》中有记载:"多食则发热。"食用后可助长湿热之邪,从而使病情加重,加剧皮肤瘙痒,不利于湿疹患者的病情。

关于荔枝的食用禁忌,在《海药本草》中有提到:"食之多则发热疮。"《本草纲目》也有告诫曰:"匿及火病人尤忌之。"故湿疹患者宜忌吃。

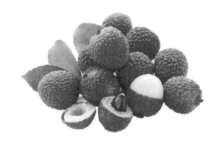

带鱼 带鱼属于腥臊发物,湿疹患者食用后可使病情加重,加剧皮肤瘙痒、神倦乏力、食欲不振等症状,不利于湿疹患者的病情。

关于带鱼的食用禁忌,《随息居饮食谱》有记载云:"带鱼,发疥动风,病人忌食。"而《脉药联珠药性考》中也有记载曰:"带鱼,多食发疥。"故湿疹患者不宜食用。

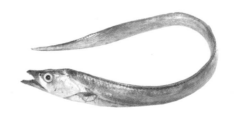

鸡蛋 湿疹多与变态反应有关,而几乎所有食物都能诱发变态反应,因为蛋白质是最大的变应原。鸡蛋作为日常生活中常见的高蛋白食物,对湿疹患者的病情是非常不利的。

关于鸡蛋的食用禁忌,唐代著名食医孟诜在其著作中指出:"鸡子动风气,不可多食。"故湿疹患者应慎食鸡蛋。

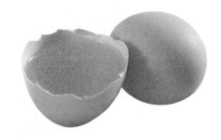

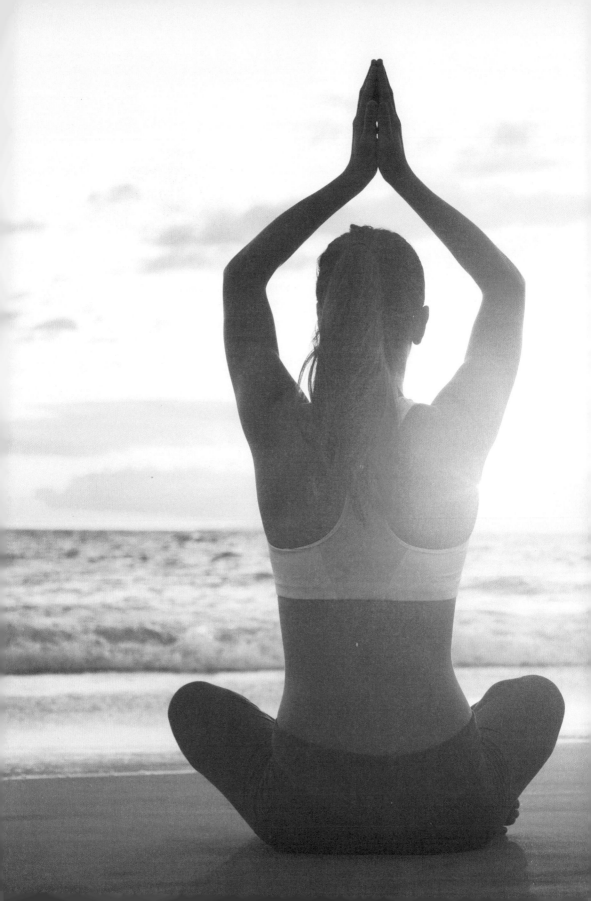

第八章

特色疗法，速治慢性病

中医文化源远流长，宝藏丰富，彰显着我国人民与疾病做斗争的睿智。中医疗法中的按摩、刮痧皆能治疗多种疾病。另外，合理运动、调理情志、中药沐浴等也各具奇效。是药三分毒，能找寻到自然祛病方法，何必再去吃药？崇尚自然才是崇尚健康，自然疗法自然是好方法。

人体八大系统对症按摩法

人体共有八大系统：运动系统、循环系统、呼吸系统、消化系统、泌尿系统、神经系统、内分泌系统、生殖系统。这些系统协调配合，使人体内各种复杂的生命活动能够正常进行。

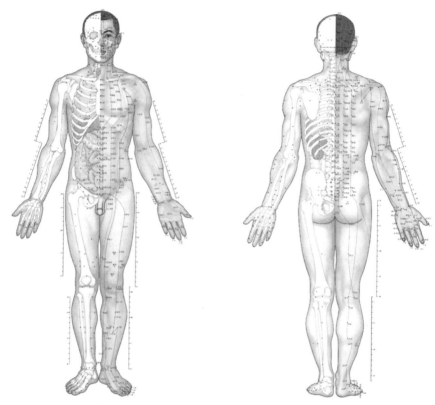

人体穴位对照图

🔍 运动系统

由骨、骨连接和骨骼肌组成，有运动、支持、保护功能。

➡ 运动系统疾病 风湿性关节炎、骨质疏松、肩周炎

➡ 运动系统疾病按摩法

1. 充分按揉拿捏病变的关节。
2. 按揉或拿捏曲池、合谷、肩井、风池、阳溪、内关、委中、足三里、阳陵泉、悬钟、太溪穴各10~20次。
3. 按揉脾俞、肾俞、肝俞各100次。
4. 尽量屈伸各病变关节各5~10次。
5. 捻捏手指各关节3~5分钟。
6. 拔拉各指各1次。
7. 擦涌泉穴200次。按摩每日1次，1个月为一个疗程。有脊柱病变的，要捏按脊柱两侧的肌肉5~10分钟，按压脊柱3~5遍。治疗本病要有恒心，要坚持长期运用按摩手法。

循环系统

包括心血管系统和淋巴系统。心血管系统是由心脏、动脉、毛细血管及静脉组成的一个封闭的运输系统。淋巴系统是一个遍布全身的网状的液体系统，由扁桃体、脾脏、淋巴管和淋巴结组成，是人体的重要防卫体系。

○ 循环系统疾病 高血压、高脂血症、冠心病

○ 对症穴位 印堂穴、神庭穴、攒竹穴、太阳穴、翳风穴、风池穴、风府穴

○ 循环系统疾病按摩法

1. 拇指指腹由印堂穴推至神庭穴，两拇指交替推按，30次。

2. 双手拇指螺纹面自攒竹穴向两侧分推太阳穴，逐渐向上至发际，2～4分钟。

3. 以食、中、无名、小指指端扫散头侧部20～30次，以耳上和耳后部胆经穴位为主，以达到局部微痛感为度。

4. 食指指腹从前额正中抹向两侧太阳穴，并按揉太阳穴5～10次，再沿耳后下推至颈部，点揉翳风、风池、风府穴各1～2分钟，以局部有酸胀感为宜。

5. 五指拿捏头顶，至后头部时改为三指拿捏法，然后拿捏项部，5～10次。

呼吸系统

呼吸系统的机能主要是与外界进行气体交换，呼出二氧化碳，吸进新鲜氧气，完成气体吐故纳新。

○ 呼吸系统疾病 慢性支气管炎、慢性肺炎

○ 对症穴位 迎香穴、风池穴

○ 呼吸系统疾病按摩法

1. 按揉双侧迎香穴，1～2分钟。迎香穴位置在鼻翼外缘中点旁开0.5寸。按两侧鼻翼，透热为度。

2. 点按两侧风池穴，位置在颈后枕骨下，胸锁乳突肌与斜方肌上端之间凹陷中。

3. 轻擦耳廓。用食指拇指轻擦耳廓，擦至局部发热，每日1次，每次10～20遍。

消化系统

消化系统由消化道和消化腺两大部分组成。消化系统的功能就是消化食物，吸取营养物质，排出糟粕。消化腺包括唾液腺、胃腺、胰腺、肝、肠腺等，分泌各种消化液。

○ 消化系统疾病 慢性胃炎、慢性肠炎、胃及十二指肠溃疡

○ 对症穴位 天枢穴、劳宫穴、足三里穴、脾俞穴、肾俞穴

○ 消化系统疾病按摩法

1. 患者仰卧，按摩师双手重叠置于患者天枢穴以顺时针方向按揉，每按揉一圈向上或向下点压一次，反复5～8遍。

2. 按摩师双手重叠置于患者腹部，劳宫穴对准肚脐，以顺时针方向做腹部按摩1～2分钟。

3. 按摩师用拇指重叠置于足三里穴上，反复拨揉1～2分钟。

4. 患者俯卧位，按摩师用拇指拨揉脾俞、肾俞穴，各1～2分钟。

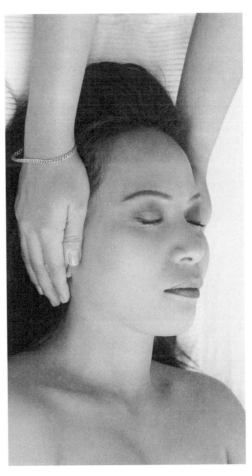

🔍 神经系统

神经系统可分为中枢神经系统和周围神经系统，支配着人体各个部分的生理活动。

➡ **神经系统疾病**　头痛、神经衰弱

➡ **对症穴位**　耳门穴、攒竹穴、睛明穴、痛点

➡ **神经系统疾病按摩法**

1. 擦热双掌，然后将双掌贴于面颊，两手中指自迎香穴起，向上推至发际，睛明穴、攒竹穴等，然后两手分向两侧至额角而下，食指经耳门穴返回起点，如此反复按摩30～40次。

2. 取盘膝坐位，用右手平贴右肋部，向左上方搓至左肩部，共30次；然后左手平贴，自左肋部搓至右肩部，共30次。

3. 取盘膝坐位，用一手掌叠于另一手掌上，按于腹部，以肚脐为中心，先顺时针方向揉腹30次，再逆时针方向揉腹30次。

4. 取盘膝坐位，两手叉腰（四指向后）沿脊柱旁自上而下抹至臀部，共30次，如发现压痛点，可用手指在局部按压20～30秒钟。

5. 取坐位，两手按于两膝髌骨上，由外向内揉动30次，然后再由内向外揉动30次。揉动时手不离开皮肤，轻度用力，膝部感到舒适即可。

6. 取坐位，用左手握左踝关节，右手来回搓左脚掌（足底前半部）30次，然后右手握右踝关节，左手搓右脚掌30次。

🔍 泌尿系统

泌尿系统由肾脏、输尿管、膀胱、尿道组成。功能是排出体内代谢物质，如尿素、尿酸、肌酐、多余的水和无机盐及进入体内的有害物质等。

➡ **泌尿系统疾病**　前列腺炎、盆腔炎、肾炎、膀胱炎

➡ **对症穴位**　牵门穴、神阙穴、气冲穴、关元穴、命门穴、腰阴关穴、肾俞穴、足三里穴、血海穴

➡ **泌尿系统疾病按摩法**

1. 两手掌相叠，以指掌面施摩脘腹，顺时针向升摩轻柔，降摩稳实，沿结肠方向揉摩10分钟。

2. 两手张开，以拇指按揉或两手虚掌，以食指指间关节突起，按揉腰脊两旁俞穴：脾俞、肾俞、大肠俞各5～10次，以酸胀为度。

3. 两手以指掌相对搓摩膝关节两侧，左右交替，各2～3分钟，以温热为度。

4. 足部搁于对侧大腿，一手握住足趾部，一手以小鱼际侧推擦足底，左右交替各3～5分钟，以温热为度。

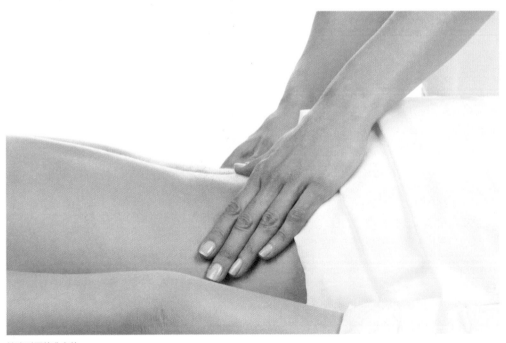

按摩时要找准穴位。

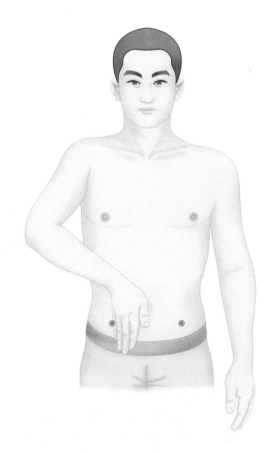

🔍 内分泌系统

内分泌系统是由内分泌腺和内分泌组织组成的。肉眼可见的内分泌腺有甲状腺、肾上腺、垂体等。内分泌系统对人体的新陈代谢、生长、发育和生殖等生理过程起着重要的调节作用。

⮕ 内分泌系统疾病 糖尿病、甲亢

⮕ 对症穴位 气海穴、关冲穴、丝竹空穴、三阴交穴、关元穴

⮕ 内分泌系统疾病按摩法

1. 左手掌叠放在右手背上，将右手掌心放在肚脐下，适当用力按顺时针绕脐按摩腹部1~3分钟，至腹部发热为佳。

2. 在肩、肘、腕关节及上肢充分放松的状态下，以手指、手掌附着在患者关元穴上，将腕痉挛释放，使腕关节产生振动，带动手指、手掌出现快速轻松的颤动。

3. 跷起二郎腿，用拇指按摩三阴交穴49次，一般内分泌失调患者经常在本穴有明显压痛。三阴交穴位于足内踝尖直上3寸(约四横指)，靠胫骨后缘处。

4. 三焦经起始于关冲穴，结束于丝竹空穴。可散发肝火。简单地可以用按摩锤经常敲打，或循经按摩、点按重点穴位。

🔍 生殖系统

生殖系统是产生生殖细胞，繁殖后代，分泌性激素，维持副性征的器官的总称。

⮕ 生殖系统疾病 痛经、不孕症

⮕ 对症穴位 阴陵泉穴

⮕ 生殖系统疾病按摩法

1. 按摩手部。位于双手掌侧，小指下缘，呈狭长带状，具有强化生殖功能的作用，是手穴按摩治生殖器官疾病的主要穴点。

2. 按摩手部生殖反射区。位于双手掌小指第二指节与第三指节间的横纹线上，基本位于中间。为泌尿和生殖器官反应点，可治疗泌尿和生殖系统疾病。

3. 按摩阴陵泉穴。患者应采用正坐或仰卧的取穴姿势，该穴位于人体的小腿内侧，膝下胫骨内侧凹陷中，与阳陵泉穴相对。

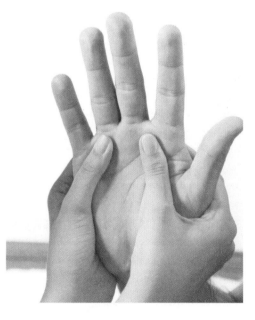

熏蒸疗法，中药渗入皮肤更高效

中药熏蒸疗法是中医中常用外治法之一，利用药物煎煮之后所产生的蒸汽，直接作用于肌体或病患部位，达到治病目的的一种疗法。熏蒸疗法在古时就有所运用，早在《黄帝内经》中就有"摩之浴之"之说，疗效确切，且无毒副作用。

🔍 熏蒸疗法功效

➜ **缓解疼痛**　痛觉感受，对人的身心与健康是一种不良刺激。痛觉较重时，会对人的情绪、血压、饮食、睡眠乃至学习和工作造成严重干扰。熏蒸疗法作用于感觉神经，可降低其兴奋性，使主观上的痛觉感受减轻，起到止痛作用。治疗过程增加局部血液循环和营养供应，加快清除局部代谢废物，炎性渗出物及致痛物质，减轻局部肿胀，缓解或消除关节、肌肉拘挛，亦使疼痛得以缓解。

➜ **促进血液循环**　中药熏蒸过程中，人体皮肤温度会升高，周身体表毛细血管网被充分扩张、开放，外周血容量迅速增多，导致体内储血和内脏血液重新分布，进而促进全身血液大循环。"气血不畅，百病乃变化而生。"中医熏蒸能够促进体内血液循环，达到活血化淤的治疗效果，其对慢性病的治疗，对老年患者的康复，对养生保健具有很大的价值。如熏蒸时添加舒筋活血类中药：当归、川芎、丹参、益母草等，随着这些活血化淤药物的吸收并发挥药效，会使因热效应产生的活血化淤作用更加突出，更加持久。

➜ **发汗解表，祛风除湿**　中医熏蒸过程中，药物发出的蒸汽作用于人体会产生"发汗"效应，发汗具有解表祛邪、祛风除湿、利水消肿、排泄体内有毒有害物质的功能。发汗可有效调节体内水液输布、运行和排泄，可迅速排出体内多余水分及代谢废物。

➜ **疏通经络**　人体皮肤分布着无数的神经和经络，它们相互连接，组成一个完整的信息网，中药熏蒸作用于皮肤能够产生温热和药疗作用，同时能够产生使人情绪轻松、肌肉松弛、睡眠改善、身心舒畅等生理、心理变化，这就是神经与经络调节的结果。

🔍 熏蒸疗法需注意

➜ 高血压、心绞痛、急性脑出血、急慢性心功能不全等患者禁忌用熏蒸疗法。

➜ 中医临床治疗过程中应注意观察患者有无恶心、呕吐、胸闷、气促、心跳加快等不适。水温以38～42℃为宜，严防汗出虚脱或头晕，若有不适应立即停止熏蒸。

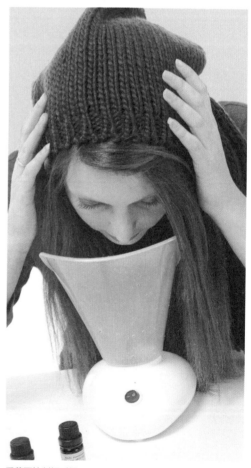

熏蒸要控制好时间。

风湿性关节炎熏蒸法

材料 羌活、独活、防风、川乌、草乌、川芎、当归、桂枝、细辛各适量。

羌活	独活	防风	川芎	当归	桂枝

做法 将所有药材洗净，加适量水煎煮。

用法 以煮沸的药汁熏蒸病变部位，每日1次，2~4周为一疗程。

功效解读 熏蒸时要以病变部位微微汗出为宜，熏蒸后要注意保温。症见关节疼痛、拘急、恶风怕冷者可选用。

痔疮熏蒸法

材料 黄柏、五倍子各20克，土茯苓、生大黄、苍术各15克。

黄柏	土茯苓

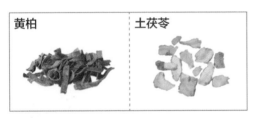

做法 提前将中药材放入水中浸泡一天，然后放入锅中煮沸20分钟。

用法 以煮沸的药汁熏蒸。

功效解读 患者治疗期间要忌食辛辣刺激食物，平时多喝水，每天坚持运动，定时排便。

头痛熏蒸法

材料 川芎、蔓荆子、地龙各20克，白芷、羌活、蝉蜕各15克，僵蚕30克，细辛8克。

川芎	白芷

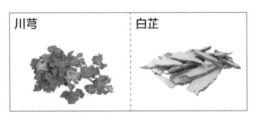

做法 将药材共入砂锅内，适当多加一点水，煮沸15分钟。

用法 用牛皮纸将砂锅口糊封，在盖纸中心开一孔，对准疼痛部位进行熏蒸。全头痛者，头部对准砂锅口，用毛巾覆盖头部，以热药气熏蒸。每日蒸2~3次，每次蒸15分钟。

功效解读 戒烟酒、忌食生冷、海鲜、辛辣刺激之物。熏蒸后，速用干毛巾擦拭患部、避风。

第八章 特色疗法，速治慢性病

刮痧疗法，驱邪排毒除百病

> 刮痧是中医传统保健祛病疗法之一，通过特制的刮痧器具和相应的手法，蘸取一定的介质，在皮肤表面进行反复的摩擦，以达到治病的目的。刮痧具有调气行血、活血化淤、舒筋通络、驱邪排毒等功效，应用特别广泛。

🔎 刮痧的功效

➲ 调节阴阳 "阴胜则阳病，阳胜则阴病"，人体正常情况下阴阳是一种相对平衡的状态，打破这个平衡状态就会生病。刮痧调节阴阳是通过俞穴配伍和刮痧手法实现的，病在体表则宜轻刮，病在筋骨则宜重刮。

➲ 活血化淤 人体的肌肉、韧带、骨骼等一旦受到损伤，就会在局部产生淤血，使经络气血流通不畅，疼痛不止。在局部或者相应穴位刮痧，可使淤血消除，经络顺畅，气血运行，达到消痛的目的。

➲ 清热消肿 根据中医治法中"热则疾之"的原理，通过刮痧手法的刺激，使热邪疾出，以达到清热目的，使体内阳热之邪透达体表，最终排出体外，体内淤热、肿痛就会消除。

➲ 扶正祛邪 对相应的穴位进行刮痧，使皮肤表面出现青、紫充血的痧痕，从而疏通经络组织，使风寒、痰、湿、淤血、火热、浓毒等各种邪气透达体表，排出体外。

🔎 按步学刮痧

➲ 准备刮痧工具 刮痧板（常见的有水牛角、玉石、砭石、硬币等）、刮痧油。刮痧板应边缘光滑，边角钝圆，厚薄适中。

➲ 选择刮痧地点 在一间清静温暖的屋内，避免开空调、电风扇，根据刮痧的部位取合适的体位，涂抹刮痧油。

➲ 刮痧方法 用手掌握着刮痧板，板厚的一面对手掌。先用刮痧板边缘将滴在皮肤上的刮痧润滑剂自下向上涂匀，再用刮痧板薄面约1寸宽的边缘，沿经络部位自上向下，或由内向外多次向同一方向刮拭。注意每次刮拭开始至结束力量要均匀一致。

➲ 刮痧时间 用泻刮手法进行刮痧，每个部位一般要刮3~5分钟，以自我感觉舒服为原则。

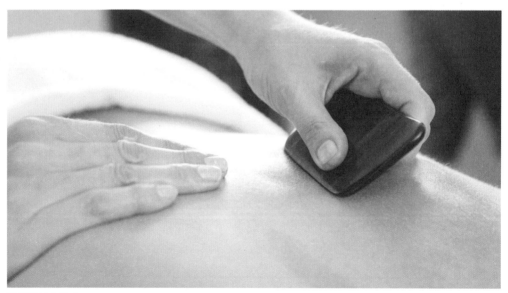

刮痧要控制好力度。

头部	头部有头发覆盖，需在头发上面用面刮法刮拭。不必涂刮痧润滑剂。为增强刮拭效果可使用刮痧板薄面边缘或刮痧板角部刮拭，每个部位刮30次左右，刮至头皮有发热感为宜 太阳穴：太阳穴用刮痧板角部从前向后或从上向下刮拭 头部两侧：刮痧板竖放在头维穴至下鬓角处，沿耳上发际向后下方刮至后发际处 头顶部：头顶部以百会穴为界，向前额发际处或从前额发际处向百会穴处，由左至右依次刮拭 后头部：后头部从百会穴向下刮至后颈部发际处，从左至右依次刮拭。风池穴处可以使用刮痧板角部刮拭 全息穴区：额顶带从前向后或从后向前刮拭。顶枕带及枕下旁带从上向下刮拭。顶颞前斜带或顶颞后斜带及顶后斜带从上向下刮拭。额中带、额旁带治疗呈上下方向刮拭，保健则上下或左右方向刮拭均可
面部	面部由内向外按肌肉走向刮拭。面部出淤影响美观，因此手法须轻柔，忌用重力大面积刮拭。刮拭的按力、方向、角度、次数均以刮拭方便和病患局部能耐受为准则
背部	背部由上向下刮拭。一般先刮后背正中线的督脉，再刮两侧的膀胱经和夹脊穴。肩部应从颈部分别向两侧肩峰处刮拭；用全息刮痧法时，先对穴区内督脉及两侧膀胱经附近的敏感压痛点采用局部按揉法，再从上向下刮拭穴区内的经脉
胸部	胸部正中线任脉天突穴到膻中穴，用刮痧板角部自上向下刮拭 胸部两侧以身体前正中线任脉为界，分别向左右（先左后右）用刮痧板整个边缘由内向外沿肋骨走向刮拭，注意隔过乳头部位。中府穴处宜用刮痧板角部从上向下刮拭
腹部	腹部由上向下刮拭，可用刮痧板的整个边缘或1/3边缘，自左侧依次向右侧刮。有内脏下垂者，应由下向上刮拭
四肢	四肢由近端向远端刮拭，下肢静脉曲张及下肢浮肿患者，应从肢体末端向近端刮拭，关节骨骼凸起部位应顺势减轻力度

🔍 **整体刮拭的顺序**

整体刮拭的顺序是自上向下，先头部、背部、腰部或胸部、腹部，后四肢。背、腰部及胸、腹部可根据病情决定刮拭的先后顺序。每个部位一般先刮阳经，再刮阴经，先刮拭身体左侧，再刮拭身体右侧。

🔍 **刮痧时的注意事项**

➡ 刮痧时，温度要适宜，背着风，刮痧后3小时才能进行沐浴。

➡ 刮痧后饮一杯温水，以补充消耗的水分，还可促进新陈代谢，加速代谢产物的排出。

➡ 饥饿状态下、运动后、身体比较虚弱时，不宜进行刮痧。

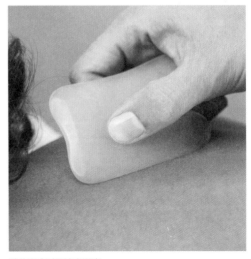

整体刮痧时要注意顺序。

三套瑜伽体式，调理慢性病

瑜伽是一种非常古老的运动，不但追求身体的健康与和谐，还追求心灵深层次的统一与完美。经常练习瑜伽有助于缓解慢性病病情、改善身体的功能，尤其是对于疾病的初期和慢性病的调整非常有效。

燕子飞式

燕子飞式利用腰腹部的力量支撑身体，不仅强韧了腰肌和腹肌，更能按摩腹部器官，护养我们的脾胃，提高消化功能。

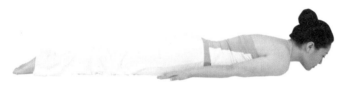

1. 俯卧，下巴点地，双手放在身体两侧，掌心向下，双腿伸直并拢。

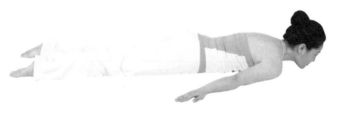

2. 双臂向外侧平移与身体呈45度角，双腿也向外打开，与肩同宽。

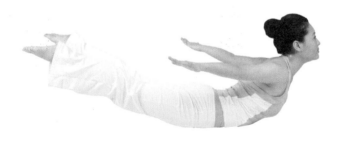

3. 吸气，双臂带动上半身尽量向后方拉伸，抬头，尽量让胸部离地，同时抬起下肢，让身体头部和脚部翘起，就像燕子在飞。然后呼气，放松，还原。

树式

练习时想象下半身是一棵树桩，上半身随着呼吸，有节奏地伸展与弯曲，就像是一棵在风中摇曳的小树。这个体式能帮助练习者调整呼吸，消减压力。

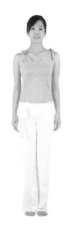 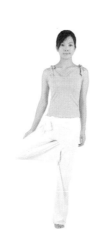 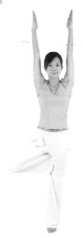 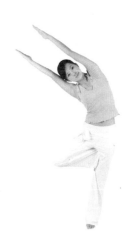

1. 基本站姿站立，双腿双脚并拢，双手自然垂于体侧，腰背挺直。

2. 屈右膝，将右脚掌放在左大腿内侧，右膝向外打开，使其与髋部平行。

3. 吸气，双臂竖直上举，向上方无限延伸，掌心相对。

4. 呼气，身体向右侧弯腰到极限，眼睛看向前方，边吸气，边将身体回到正中，再做另一侧。

扭转式

扭转的动作可按摩腹部器官，加速毒素和多余水分的排出，刺激脊柱周围 32 对神经；同时能激活腺体迅速分泌，加速血液循环，疏通排毒系统，从而治疗便秘和胀气。

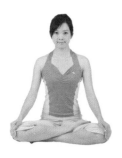 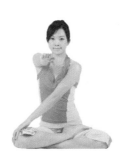 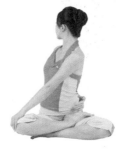 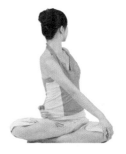

1. 半莲花坐，腰背挺直，双手搭放在双膝上。

2. 吸气，左手放在右膝盖上，右手平举，指尖朝前。

3. 右手带动上身向后转，手背贴于左后腰，边呼气边扭转腰部。

4. 吸气，身体回正中，再做反方向扭转练习。

沐浴疗法，防治全身性疾病

中医沐浴疗法有很久远的历史，《礼记·曲礼》中早已有记载："头有疮则沐，身有疮则浴。"沐浴疗法以水的温热之力及药物的作用，达到清洁皮肤、促进皮肤与肌肉的血液循环和新陈代谢、降低肌肉张力、缓解身体疲劳、增强抵抗力、直接或间接防病治病的目的。

🔍 药浴液的制备方法

➡ **方法1** 将药物放入溶液中浸泡数日成浴液。

➡ **方法2** 将药物加水适量，煎煮为液，用时放入浴缸中。

➡ **方法3** 将药物研细过筛，制成散剂，用时加热水溶解而成浴液。

🔍 健康祛病妙浴法

➡ **日光浴** 日光浴是大自然赋予人类最经济的沐浴方法之一，正确利用能提高皮肤的抗病能力。海滨日照充足，阳光中的紫外线既可杀菌，又可使皮肤中的固醇类物质转化为维生素D，促进人体代谢，强健骨骼。但紫外线照射太多、时间太长，也能伤害皮肤，可导致皮肤癌的发生。因此正确选用防晒霜是十分重要的。

🔍 沐浴的注意事项

➡ 沐浴前，先试试水温，以免烫伤，然后慢慢进入浴缸里。

➡ 饭前饭后半小时内不宜沐浴。

➡ 沐浴时要注意保暖，浴室温度不宜低于20℃，避免受寒、吹风。洗浴完毕马上拭干皮肤。

➡ 高热大汗、冠心病、高血压、心功能不全等患者不宜使用沐浴疗法，儿童、老人在沐浴时必须有家人陪伴。

➡ 沐浴后，若感觉口渴，应喝1000毫升左右的白开水及时补充水分。

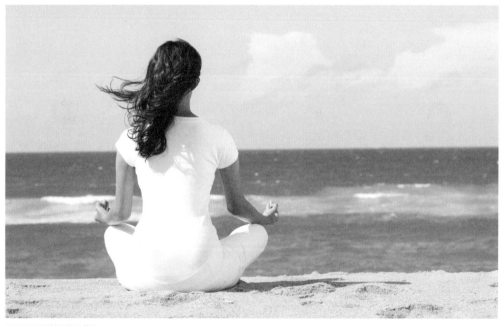

日光浴需要控制好时间。

颈肩痛药浴方

材料 独活120克，秦艽、鸡血藤、桂枝、防风、防己、桑枝、葛根各60克，川乌、草乌各15克。

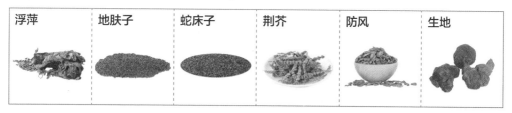

独活	桂枝	防风	防己	桑枝	葛根

做法 将所有药材煎汤煮沸20分钟。

用法 去渣取汁，加水沐浴30分钟。

功效解读 有祛风止痛、活血通络之功，适用于颈肩部酸痛患者。

皮肤瘙痒症药浴方

材料 千里光、香樟枝叶各200克，浮萍、地肤子、豨莶草、蛇床子各60克，荆芥、防风、生地各30克。

浮萍	地肤子	蛇床子	荆芥	防风	生地

做法 将所有药材共煎汤。

用法 去渣取汁，加适量水热浴。

功效解读 具有清热解毒、杀菌止痒的功效，适合皮肤瘙痒、癣疮、湿疹、皮炎患者使用。但皮肤溃破者忌用。

风湿性关节炎药浴方

材料 羌活、独活、桂枝、葫芦巴、狗脊、巴戟天、续断、威灵仙、桑枝各100克，防风、当归、木瓜各30克。

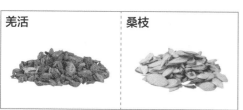

羌活	桑枝

做法 将所有药材共煎汤。

用法 去渣取汁，加适量水热浴。

功效解读 具有祛风除湿、活血舒筋的功效，适合风湿所致的腰膝关节疼痛、风湿痹痛、肢体麻木等患者使用。

第八章 慢性病 特色疗法，速治

附录1 防治慢性病常见食材一览表

黑豆

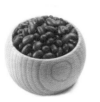

【性味】性平，味甘。
【归经】入脾、肾经。
【功效】活血、利水、祛风、清热解毒、滋养健血。
【挑选妙招】要选择颗粒大而饱满、均匀，色泽乌黑发亮的黑豆。黑豆皮虽然是黑的，但是会有一个白点露出来，并且里面的颜色是淡青色的。

绿豆

【性味】性寒，味甘。
【归经】入心、胃经。
【功效】清热解毒、保肝护肾、退诸热、解百毒、清热除湿、消暑利水。
【挑选妙招】绿豆种皮的颜色主要有青绿、黄绿、墨绿三大类，种皮分有光泽（明绿）和无光泽（暗绿）两种，其中以色浓绿而粒大整齐、形圆、煮之易酥者品质最好。

黄豆

【性味】性平，味甘。
【归经】入脾、大肠经。
【功效】健脾宽中、润燥消水、消除疲劳、美肤、稳定精神。
【挑选妙招】选购时，应挑选色泽黄得自然、鲜艳；颗粒无破瓣、无虫害、无霉变；用牙咬豆粒，发音清脆，成碎粒的优质黄豆。

红豆

【性味】性平，味甘。
【归经】入心、小肠经。
【功效】消肿利尿、生津止痛、健脾止泻、预防贫血、调节血糖、健美减肥。
【挑选妙招】一看外形，豆粒完整，大小均匀者为佳；二观察颜色，整体呈暗红色，颗粒紧实且皮薄者是比较好的红豆。一般红豆的颜色越深，含铁量就越高，药用价值就越大。

薏米

【性味】性寒，味甘。
【归经】入脾、肺、胃经。
【功效】美容养颜、利水消肿、健脾去湿、止泻。
【挑选妙招】质量较好的薏米一般呈白色或黄白色，且颜色比较均匀，看起来非常诱人；米粒饱满、没有杂质、富有光泽的薏米比较好，其中的营养也比较丰富。

玉米

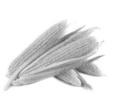

【性味】性平，味甘。
【归经】入脾、胃经。
【功效】滋养肠胃、美容养颜、防癌抗癌、降低胆固醇。
【挑选妙招】购买玉米的时候，要选择包叶翠绿、玉米须呈褐色或者黑色并且拿起来感觉比较重的，这样的玉米比较新鲜。

胡萝卜

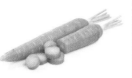

【性味】性平，味甘。

【归经】入脾、肺经。

【功效】养颜护肤、清肝明目、润肠通便、行气化滞、明目、消食。

【挑选妙招】选购时，通常挑选表皮、肉质和心柱均呈橘红色，且心柱细的。此外，粗细整齐、大小均匀、不开裂的胡萝卜口感较好。

山药

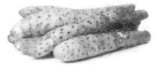

【性味】性平，味甘。

【归经】入脾、肺、肾经。

【功效】补中益气、益智安神、消渴生津、益肺止咳、滋肾益精、降低血糖。

【挑选妙招】选购山药，要选择大小相同、拿起来很重的山药。这样的山药一般水分丰富。另外，山药上面的须毛越多越好，须毛越多的山药，含糖量越多，口感和营养也越好。

马齿苋

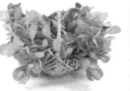

【性味】性寒，味酸。

【归经】入肝、脾、大肠经。

【功效】清热解毒、散血消肿、利水润肠。

【挑选妙招】黄花种茎带紫红色，炒食带酸味，口感不佳；白花种茎叶呈绿色，食用品质较好，近年经演化为人工栽培的品种，植株茎肥叶大，也叫大叶马齿苋。

韭菜

【性味】性温，味辛。

【归经】入肝、胃、肾经。

【功效】行气活血、温中开胃、补肾固阳、乌发黑发、美容护肤、洗肠、降脂。

【挑选妙招】选购时要选择韭叶上带有光泽，用手抓起时叶片不会下垂，结实而新鲜水嫩的。

香菇

【性味】性平，味甘。

【归经】入肝、胃经。

【功效】延缓衰老、降低血压、提高免疫力、防治动脉硬化、防癌抗癌、促进新陈代谢。

【挑选妙招】香菇以菌盖肥厚，边缘曲收，伞盖皱褶明显，内侧为乳白色，菇柄短粗，菇苞未开且菇肉厚实的为佳。

冬瓜

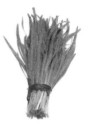

【性味】性凉，味甘。

【归经】入肺、大肠、小肠、膀胱经。

【功效】清热解暑、利尿通便、美容减肥、润肺止咳、生津止渴。

【挑选妙招】挑选冬瓜时，应选择皮色青绿，带白霜，形状端正，表皮无斑点和外伤，且皮不软、不腐烂的。

洋葱

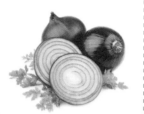

【性味】性温，味甘。
【归经】入肝、脾、肺、胃经。
【功效】增强食欲、润肠利尿、提高免疫力、理气和胃、促进代谢、降低血压。
【挑选妙招】选购洋葱时，以外皮干燥有脆性、形状漂亮、体形圆滚、头部尖细的为佳品。此外，一定要选择没有开口、坚硬的洋葱，不宜购买发芽和变霉的洋葱。

白菜

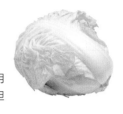

【性味】性平，味甘。
【归经】入胃、肠经。
【功效】清热化湿、滋阴润燥、利水抗癌、降低胆固醇。
【挑选妙招】选购白菜，首先要看根部切口是否新鲜水嫩。如果是小棵就要选择卷叶坚实有重量感的，并从最外面的叶子开始食用。

芦笋

【性味】性寒，味甘。
【归经】入肺、胃经。
【功效】清热解毒、养神补脑、养血补血。
【挑选妙招】笋尖鳞片抱合紧凑，无收缩即为较好的鲜嫩芦笋，反之不鲜嫩；将芦笋用双手折断，较脆、易折断、笋皮无丝状物的鲜嫩，反之不鲜嫩。

芹菜

【性味】性凉，味甘。
【归经】入肺、胃、肝经。
【功效】平肝清热、降低血压、祛风利湿、健胃利血、清肠利便、润肺止咳、凉血止血。
【挑选妙招】选购芹菜时，应选择叶子较嫩、茎干清脆的芹菜，避免选择颜色发黄、纤维很粗的芹菜，这样的芹菜，一般吃起来不爽口，咀嚼也很费力。

黑木耳

【性味】性平，味甘。
【归经】入大肠、胃经。
【功效】养肝护肤、活气行血、强化骨骼、补脑益智、延缓衰老、抗菌。
【挑选妙招】优质的黑木耳乌黑光滑，背面呈灰白色，片大均匀，耳瓣舒展，体轻干燥，半透明，胀性好，无杂质，有清香气味。

南瓜

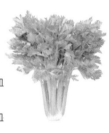

【性味】性温，味甘。
【归经】入脾、胃经。
【功效】润肺益气、化痰排脓、驱虫解毒、止咳止喘、健脑益智、促进消化、预防癌症、降低血糖。
【挑选妙招】选购南瓜时，最好选择新鲜、硬实的南瓜。外表腐烂的南瓜切忌不能食用。腐烂的南瓜含有大量的亚硝酸盐，人食用之后，很容易引发缺氧性中毒。

板栗

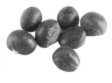

【性味】性平，味甘。

【归经】入脾、胃、肾经。

【功效】补脾健胃、补肾强筋、活血止血、延缓衰老。

【挑选妙招】在选购板栗时，首先观察其颜色，表皮呈红褐色且富有光泽的比较好；然后用手触摸，感觉板栗果肉坚实，而且没有潮湿感的比较好。

红枣

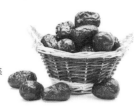

【性味】性平，味甘。

【归经】入脾、胃经。

【功效】健脾益气、养血安神、美容养颜、降低血清和胆固醇。

【挑选妙招】好的红枣皮色紫红而有光泽，颗粒大而均匀，果实短壮圆整，皱纹少，痕迹浅。如果红枣蒂端有穿孔或粘有咖啡色、深褐色的粉末，说明已经被虫蛀。

莲子

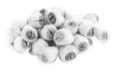

【性味】性平，味甘涩。

【归经】入心、脾、肾、大肠经。

【功效】清热化湿、散血消肿、养心安神。

【挑选妙招】优质的莲子去皮后表皮会附带一些未处理干净的红皮，莲子是有点带黄色的。如果一眼看上去白白净净的莲子，可能用化学漂白剂进行了漂白。

柠檬

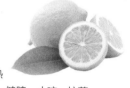

【性味】性平，味甘。

【归经】入肝、胃经。

【功效】解暑开胃、祛热化痰、美容减肥、生津、健脾、止咳、抗菌。

【挑选妙招】选购柠檬时，要选择手感硬实、果皮紧绷、颜色亮丽的柠檬，这样的柠檬，一般储存时间不是太长，水分比较丰富，也不会太酸。

雪梨

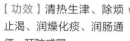
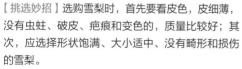

【性味】性凉，味甘。

【归经】入肺、胃经。

【功效】清热生津、除烦止渴、润燥化痰、润肠通便、预防感冒。

【挑选妙招】选购雪梨时，首先要看皮色，皮细薄，没有虫蛀、破皮、疤痕和变色的，质量比较好；其次，应选择形状饱满、大小适中、没有畸形和损伤的雪梨。

苹果

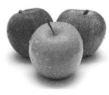

【性味】性凉，味甘。

【归经】入脾、肺经。

【功效】排毒养颜、生津止渴、和胃降逆、促进新陈代谢、增强免疫力。

【挑选妙招】挑选苹果时，应选择果肉硬脆、无疤痕，且外皮颜色有光泽、具有鲜艳色彩的。

附录2 防治慢性病常见药材一览表

金银花

【性味】性凉，味甘。

【归经】入肺、胃经。

【功效主治】金银花具有清热解毒的功效。主要用于治温病发热、热毒血痢、痈疡、肿毒、瘰疬、痔漏等症。

连翘

【性味】性微寒，味苦。

【归经】入肺、心、小肠经。

【功效主治】连翘具有清热解毒、消肿散结的功效。主要用于痈疽、瘰疬、乳痈、丹毒、风热感冒、温病初起、温热入营、高热烦渴、神昏、发斑、热淋尿闭等症。

蒲公英

【性味】性寒，味苦、甘。

【归经】入肝、胃经。

【功效主治】蒲公英具有清热解毒、利尿散结的功效。可以治急性乳腺炎、淋巴腺炎、瘰疬、疔毒疮肿、急性结膜炎、感冒发热、急性扁桃体炎、急性支气管炎、胃炎、肝炎、胆囊炎、尿路感染。

板蓝根

【性味】性寒，味苦。

【归经】入肝、胃经。

【功效主治】板蓝根具有清热解毒、凉血利咽的功效。主治流行性感冒、流行性脑脊髓膜炎、肺炎、丹毒、热毒发斑、神昏吐衄、咽肿、火眼、疱疹、喉痹、大头瘟、痈肿。

鱼腥草

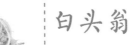

【性味】性寒，味辛。

【归经】入肝、肺经。

【功效主治】鱼腥草具有清热解毒、利尿消肿的功效。可用于治疗肺炎、肺脓肿、疟疾、水肿、淋病、白带、痈肿、痔疮、脱肛、湿疹、秃疮、疥癣等症。

白头翁

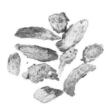

【性味】性寒，味苦。

【归经】入胃、大肠经。

【功效主治】白头翁具有清热解毒、凉血止痢、燥湿杀虫的功效。主治赤白痢疾、鼻衄、崩漏、血痔、寒热温疟、带下、阴痒、湿疹、瘰疬、痈疮、眼目赤痛等症。

独活

【性味】性微温，味辛、苦。

【归经】入肾、膀胱经。

【功效主治】独活具有祛风除湿、通痹止痛的功效。可用于风寒湿痹、腰膝疼痛、少阴伏风头痛等症。

防己

【性味】性寒，味苦。

【归经】入膀胱、肺经。

【功效主治】防己具有利水消肿、祛风止痛的作用。常用于水肿脚气、小便不利、湿疹疮毒、风湿痹痛等病症。此外，防己还有抗菌、抗阿米巴原虫、抗肿瘤、抗炎、抗过敏的作用。

桑寄生

【性味】性平，味苦。

【归经】入肝、肾经。

【功效主治】桑寄生具有补肝肾、强筋骨、除风湿、通经络、益血、安胎的功效。其主治腰膝酸痛、筋骨痿弱、偏枯、脚气、风寒湿痹、胎漏血崩、产后乳汁不下等症。

桑枝

【性味】性平，味苦。

【归经】入肝、肺经。

【功效主治】桑枝有清热祛湿、祛风通络、利关节、止痹痛、行水气的功效。用于风湿热痹、关节疼痛、脚气、水肿、肌体风痒疼痛等病症，还可单独用该药治疗关节红肿、热痛等属热痹的关节病变。

茯苓

【性味】性平，味甘、淡。

【归经】入心、肺、脾、肾经。

【功效主治】茯苓具有渗湿利水、益脾和胃、宁心安神的功效。治小便不利、水肿胀满、痰饮咳逆、呕吐、泄泻、遗精、淋浊、惊悸、健忘，适合急性肠炎腹泻患者。

泽泻

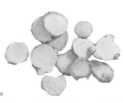

【性味】性寒，味甘。

【归经】入肾、膀胱经。

【功效主治】泽泻具有利尿、清热的功效。主要用于小便不利、水肿胀满、泄泻尿少、痰饮眩晕、热淋涩痛、高脂血症等症。

枸杞

【性味】性平，味甘。

【归经】归肝、肾经。

【功效主治】枸杞具有滋补肝肾、益精明目的功效。可用于虚劳精亏、腰膝酸痛、眩晕耳鸣、内热消渴、血虚萎黄、目昏不明等症。

车前子

【性味】性寒，味甘。

【归经】入肾、膀胱、肝、肺经。

【功效主治】车前子具有利水、清热、明目、祛痰的功效。对于治疗小便不通、尿道滴白、带下黄稠臭秽、尿血、尿道结石、水肿暑湿泻痢、咳嗽多痰等症极为有效。

陈皮

【性味】性温，味苦、辛。

【归经】入脾、胃、肺经。

【功效主治】陈皮具有疏肝理气、健脾调中、燥湿化痰的功效。主要用于治疗脾胃气滞之脘腹胀满或疼痛、消化不良；湿浊阻中之胸闷腹胀、纳呆便溏；痰湿壅肺之咳嗽气喘等病症。

枳实

【性味】性寒，味苦。

【归经】入脾、胃、肝、心经。

【功效主治】枳实具有行气消胀、理气止痛、化痰止咳的功效。常用于治疗胃肠食积、胸腹胀满、胸部满痛、咳嗽痰多、水肿、胃下垂、子宫下垂、脱肛等病症。

木香

【性味】性温，味辛、苦。

【归经】入脾、胃、肝、大肠经。

【功效主治】木香具有行气止痛、健脾消食的功效。常用于胸脘胀痛、泻痢后重、食积不消、不思饮食等症，为治疗胃痛、腹痛、泻痢的常用药。

玫瑰花

【性味】性温，味甘、微苦。

【归经】入肝、脾经。

【功效主治】玫瑰花具有疏肝和胃、理气解郁、活血化瘀的功效。临床上可用于肝胃气痛、新久风痹、痛经、吐血咯血、赤白带下、肠炎、肠道出血、肿毒等症。

川芎

【性味】性温，味辛。

【归经】入胆、肝、心包经。

【功效主治】川芎具有行气开郁、祛风燥湿、活血止痛的功效。可用来治疗风冷头痛眩晕、寒痹痉挛、难产、产后淤阻腹痛、痈疽疮疡、月经不调、闭经、痛经、腹痛、胸胁刺痛等病症。

延胡索

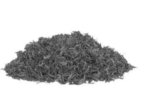

【性味】性温，味辛、苦。

【归经】入肝、心、胃经。

【功效主治】延胡索具有活血散淤、行气止痛的功效。常用于治疗胸痹心痛，胁肋、脘腹诸痛，头痛，腰痛，疝气痛，筋骨痛，痛经，经闭，产后淤血腹痛，跌打损伤等病症。

丹参

【性味】性微温，味苦。

【归经】入心、脾经。

【功效主治】丹参具有活血祛淤、安神宁心、排脓、止痛的功效。可治心绞痛、月经不调、痛经、经闭、血崩带下、淤血腹痛、骨节疼痛、惊悸不眠、恶疮肿毒等症。

红花

【性味】性温，味辛。

【归经】入心、肝经。

【功效主治】红花辛散温通，为活血祛淤、通经止痛之要药。是妇产科血淤病症的常用药，可治闭经、难产、死胎、产后恶露不绝、产后淤血作痛、痈肿、跌打损伤等病症。

益母草

【性味】性凉，味辛、苦。

【归经】入肝、心、膀胱经。

【功效主治】益母草具有活血祛淤、调经止痛、利水消肿的功效。其治月经不调、难产、胞衣不下、产后血晕、淤血腹痛，及淤血所致的崩中漏下、尿血、便血、痈肿疮疡。

鸡血藤

【性味】性温，味苦、甘。

【归经】入肝、心、肾经。

【功效主治】鸡血藤有行血补血、调经、舒筋活络等功效。可治疗月经不调、经行不畅、痛经、血虚经闭等妇科病以及风湿痹痛、手足麻木、肢体瘫软、血虚萎黄等。